Die ärztliche Aufklärung bei der Arzneibehandlung

Europäische Hochschulschriften
Publications Universitaires Européennes
European University Studies

Reihe II
Rechtswissenschaft

Série II   Series II
Droit
Law

Bd./Vol. 4278

PETER LANG
Frankfurt am Main · Berlin · Bern · Bruxelles · New York · Oxford · Wien

Kristin Krudop-Scholz

Die ärztliche Aufklärung bei der Arzneibehandlung

Sicherungs- und Selbstbestimmungsaufklärung auch bei Routinebehandlungen

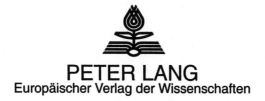

PETER LANG
Europäischer Verlag der Wissenschaften

Bibliografische Information Der Deutschen Bibliothek
Die Deutsche Bibliothek verzeichnet diese Publikation in der
Deutschen Nationalbibliografie; detaillierte bibliografische
Daten sind im Internet über <http://dnb.ddb.de> abrufbar.

Zugl.: Bremen, Univ., Diss., 2005

Gedruckt auf alterungsbeständigem,
säurefreiem Papier.

D 46
ISSN 0531-7312
ISBN 3-631-54190-2

© Peter Lang GmbH
Europäischer Verlag der Wissenschaften
Frankfurt am Main 2005
Alle Rechte vorbehalten.

Printed in Germany 1 2 3 4 5 7

www.peterlang.de

Für Elfi

Vorwort

Diese Arbeit hat dem Promotionsausschuss Dr. jur. der Universität Bremen im Wintersemester 2004/2005 als Dissertation vorgelegen. Das Kolloquium fand am 23.02.2005 statt. Das zeitlich später veröffentlichte Urteil BGH VI ZR 289/03 vom 15.03.2005, welches den Kernbereich dieser Dissertation betrifft, wurde nachgetragen.

Ganz besonderen Dank schulde ich dem Institut für Gesundheits- und Medizinrecht an der Universität Bremen für die Förderung.

Es hätten viele Personen verdient, namentlich erwähnt zu werden, nicht zuletzt meine lieben Kollegen/Kolleginnen aus dem Doktorandenkreis. Namentlich möchte ich mich bei Herrn Prof. Dr. Dieter Hart für die hervorragende Betreuung der Arbeit bedanken.

Herrn Prof. Dr. Francke gebührt der Dank für die zügige Erstellung des Zweitgutachtens.

Meinem Mann, meinen Eltern und Freunden danke ich für den Rückhalt, den sie mir während der Fertigstellung gaben. Meinem Sohn danke ich besonders für seine Geduld und sein Verständnis.

Inhaltsverzeichnis

11

13

Abkürzungsverzeichnis

a.A.	anderer Ansicht
a.F.	alte Fassung
AABG	Arzneimittelausgaben- begrenzungsgesetz
AcP	Archiv für die civilistische Praxis
AG	Amtsgericht
AHRS	Arzthaftpflichtrechtsprechung
AMG	Arzneimittelgesetz
AnwBl.	Anwaltsblatt
ArztR	Arztrecht (Zeitschrift)
Bd.	Band
BGB	Bürgerliches Gesetzbuch
BGBl.	Bundesgesetzblatt
BGH	Bundesgerichtshof
BGHZ	Amtliche Sammlung der Entschei- dungen des Bundesgerichtshofes in Zivilsachen
BPI	Bundesverband der Pharmazeutischen Industrie e.V.
Bt-Drs.	Bundestagsdrucksache
BVerfG	Bundesverfassungsgericht
DÄBl.	Deutsches Ärzteblatt
DJT	Deutscher Juristentag
DMW	Deutsche Medizinische Wochenschrift
DRiZ	Deutsche Richterzeitung
f., ff.	folgende Seite(n)
FfG	Forum für Gesundheitspolitik
FS	Festschrift
GesR	GesundheitsRecht (Zeitschrift)
GKV	Gesetzliche Krankenversicherung
GMG	Gesundheitsmodernisierungsgesetz
Hrsg.	Herausgeber
JAMA	Journal of the American Medical Association
JBl.	Juristische Blätter
JR	Juristische Rundschau
Jura	Juristische Ausbildung
JuS	Juristische Schulung
JW	Juristische Wochenschrift
JZ	Juristenzeitung

lat.	lateinisch
LG	Landgericht
m.w.N.	mit weiteren Nachweisen
MBO	Musterberufsordnung der deutschen Ärzte
MDR	Monatsschrift für Deutsches Recht
Med. Klin.	Medizinische Klinik (Zeitschrift)
medgen	medizinischegenetik (Zeitschrift)
MedR	Medizinrecht (Zeitschrift)
MMW	Münchner Medizinische Wochenschrift
NJW	Neue Juristische Wochenschrift
OGH	Oberster Gerichtshof (Österreich)
OLG	Oberlandesgericht
Pharm. Ztg.	Pharmazeutische Zeitung
PharmaR	Pharmarecht
RG	Reichsgericht
RGRK	Reichsgerichtsrätekommentar
SGb	Die Sozialgerichtsbarkeit (Zeitung)
SGB V	Sozialgesetzbuch Fünftes Buch – Gesetzliche Krankenversicherung
SMW	Schweizerische Medizinische Wochenschrift
SVRKAiG	Sachverständigenrat für die Konzertierte Aktion im Gesundheitswesen
u.a.	unter anderem
UAW	unerwünschte Arzneimittelwirkungen
Verh Dtsch Ges Inn Med	Verhandlungen der Deutschen Gesellschaft für Innere Medizin
VersR	Versicherungsrecht
vgl.	vergleiche
VSSR	Vierteljahresschrift für Sozialrecht
WRP	Wettbewerb in Recht und Praxis
ZfS	Zeitschrift für Schadensrecht
ZHR	Zeitschrift für das gesamte Handels- und Wirtschaftsrecht
ZIP	Zeitschrift für Wirtschaftsrecht
zit.	zitiert
ZMGR	Zeitschrift für das gesamte Medizin- und Gesundheitsrecht
ZRP	Zeitschrift für Rechtspolitik

1 Einleitung

„There are no safe drugs,
there are only safe doctors."

Medizinisches Sprichwort[1]

1.1 Problemaufriss

Die Arzneimitteltherapie nimmt im Rahmen des medizinischen Versorgungsgeschehens einen enormen Stellenwert ein, da Arzneimittel vielfach Bestandteil ärztlicher Therapien sind und die häufigste vom Arzt verordnete Leistung darstellen. Sie ist oft Ausdruck einer naturwissenschaftlich ausgerichteten Medizin, welche an das Sicht- und Messbare, an eine binäre Krankheitsvorstellung, also an einfache Ursache-Wirkungs-Beziehungen glaubt. Maßgeblich zur Erkennung von Krankheiten sind allein erfahrungswissenschaftlich feststellbare Befunde, die therapeutische Wirksamkeit einer medizinischen Behandlung kann nur mittels einer objektiven und messbaren Überprüfung einzelner Parameter festgestellt werden.[2]

Sowohl die Produktqualität des Arzneimittels als auch die Qualität der medizinischen Behandlung beeinflussen die Gesamtqualität der Arzneimitteltherapie, d.h. der ärztlichen Praxis der Arzneimittelanwendung. Es ist Aufgabe des Rechts, präventiv die optimale Sicherheit von Arzneimitteln und deren Anwendung zu gewährleisten. Abzugrenzen ist das Produktqualitäts- bzw. Produktsicherheitsrecht von dem Recht der ärztlichen Dienstleistung.

Das Arzneimittelgesetz stellt die wichtigste gesetzliche Grundlage im Rahmen des Rechts der medizinischen Produktsicherheit dar.[3] Es befasst sich sowohl mit der präventiven Verkehrssicherheit vor als auch mit der repressiven oder reaktiven Verkehrssicherheit von Arzneimitteln nach ihrer Zulassung auf dem Markt, welche anhand der in § 1 AMG formulierten Sicherheitsparameter Qualität, Wirksamkeit und Unbedenklichkeit geprüft wird. Daneben legt es dem pharmazeutischen Unternehmer Informationspflichten auf. Einen viel diskutierten Bereich stellt hierbei insbesondere die Produktinformation - Gebrauchsinformation nach § 11 AMG - dar, die jedem Fertigarzneimittel beigegeben wird.

Dagegen soll das Arzthaftungsrecht (auch) für die Sicherheit der ärztlichen Berufsausübung sorgen: Es steht in dem Verantwortungsbereich des Arztes, die

---

[1] Zitiert nach Rummel, Geleitwort Dölle.

[2] *Schaefer*, Krankheitsbegriff, S. 20 ff.; *Francke*, Ärztliche Berufsfreiheit und Patientenrechte, S. 4.

[3] Vgl. daneben das Medizinproduktegesetz, welches sich auf die Entwicklung und Herstellung, das Inverkehrbringen und Überwachen, die Inbetriebnahme und Anwendung von Medizinprodukten bezieht.

Sicherheit der medizinischen Behandlung zu gewährleisten.[4] Mit Sicherheit der medizinischen Behandlung ist im Rahmen der Arzneimitteltherapie die „Anwendungssicherheit von Arzneimitteln"[5] gemeint, sie betrifft also die Sicherheit der Anwendung eines im Sinne des AMG sicheren Arzneimittels innerhalb der medizinischen Behandlung. Die ärztliche Praxis entspricht dabei nicht der medizinisch-pharmakologischen Wissenschaft. Ärztliches Handeln kann man nicht als exakte Naturwissenschaft begreifen.[6] Theoretisches Wissen lässt sich nur anhand von Modellbildung in Gestalt von begründungsfähigen Aussagen darstellen, es fußt also auf einer Denkweise im Sinne einer Wenn-Dann-Aussage, die die umfassenderen Sachzusammenhänge ausklammert.[7] Der Arzt muss indes handeln, in Anbetracht der Komplexität von Krankheitsursachen immer wieder unter Bedingungen, die er nicht begreift und deren Klärung er nicht zuwarten kann, also „unter Ungewissheit".[8] Hierfür benötigt er Regeln: „Die Differenz zwischen medizinwissenschaftlicher Modellbildung und ärztlicher Behandlungssituation wird durch professionelle Behandlungsstandards und Sorgfaltsmaßstäbe ausgefüllt."[9] Die medizinischen Standards der Arzneimitteltherapie beziehen sich auf die Diagnose, die Therapie sowie die Begleitung oder Ermöglichung anderer diagnostischer Maßnahmen.[10] Der Arzt hat im Rahmen der Anwendungssicherheit die spezifischen Bedingungen des Einsatzes von Arzneimitteln in der konkreten Arzt-Patient-Beziehung zu berücksichtigen.[11]

Zwangsläufig tritt nach dem Verständnis der naturwissenschaftlichen Medizin die persönliche Zuwendung des Arztes gegenüber seinem Patienten und der kommunikative Austausch zurück. Eine qualitativ hochwertige und damit erfolgversprechende ärztliche Therapie hängt sicherlich einerseits von der Qualität der fachmedizinischen technisch-instrumentellen Behandlung ab. Das allein reicht aber nicht aus. Neben dem Prozess des Wirkens muss ein Vertrauensverhältnis innerhalb der Arzt-Patient-Beziehung aufgebaut werden. Die normative und empirische Ausgestaltung des Arzt-Patient-Verhältnisses hat innerhalb des letzten Jahrhunderts einen beachtlichen Paradigmenwechsel von einem paternalistischen Modell zu einem therapeutischen Arbeitsbündnis erfahren. Notwendi-

---

[4] Daneben soll es reaktiv dem Patienten „Schadenslasten aus Qualitätsmängeln" nehmen. *Steffen/Dressler*, Arzthaftungsrecht, Rn. 128. *MK/Mertens*, § 823, Rn. 346; *RGRK/Nüßgens* § 823 Anh. II, Rn. 4; *Francke/Hart*, Ärztliche Verantwortung und Patienteninformation, S.16 f.; *Hart*, Arzneimitteltherapie und ärztliche Verantwortung, S. 67.

[5] Vgl. die Formulierung bei Hart, MedR 1991, 300; *ders.* MedR 2003, 603.

[6] Vgl. zur Einordnung der Medizin in das System der Wissenschaften *Wieland*, Strukturwandel der Medizin, S. 21 ff.

[7] *Wieland*, Strukturwandel der Medizin, 30 f.

[8] *Koslowski*, Maximen in der Medizin, S.1.

[9] *Francke*, Ärztliche Berufsfreiheit und Patientenrechte, S. 12.

[10] *Hart*, MedR 1991, 300 (301).

[11] *Hart*, Arzneimitteltherapie und ärztliche Verantwortung, S. 73.

ge Voraussetzung eines gelungenen therapeutischen Arbeitsbündnisses, welches im Rahmen des Behandlungsprozesses partnerschaftliche Entscheidungsfindungen möglich machen soll, stellt die Weitergabe von Gesundheitsinformationen dar, aber auch und gerade eine angemessenen Vermittlung derselben durch den kommunikativen Austausch zwischen Arzt und Patient.

Für das Arzthaftungsrecht ist die medizinsoziologische Diskussion um das Verständnis der modernen Medizin und der Rolle von Arzt und Patient ein wichtiger Anknüpfungspunkt, da es zentral auf den Schutz der hochrangigen personalen Rechtsgüter von Leben und Gesundheit und auf Autonomie, also Selbstbestimmung gerichtet ist. Die Sicherungs- und die Selbstbestimmungsaufklärung stellen dabei die informationsbezogenen Grundelemente des Arzthaftungsrechts dar. Der genannte Wandel wurde rechtlich durch eine Aufwertung der ärztlichen Aufklärungspflicht und damit korrespondierende Informationsansprüche von Patienten rezipiert.

Die vorliegende Untersuchung betrifft die Thematik der ärztlichen Aufklärung und damit ein Gebiet, dass immer wieder Gegenstand wissenschaftlicher Auseinandersetzungen war. Insgesamt stehen dabei indes andere, wie bspw. operative Fächer im Vordergrund der arzthaftungsrechtlichen Rechtsprechung und damit auch des haftungsrechtlichen Interesses. Juristisch nicht hinlänglich und insbesondere nicht umfassend aufbereitet ist hingegen das Gebiet der Aufklärungspflicht des Arztes im Rahmen einer Arzneimitteltherapie, [12] obwohl es, betrachtet man die Brisanz und die Aktualität der damit verbundenen Rechtsfragen, sich sowohl wissenschaftlich als auch praktisch als äußerst relevant darstellt. Anlass für die Wahl dieses Themas waren neuere Tendenzen sowohl in der Rechtsprechung als auch in der Literatur im Rahmen der ärztlichen Aufklärungspflicht bei Arzneimitteltherapien, insbesondere bei „Routinebehandlungen". Erstmalig wurde von Rechtsprechungsseite das Verhältnis von ärztlicher Aufklärungspflicht und Packungsbeilage thematisiert und definiert.[13] Des Weiteren wurde von der Rechtsprechung, anknüpfend an den Begriff der Routinebehandlung, der Einsatz von Aufklärungsblättern als Möglichkeit einer angemessenen Patientenaufklärung beurteilt.[14] Dabei erfolgte indes keine Definition einer solchen Routinebehandlung.

Auch sozialpolitische und sozialrechtliche Themen beeinflussen die Diskussion um die haftungsrechtlichen Pflichtenstellungen des Arztes. Es soll in dieser Untersuchung geprüft werden, ob die sozialrechtlichen Anforderungen an den Ver-

---

[12] Eine Ausnahme stellt die umfangreiche Zusammenstellung von *Hart*, Arzneimitteltherapie und ärztliche Verantwortung, dar.

[13] Vgl. LG Dortmund MedR 2000, 331 und neuerdings BGH NJW 2005, 1716.

[14] Vgl. BGH NJW 2000, 1784.

tragsarzt im Rahmen der durch das AABG[15] eingeführte Aut-idem-Regelung, nach der der Apotheker grundsätzlich dazu berechtigt wird, eines durch den Arzt verordneten Arzneimittels gegen ein wirkstoffgleiches Produkt auszutauschen und an den Patienten herauszugeben, mit dessen haftungsrechtlicher Pflichtenstellung gegenüber seinem Patienten vereinbar ist.

Die vorliegende Untersuchung unternimmt den Versuch, die allgemein entwickelten arzthaftungsrechtlichen Grundsätze im Bereich der Sicherungs- und Selbstbestimmungsaufklärung auf die Besonderheiten der Arzneimitteltherapie einzustellen. Die zentrale Fragestellung der Untersuchung ist dabei, ob ein Arzt im Rahmen einer Arzneimitteltherapie seiner Pflicht zur Aufklärung genügen kann, indem er den Patienten auf die Inhalte der Packungsbeilage verweist (und) ihm eine anschließende Fragemöglichkeit einräumt oder ob die Pflicht zur Aufklärung sogar ganz verzichtbar ist, wenn ein Arzneimittel verschrieben wurde, dessen Packung eine Gebrauchsinformation beigelegt ist, da es für den Patienten zur zumutbaren Selbstverantwortung gehören könnte, diese zur Kenntnis zu nehmen. Das Verhältnis von § 11 AMG zur ärztlichen Aufklärung bedarf deshalb der Klärung. Weiter soll die Aufklärungspflicht des Arztes im Rahmen einer Arzneimitteltherapie unter der Fragestellung betrachtet werden, ob der Arzt seiner Pflicht zur Aufklärung auch in bestimmten Fällen (Routinebehandlungen) durch eine schriftliche Aufklärung in Form von Merkblättern genügen und vom Patienten in gewissen Grenzen verlangt werden kann, nach einer schriftlichen Aufklärung Unklarheiten und Bedenken selbst zu äußern. Es soll untersucht werden, ob sich insofern eine taugliche Definition einer Routinebehandlung finden lässt.

1.2 Vorgehensweise der Bearbeitung

Die Untersuchung will sich dem Gebiet der ärztliche Aufklärung im Rahmen einer Arzneibehandlung auf möglichst breiter Basis annähern, da die aufgeworfenen Fragestellungen sowohl ein juristisches als auch ein medizinisch-pharmakologisches sowie medizin-soziologisches Hintergrundwissen benötigen. Die Untersuchung wird folgenden Verlauf nehmen:

Nach der Einleitung erfolgt im zweiten Kapitel zunächst eine Aufarbeitung der historischen Entwicklung der Medizin zur modernen Medizin und zur differenzierten Arzneimitteltherapie sowie zum heutigen Verständnis der Arzneimitteltherapie. Daran anschließend wird die Bedeutung des Arzneimittels in der medizinischen Behandlung dargestellt. Hierzu wird insbesondere der medizinische Anwendungskontext von Arzneimitteln sowie die Bedingungen und Erwar-

---

[15] Arzneimittelausgabenbegrenzungsgesetz vom 15.02.2002, BGBl. I, S. 684.

tungshaltungen im Rahmen einer Arzneimittelbehandlung aufgezeigt, um die speziellen Anknüpfungspunkte für die rechtliche Begutachtung herauszuarbeiten. Nur ein tieferes Verständnis der medizinisch-pharmakologischen Hintergründe und der gegenwärtigen Einsatzbereiche von Arzneimitteln kann die Basis für eine rechtliche Aufarbeitung der Arzneimitteltherapie bilden.

Unter der Prämisse rechtlicher Verwertungsaspekte werden im nächsten Kapitel die gängigen Definitionen und Sichtweisen der Arzt-Patient-Beziehung und ihre Kommunikationserfordernisse analysiert.

Nach dem Blick auf den medizinisch-pharmakologischen und -soziologischen Hintergrund der vorliegenden Untersuchung werden im vierten Kapitel die rechtlichen Hintergründe des Untersuchungsgegenstandes herausgearbeitet. Hierzu erfolgt eine Rekonstruktion und systematische Entwicklung der arzthaftungsrechtlichen Aufklärungspflichten. Die Darstellung ist relativ breit gestreut, da reichhaltiges Material zu den verschiedensten Aspekten der ärztlichen Aufklärung zur Verfügung steht. Ziel dieses grundlegenden juristischen Abschnittes soll sein, einen Überblick über die vielfältigen Fragen der ärztlichen Aufklärung zu geben sowie eine eigene Grundlinie herauszuarbeiten.

Anknüpfend an die allgemeinen Ausführungen des vorherigen Kapitels wird im fünften Kapitel dargestellt, welche Anforderungen das Arzthaftungsrecht im einzelnen an den Arzt im Rahmen einer Arzneimitteltherapie stellt. Dabei wird insbesondere auf den Einsatz von Packungsbeilagen und Merkblättern im Rahmen der ärztlichen Aufklärung als standardisierte Formen der ärztlichen Aufklärung für (standardisierte) Arzneibehandlungen eingegangen. Das Verhältnis von der Packungsbeilage zur ärztlichen Aufklärungspflicht kann indes nur geklärt werden, wenn auch der Kontext, in dem beide stehen, systematisch entwickelt wird. Zunächst ist deshalb zwischen den Aufgaben und Wirkungen von Arzneimittelrecht und Arzthaftungsrecht für das Produkt Arzneimittel und für die ärztliche Behandlung mit Arzneimitteln zu differenzieren. In einem weiteren Schritt sollen die Auswirkungen dieser Differenzierung für die Aufgaben und die Inhalte der Gebrauchsinformation betrachtet werden.

Die Untersuchung schließt mit einem Exkurs zu der Fragestellung, ob die sozialrechtlichen Anforderungen an den Vertragsarzt im Rahmen der Aut-idem Regelung mit dessen haftungsrechtlicher Pflichtenstellung vereinbar sind. Die haftungsrechtlichen Anforderungen an die Entscheidung des Arztes, die Substitution durch den Apotheker zuzulassen oder auszuschließen, sollen hier anhand einer sachgerechte Einbeziehung der Substitution in die arzthaftungsrechtliche Dogmatik untersucht werden.

2 Entwicklung, Erfolge und Bedeutung der modernen Arzneimitteltherapie

2.1 Der Weg zur modernen Arzneimitteltherapie

Die heutige Arzneimitteltherapie ist Teil und prominentes Beispiel einer naturwissenschaftlich ausgerichteten Medizin, welche den medizinischen Fortschritt[16] in den letzten beiden vergangenen Jahrhunderten wesentlich begründete. Ihm wird die Senkung des Mortalitäts- und Morbiditätsrisikos in der heutigen Gesellschaft zugeschrieben.[17]

Die Medizin kann man noch bis ins 19. Jahrhundert als vorwissenschaftlich klassifizieren, sie stand in verschiedenen Epochen immer wieder unter dem Einfluss magisch-religiöser Vorstellungen.[18] Mit den enormen Fortschritten in den Naturwissenschaften und ihrer Entwicklung zu empirischen Experimentalwissenschaften im Laufe des 19. Jahrhunderts veränderte sich auch das medizinische Wissen, Denken und Handeln.[19] In der Medizin rückte das Bestreben in den Mittelpunkt, die Methoden der Physik und Chemie sowie ihrer jeweiligen Unterdisziplinen auch innerhalb der Medizin anzuwenden.[20] Als Folge dieser Verwissenschaftlichung ist in der Medizin eine zunehmende Spezialisierung[21] und Technisierung[22] zu beobachten.

---

[16] Vgl. *SVRKAiG* JG 1997 –Kurzfassung-, Tz. 8 zum Begriffsverständnis des Fortschritts in der Medizin und im Gesundheitswesen und dessen Ziel, Verbesserungen der Gesundheit und/oder der Wohlfahrt im Gesundheitswesen zu erreichen, sowie zu einzelnen Fortschrittskriterien.

[17] Mortalitäts- und Morbiditätsmaße werden in der Public-Health-Wissenschaft als Indikator für den Gesundheitszustand der Bevölkerung gewertet, vgl. *Schwartz/ Siegrist/ von Troschke/Schlaud*, Wer ist gesund? S. 23 (27f.); Am deutlichsten zeigten sich die medizinischen Erfolge in der Senkung der Säuglingssterblichkeit und in der Erhöhung der mittleren Lebenserwartung, *Siegrist*, Der Wandel der Medizin, S. 54 (59); *Bergmann*, Die Haftung des Arztes als Anwender, S. 105; *Brüggemeier*, Deliktsrecht, Rn. 619.

[18] *Ackerknecht*, Geschichte der Medizin, S. 13f, 18 ff., 28 ff., 56 ff., 103; *Siegrist*, Der Wandel der Medizin, S. 54; *Brüggemeier*, Deliktsrecht, Rn. 619.

[19] Daneben hatten auch ökonomisch und gesellschaftlich bedingte Faktoren wie die technisch-industrielle Revolution, die Ausbildung frühkapitalistischer Produktionsweisen oder die Urbanisierung Einfluss auf die Medizin, vgl. *Eckart*, Geschichte der Medizin, S. 202 ff.

[20] *Ackerknecht*, Geschichte der Medizin, S. 103; Der Berliner Anatom und Physiologe Johannes Müller (1801-1858) schrieb in Abkehr zur der Naturphilosophie zur Naturwissenschaft in der Mitte des 19. Jahrhunderts: „Die Medizin kann wahre Fortschritte nur dadurch machen, dass die ganze Physik, Chemie und Naturwissenschaft auf sie angewendet und dass sie auf die gegenwärtig erstiegene Höhe derselben gestellt und mit ihren glänzenden Fortschritten in Übereinstimmung gebracht werde." Zitiert nach *Schipperges*, Krankheit und Kranksein im Spiegel der Geschichte, S. 145.

[21] Noch im 19. Jahrhundert wurde lediglich zwischen den großen Fächern Medizin, Chirurgie, Geburtshilfe und Gynäkologie unterschieden. Die heute so charakteristische Differenzierung

Im frühen 19. Jahrhundert löste in der Medizin zunächst die klinische Beobachtung die Dominanz abstrakter Theorien ab.[23] Zwar war das Beobachten und Beschreiben, sowie die daraus resultierende Erfahrung schon zu Zeiten Hippokrates´[24] ein Eckpfeiler medizinischen Handelns, die klinische Beobachtung des 19. Jahrhunderts unterschied sich aber durch ihre Präzision und ihre wissenschaftliche Ausrichtung von der hippokratischen Betrachtungsweise. Es standen zahlenmäßig umfangreichere Patientengruppen zur Verfügung, die untersucht werden konnten.[25] Weiter beschränkte sie sich nicht auf das passive Beobachten unerklärbarer Symptome, sondern wurde durch neue und erneuerte Verfahren unterstützt, welche die notwendigen Fakten lieferten. So konnten Krankheitsursachen mit Hilfe der Histologie und Pathologie im Gewebe erforscht werden, was zu der Erkenntnis führte, dass Epidemien durch Mikroorganismen hervorgerufen und durch Ansteckung übertragen werden.[26]

Parallel zu dieser allgemeinen medizinischen Entwicklung erweiterten sich die Erkenntnisse über Arzneimittel, und das Verständnis von der ärztliche Praxis der Arzneimittelanwendung veränderte sich. Es war vor allen Dingen die biochemisch orientierte Physiologie des 19. Jahrhunderts, die sich entscheidend auf die Arzneimitteltherapie auswirkte. Sie verhalf den Medizinern zu einem besseren Verständnis von den spezifischen, insbesondere physikalischen Funktionen des menschlichen Organismus. Darüber hinaus standen exaktere chemische Analysemethoden und neue Methoden der experimentellen Erprobung und klinischen Prüfung der Wirkstoffe zur Verfügung.[27] Dies ermöglichte es, die Wirkung von

---

der Medizin in Fachgebiete begann im 19. Jahrhundert, als die starke Wissenszunahme es notwendig machte, dass Ärzte sich auf eng umrissene Fachgebiete beschränkten. In der Bundesrepublik Deutschland werden derzeit gem. §§ 2, 6 I der Weiterbildungsordnungen der Landesärztekammern 41 verschiedene Facharztbezeichnungen vergeben; vgl. zur Spezialisierung *Ackerknecht*, Geschichte der Medizin, S. 140; *Brüggemeier*, Deliktsrecht, Rn. 619; *Katzenmeier*, Arzthaftung, S. 10, 13; *Pitschas*, Recht der freien Berufe, S. 121.

[22] Vgl. zum Einfluss der Technisierung auf die Patientenautonomie *Damm*, MedR 2002, 375 (378).

[23] *Ackerknecht*, Geschichte der Medizin, S. 103; *Anschütz*, Geisteswissenschaftliche Grundlagen der modernen Medizin, S. 45 (50 ff.); *Katzenmeier*, Arzthaftung, S. 11; *v. Uexküll/Wesiack*, Theorie der Humanmedizin, S. 592 f. Vgl. zu den Theorien und Systemen des 18. Jahrhunderts *Ackerknecht*, Geschichte der Medizin, S. 90 ff.

[24] Griechischer Arzt um 400 v. Chr. Er gilt als Begründer der Medizin als Erfahrungswissenschaft aufgrund unbefangener Beobachtungen und Beschreibungen der Krankheitssymptome, vgl. zur hippokratischen Medizin *Eckart*, Geschichte der Medizin, S. 42 ff.

[25] Die Zahl und die Größe der Krankenhäuser stieg in den urbanen Städten zu dieser Zeit rasch an, auch nahm das Patientengut in den Militärkrankenhäusern zu, vgl. *Ackerknecht*, Geschichte der Medizin, S. 104; *Eckart*, Geschichte der Medizin, S. 207; *Siegrist*, Der Wandel der Medizin, S. 54.

[26] *Ackerknecht*, Geschichte der Medizin, S. 112; *Katzenmeier*, Arzthaftung, S. 11.

[27] *Ackerknecht*, Geschichte der Medizin, S. 119; *Eckart*, Geschichte der Medizin, S. 217.

Arzneimitteln auf den menschlichen Organismus und ihre therapeutische Dosierung besser bestimmen zu können.[28] Auch die Darstellung von Wirkstoffen in ihrer reinen Form sowie die Herstellung organischer Synthesen wurde nun möglich.[29] Durch den rasanten Wissenszuwachs sowie der daraus resultierenden Summe der neuen Möglichkeiten im Rahmen der Arzneimittelforschung wurden immer stärker und eingreifender wirkende Produkte entwickelt.[30] Insgesamt wirkte die beschriebene Entwicklung disziplinbildend und führte zu dem Entstehen der Wissenschaft der Pharmakologie.

Zeitgleich entwickelten sich die Anfänge der pharmazeutischen Industrie, indem Apothekenlaboratorien zu chemischen Fabriken ausgebaut wurden.[31] Nach dem zweiten Weltkrieg entwickelte sich der Arzneimittelmarkt ebenso wie viele andere Wirtschaftszweige explosionsartig. Durch die Fortschritte im Rahmen der industriellen Produktionsmöglichkeiten und der medizinischen bzw. pharmazeutischen Wissenschaft verbreitete sich die pharmazeutische Produktpalette.[32] Seither steht in der Pharmazie nicht mehr die Gewinnung eines Arzneimittels aus natürlichen Stoffen in Apotheken, sondern die industrielle Fertigung chemisch–synthetischer Arzneimittel im Vordergrund.[33] Deren Vorteil besteht in der Möglichkeit, sie schnell und in großer Anzahl als Massenware herzustellen sowie in der genauen Bestimmbarkeit ihres Wirkstoffgehalts.[34] Mittlerweile bringen die fast 1.100 in der Bundesrepublik Deutschland ansässigen Arzneimittelhersteller ca. 45.000 verschiedene Arzneimittel auf den bundesdeutschen Markt.[35]

---

[28] *Ackerknecht*, Geschichte der Medizin, S. 119.
[29] *Ackerknecht*, Geschichte der Medizin, S. 119. Der Apotheker F.W.A. Sertüner (1783-1806) entdeckte und gewann 1804 aus dem Opium das Morphium. F. Wohler (1800 – 1882) gelang 1824 mit Oxalsäure aus Zyan die erste organische Synthese, *Kaiser*, Der Apothekerpraktikant, S.4.
[30] *Wille/Schönhöfer*, Der Internist 2002, 469.
[31] *Kaiser*, Der Apothekerpraktikant, S.6.
[32] *Heitz*, Arzneimittelsicherheit zwischen Zulassungsrecht und Haftungsrecht S. 47; *Murswieck*, Die staatliche Kontrolle der Arzneimittelsicherheit, S. 103 ff.
[33] Die ersten synthetischen Arzneimittel waren in der Hauptsache Antipyretika wie Antipyrin und Sulfonal, vgl. *Ackerknecht*, Geschichte der Medizin, S. 119.
[34] *Groll*, Arzneimittelkompaß, S. 2.
[35] Die Zahl schwankt je nach Quelle. Grund für diese unterschiedlichen Aussagen ist zum einen eine unterschiedliche Zählweise, nämlich ob nur die Zahl der Wirkstoffe oder auch jede einzelne Dosierungsstärke und Darreichungsform gesondert gezählt werden. Zum anderen werden nicht alle zugelassenen Arzneimittel von den pharmazeutischen Herstellern auch auf den Markt gebracht., vgl. *BPI*, Pharma-Daten 2002, S. 47. Der BPI geht von 45.000 Arzneimitteln aus, die sich auf dem deutschen Markt befinden. Eine ähnliche Zahl nimmt auch *Thiele*, Zwischenfälle mit Arzneimitteln und Medizinprodukten, S.19 (23) an.

Mit diesen Ereignissen einhergehend rückte das „naturwissenschaftliche Erkennen" und das „auf der technischen Entwicklung beruhende Können" in den Vordergrund des medizinischen Krankheitsverständnisses.[36] Der daraus entwickelte naturwissenschaftliche Krankheitsbegriff orientiert sich bei der Diagnose an klinischen Symptomen und Messwerten, welche Art und Ausmaß einer Schädigung anzeigen und die Anwendung standardisierter therapeutischer Techniken möglich machen soll.[37] Diese organisch-somatische Krankheitsvorstellung, wonach nur objektiv feststellbare, mit naturwissenschaftlichen und statistischen Mitteln zu analysierende Funktionsstörungen des Organismus als Krankheit gelten, führte dazu, dass der Patient zumeist als Objekt verschiedenster medizinischer Untersuchungen und Behandlungen gesehen wurde.[38] Nicht der Mensch als Persönlichkeit, seine Befindlichkeit, stand im Mittelpunkt des medizinischen Interesses, sondern die medizinischen Befunde seiner Körperfunktionen. Hinter einem derartigen Medizinverständnis steht der Anspruch, die Behandlung physischer Krankheiten mit Hilfe optimierter Diagnose- und Therapiemöglichkeiten zu vervollkommnen. Es führte in seiner Entwicklung aber zu einer gewissen „Wissenschaftsgläubigkeit" bei den Medizinern bei gleichzeitig wachsendem Desinteresse am Patienten selbst und an dessen „weichen Daten" wie den psychischen und sozialen Momenten. Gerade in der Arzneimitteltherapie spiegelt sich dieses Medizinverständnis wieder, indem dort vielfach mit der Gabe eines Arzneimittels die Erwartung verknüpft ist, dass eine Funktionsstörung des Organismus gelindert oder beseitigt wird.[39] Diese beschränkte Sichtweise auf den Wirkstoff und seine Darreichungsform als ausschlaggebend für den „Erfolg" einer Arzneimitteltherapie lässt indes die Anwendungsebene fast völlig außer Betracht. Nicht allein die Wirksamkeit und Sicherheit eines Arzneimittels ist ausschlaggebend für den Erfolg einer Therapie, auch eine mit naturwissenschaftlichen Mitteln begründbare Einflussmöglichkeit wie ein Arzneimittel kann in der konkreten Anwendung unwirksam sein, da „das Arzneimittel ... (nur) allgemein die Wahrscheinlichkeit oder auch nur die Möglichkeit erwünschter Wirkungen ... und unerwünschter Wirkungen ... in sich (trägt), ... aber nicht den therapeutischen Nutzen in der individuellen Behandlung (garantiert). Das Arzneimittel ist Erfolgschance, nicht Erfolgsgarantie der Behandlung."[40]

---

[36] Vgl. die Begrifflichkeiten bei *Kuhnert*, Die vertragliche Aufklärungspflicht des Arztes, S. 1; vgl. zum naturwissenschaftlichen Krankheitsbegriff auch *Schaefer*, Krankheitsbegriff, S. 20 ff; *Siegrist*, Medizinische Soziologie, S. 201; *Wieland*, Strukturwandel der Medizin, S. 21 ff.

[37] *Siegrist*, Der Wandel der Medizin, S. 54 (57); *Raven*, Krankheit, S. 1230 (1232).

[38] *Siegrist*, Der Wandel der Medizin, S. 54 (56 ff.).

[39] *Hart*, Arzneimitteltherapie und ärztliche Verantwortung, S. 40; *Heuer/Heuer/Lennecke*, Compliance in der Arzneitherapie, S. 78; *Brüggemeier*, Deliktsrecht, Rn. 619; vgl. auch *Zok*, Was erwarten die Versicherten von der Gesundheitsreform, S. 12.

[40] *Rieger/Hart,* Stichwort 240, Rn. 1.

2.2 Erfolge der modernen Arzneimitteltherapie

2.2.1 Erfolge der modernen Arzneimitteltherapie

Zu den Erfolgen der modernen Arzneimitteltherapie gehört die Entwicklung verschiedener Therapien zur Heilung für Krankheiten, die zuvor nahezu inkurabel waren. Allein durch die Entdeckung der Antibiotika in der ersten Hälfte des 20. Jahrhunderts und deren allgemeinen Anwendung in den fünfziger Jahren verloren viele akute Infektionskrankheiten, die zuvor als Todesursachen die Sterblichkeitsstatistiken anführten, wie etwa Tuberkulose, Lungenentzündung und Blutvergiftung, ihren Status als Massenerkrankung und -todesursache.[41] Daneben lässt sich in vielen Fällen durch eine ärztliche Behandlung des Patienten mit Arzneimitteln, wenn auch keine Heilung, so doch zumindest eine Steigerung der Lebensqualität bzw. der Lebenserwartung erreichen.[42] Quantitativ und qualitativ lässt sich der Anteil der modernen Medizin an den verbesserten Sterblichkeitsziffern und der verbesserten Lebensqualität in unserer Gesellschaft tatsächlich allerdings nur schwer erfassen. In der medizinischen und pharmakologischen Literatur wird immer wieder deutlich gemacht, dass auch andere Faktoren zur Verbesserung der Mortalitäts- und Morbiditätsstatistik in unserer Gesellschaft beigetragen haben, wie etwa verbesserte Hygiene- und Wohnverhältnisse[43], eine ausgewogenere Ernährung sowie eine verbesserte Versorgungsstruktur im Gesundheitswesen.[44]

---

[41] Vgl. die Daten des BPI zur Letalität und zur durchschnittlichen Mortalität für wichtige Infektionskrankheiten vor und nach Einführung wirksamer Antibiotika, widergegeben bei *Drews*, Warum und wie entstehen neue Arzneimittel, S. 1. Danach starben 1930 vor Einführung von Sulfonamiden/Antibiotika 7,4 von 100.000 Deutschen an Hirnhautentzündung, während es 1976 nach deren Einführung 0,9 von 100.000 waren. Von den an Hirnhautentzündung Erkrankten starben 90-100% vor Einführung von Sulfonamiden/Antibiotika, nach deren Einführung lag der Anteil der Verstorbenen bei unter 10 %. Eine noch größere Massenerkrankung, die durch Sulfonamide behandelt werden kann, ist die Lungenentzündung, an der im Jahre 1936 165 von 100.000 Menschen starben, wobei der Anteil der verstorbenen Erkrankten 30-50 % betrug. 1976 starben nur noch 21,2 von 100.000 Deutschen an Lungenentzündung. Der Anteil der verstorbenen Erkrankten betrug 5-10%. Vgl. zu Lebenserwartung und Sterblichkeit allgemein: *SVRKAiG*, JG 2000/2001, Bd. III Tz.233 f; *Halusa*, Lebenserwartung und Medizin, S. 138 (140 ff).

[42] Vgl. 2.2.3.2. und 2.2.3.4. für chronische Erkrankungen.

[43] Der amerikanische Mediziner Oliver Wendell Holmes (1809-1894) formuliert prägnant die herausragende Rolle der Hygienebestrebungen an der steigenden Lebenserwartung in der zweiten Hälfte des 19. Jahrhunderts: „Die Mortalitätslisten werden mehr durch die Kanalisation beeinflusst als durch diese oder jene Methode der ärztlichen Praxis.", zitiert nach *Ackerknecht*, Geschichte der Medizin, S. 153.

[44] *Drews*, Warum und wie entstehen neue Arzneimittel, S. 1; *Halusa*, Lebenserwartung und Medizin, S. 138 (139). *SVRKAiG*, JG 1996 – Kurzfassung- , Tz. 22. Vgl. auch *Francke*, Ärzt-

2.2.2 Risiken der modernen Arzneimitteltherapie

Die durch ein Arzneimittel im menschlichen Körper hervorgerufenen pharmakodynamischen Effekte werden in Haupt- und Nebenwirkungen unterschieden.[45] Unter der Hauptwirkung versteht man in der Pharmakologie alle Wirkungen des Arzneimittels, die therapeutisch beabsichtigt sind.[46] Die Mehrzahl der spezifischen Arzneimittelwirkungen lassen sich auf die sogenannte Rezeptortheorie zurückführen. Danach löst der Wirkstoff des Arzneimittels nach dessen Anbindung an einen körpereigenen Rezeptor eine Reaktion und dadurch die erwünschte Wirkung aus.[47]

Bislang ist es jedoch nicht gelungen, Arzneimittel zu entwickeln, die ausschließlich die therapeutisch erwünschten Wirkungen im menschlichen Organismus hervorrufen, zumal mit der Verbesserung der therapeutischen Wirkungen oftmals auch eine Verstärkung von Störwirkungen einhergeht.[48] Mit dem Auftreten von Arzneimittelnebenwirkungen während einer Arzneimitteltherapie muss daher immer gerechnet werden.[49] Per Definition ist eine Nebenwirkung jeder außerhalb der durch ein bestimmtes Arzneimittel erzeugten spezifischpharmakologischen Hauptwirkung auftretender zusätzlicher Begleit- oder Folgeeffekt.[50] Die Nebenwirkung muss nicht zwangsläufig schädlich sein.[51] In der

---

liche Berufsfreiheit und Patientenrechte, S. 6f. mit Nachweisen zu der Kontroverse um eine ökologische und eine kurative Gesundheitsauffassung.

[45] *Czechanowski/Weber,* Pathogenese und Klassifikation der unerwünschten Arzneimittelwirkungen, S. 270; *Kretz/Reichenberger,* Arzneimittellehre, S.9.

[46] *Czechanowski/Weber,* Pathogenese und Klassifikation der unerwünschten Arzneimittelwirkungen, S. 270.

[47] *Kretz/Reichenberger,* Arzneimittellehre, S.10; *Hart,* Arzneimitteltherapie und ärztliche Verantwortung, S. 9.

[48] Vgl. *Coper/Schulze,* Arzneibehandlung im Alter, S. 419; *Kuhnert,* Die vertragliche Aufklärungspflicht des Arztes, S. 95; *Liedke,* Wörterbuch der Arzneimitteltherapie, S. 154; *Wille/Schönhöfer,* Der Internist 2002, 469.

[49] *Wille/Schönhöfer,* Der Internist 2002, 469; *Hart,* Arzneimitteltherapie und ärztliche Verantwortung, S. 9; *Coper/Schulze,* Arzneibehandlung im Alter, S. 419. Vgl. auch die prägnante und vielzitierte Aussage des Pharmakologen *Kuschinsky,* Taschenbuch der modernen Arzneibehandlung, S. 715, 670: „Wenn behauptet wird, dass eine Substanz keine Nebenwirkungen zeigt, so besteht der dringende Verdacht, dass sie auch keine Hauptwirkungen hat. Dieser Satz ist nicht umkehrbar: denn es gibt Substanzen ohne die gewünschte Hauptwirkung mit u.U. lebensgefährlichen Nebenwirkungen."

[50] *Czechanowski/Weber,* Pathogenese und Klassifikation der unerwünschten Arzneimittelwirkungen, S. 270; *Liedtke,* Wörterbuch der Arzneimitteltherapie, S. 154.

[51] Vgl. *Liedtke,* Wörterbuch der Arzneimitteltherapie, S. 154. Normalerweise wird es aber zu einer therapeutischen Revision des Anwendungsspektrums, also zu einer Umdefinition von einer ursprünglichen Nebenwirkung in eine Hauptwirkung kommen, wenn sich im Laufe des Umgangs mit einem Wirkstoff in der Arzneimitteltherapie herausstellt, dass die ursprüngliche

Regel treten im Rahmen einer Arzneimitteltherapie aber unerwünschte Nebenwirkungen (UAW oder Adverse-Drug-Reaction) auf, die zu leichten oder schwerwiegenden Gesundheitsbeeinträchtigungen beim Patienten führen können. Unerwünschte Arzneimittelnebenwirkungen werden überwiegend definiert als jede unerwünschte Reaktion, die auf die Verordnung eines Arzneimittels ursächlich zurückgeführt werden kann, das in Dosierungen, die beim Menschen zur Prophylaxe, Diagnose oder Therapie üblich sind, verabreicht wurde.[52] Die Liste der möglichen unerwünschten Arzneimittelnebenwirkungen ist äußerst vielfältig. Ihre schädlichen Folgen reichen von Mundtrockenheit oder leichten Kopfschmerzen über lokale Unverträglichkeitserscheinungen wie bspw. an der Magenschleimhaut bis hin zu schweren und lebensbedrohlichen Folgen wie Herzrhythmusstörungen. Üblicherweise werden sie zwei Kategorien zugeordnet, welche gemeinsame Ursachen oder Mechanismen aufweisen. Auf der einen Seite stehen die Nebenwirkungen, welche im Rahmen des pharmakodynamischen Wirkprofils auftreten (toxische Reaktionen und teratogene Effekte), auf der anderen Seite finden sich Reaktionen außerhalb des pharmakodynamischen Wirkprofils (abnorme Reaktionen wie Allergien und Pseudoallergien).[53] Neben arzneimittelbedingten können auch arzneimittelunabhängige Faktoren wie der Zustand und das Verhalten des Patienten zur Entstehung einer unerwünschten Nebenwirkung beitragen. So treten unerwünschte Nebenwirkungen zum Teil nur oder vorwiegend in bestimmten Lebensphasen wie im Alter, bei bestimmten Organfunktionsstörungen oder –erkrankungen auf.[54] Bei den verhaltensbedingten Faktoren können neben den Rauchgewohnheiten, dem Konsum von Alkohol oder den individuellen Ernährungsgewohnheiten die nicht-verordnungsgemäße Einnahme zum Auftreten von unerwünschten Arzneimittelnebenwirkungen führen.[55] Ebenso spielen Umwelteinflüsse oder das Verhalten des behandelnden Arztes eine Rolle.[56]

Nebenwirkung nützlicher sein kann als die ursprüngliche Hauptwirkung. *Schönhöfer*, Risikoabschätzung, S. 95.

[52] *Czechanowski/Weber*, Pathogenese und Klassifikation der unerwunschten Arzneimittelwirkungen, S. 270; *Madea*, Rechtliche Aspekte der Arzneimittelbehandlung, S. 28 (29); *Madea/Staak*, FS Steffen, S. 303; vgl. auch die engere Definition von *Estler*, Grundlagen der Arzneimittelnebenwirkungen, S. 3; Zum Teil sind für Praxisbelange erweiterte Definitionen gebräuchlich, die mögliche Gründe für das Auftreten unerwünschter Ereignisse einschließen, vgl. für die Geriatrie *Kruse*, Medikamente in der Geriatrie, S. 55.

[53] *Czechanowski/Weber*, Pathogenese und Klassifikation der unerwünschten Arzneimittelwirkungen, S. 270 (271 ff.).

[54] *Estler*, Grundlagen der Arzneimittelnebenwirkungen, S. 4 ff.

[55] Vgl. *Forth*, DÄBl. 1990, B 1514 (1515) zum Einfluss der Ernährungsweise auf die Anflutung eines Wirkstoffes im menschlichen Organismus.

[56] Vgl. *Czechanowski/Weber*, Pathogenese und Klassifikation der unerwünschten Arzneimittelwirkungen, S. 270 (279) zu den Folgen von Sonneneinstrahlung bei gleichzeitiger Einnahme von einigen nichtsteroidalen Antirheumatika.

Es ist schwierig, eine Aussage darüber zu treffen, wie häufig und in welcher Form unerwünschte Nebenwirkungen im Rahmen von Arzneimitteltherapien auftreten. Zwar gibt es zahlreiche Studien, die das Auftreten unerwünschter Nebenwirkungen differenziert nach ihrem Häufigkeits-, ihrem Schweregrad und ihrer Symptomatik untersuchen.[57] Vielfach erschweren methodische Schwächen[58] aber ihre Interpretation. Auch fehlt es wegen unterschiedlicher Definitionen und Bewertungskriterien mitunter an ihrer Vergleichbarkeit. In der medizinischen Feststellung, dass sich bei dem Patienten eine Arzneimittelnebenwirkung manifestiert hat, ist immer auch eine Wertung enthalten. Diese bezieht sich zum einen auf die Frage, was unter einer Arzneimittelnebenwirkung zu verstehen ist und zum anderen auf die Ursächlichkeit des Arzneimittels für die aufgetretenen Symptome. Schwierigkeiten bereitet es, dass zum Teil der Begriff der unerwünschten Nebenwirkung nicht einheitlich definiert ist. So wird zum Teil bei der Klassifikation unerwünschter Nebenwirkungen danach unterschieden, ob die UAW „vermeidbar" oder „unvermeidbar" gewesen ist.[59] Nur die „unvermeidbaren" Nebenwirkungen sollen Arzneimittelnebenwirkungen im engeren Sinne darstellen.[60] Kennzeichen „vermeidbarer" Nebenwirkungen ist danach, dass sie nur bei „unsachgemäßer" Verwendung von Arzneimitteln, also im Rahmen eines Behandlungsfehlers vorkommen. Hierunter sollen jegliche Intoxinationen bei Überdosierung oder die Gabe von Arzneimitteln an bestimmte, für gewisse UAW besonders prädisponierte Personen fallen.[61] Schließlich wird eine Arzneimittelnebenwirkung zum Teil nicht als solche erkannt. Häufig besteht zwischen dem Auftreten einer unerwünschten Arzneimittelnebenwirkung

---

[57] Vgl. folgende ältere Untersuchungen, in der die Angaben zur Häufigkeit schwerwiegender UAW bei Krankenhauspatienten zwischen 5 % und 22 % schwanken: *Jick, H/ Miettinen, OS/ Shapiro, S/ Lewis, GP/ Siskind, V/ Slone, D* (1970), JAMA 213: 1455; *Hoigné, R/ Sollberger, J/ Zoppi, M et al.* (1984), SMW 114, 1854; *Schimmel, EM* (1964), Am Intern Med 60, 100 ; *Kewitz, H* (1977), Verh Dtsch Ges Inn Med 83, 1487; vgl. auch folgende jüngere amerikanische Metaanalyse, in der 39 Berichte von krankenhausinternen Erfassungssystemen mit den Daten von ca. 62.500 Klinikaufnahmen im Zeitraum von 1966-1996 analysiert wurden mit dem Ergebnis, dass Krankenhausaufnahmen zu 4,7 % auf schwerwiegenden UAW basierten: *Lazarou, J/Pomeranz, BH/Corey, PN* (1998), JAMA 279: 1200. Vgl. zur Kritik an der Methodik der Metaanalyse *Wille/Schönhöfer*, Der Internist 2002, 469 (479).
[58] Beispiele für derartige methodische Schwächen sind Patientenselektion, fehlende Patientencharakterisierung, unzureichende oder fehlende Berücksichtigung von Einflussfaktoren wie Krankheitseinflüssen oder fehlende Angaben zum Schweregrad, *Kruse*, Medikamente in der Geriatrie, S. 55.
[59] In diese Richtung geht eine Untersuchung von Burnum, bei der 1000 Patienten beobachtet wurden, von denen 42 UAW aufwiesen, die zu 45 % als nicht vorhersehbar und nicht vermeidbar und zu 55 % als unnötig und vermutlich vermeidbar klassifiziert wurden. *Burnum* (1976), Annals of Internal Medicine 85, 80.
[60] *Estler*, Grundlagen der Arzneimittelnebenwirkungen, S. 4.
[61] *Estler*, Grundlagen der Arzneimittelnebenwirkungen, S. 4.

weder ein zeitlicher noch ein dosismäßiger Zusammenhang.[62] So kann eine immunallergisch bedingte Reaktion nach der Wiederaufnahme einer Arzneimitteltherapie auftreten, wenn ein Arzneimittel über einen längeren Zeitraum angewendet und anschließend eine Therapiepause eingelegt wurde. Diese Gesundheitsbeeinträchtigung tritt erst einige Tage oder Wochen nach der Wiederanwendung des Präparats auf und deren Symptome gleichen oftmals anderen Krankheiten wie einer bakteriellen Sepsis.[63] Auch ähneln sich zum Teil das Krankheitsbild der UAW und die Symptome der zu therapierenden Krankheit.[64] Um die Ursächlichkeit zwischen der Arzneimittelgabe und dem Auftreten der unerwünschten Nebenwirkung zu bestimmen, hat die Medizin verschiedene Modelle entwickelt.[65]

Vor dem Hintergrund dieser allgemeinen Darstellung über die Schwierigkeiten bei der Erfassung von Arzneimittelnebenwirkungen in Studien,[66] soll in diesem Rahmen nur eine Studie von Schönhöfer (Bremer Modell) vorgestellt werden, die nationale Daten zur Häufigkeit schwerwiegender UAW liefert. Dort wurden in den Jahren 1986 – 1998 2.366 schwerwiegende UAW-Ereignisse erfasst und analysiert.[67] Danach ist in Deutschland jährlich von mindestens 210.000 schwerwiegenden UAW auszugehen. Tödlich verlaufen 7,8 % der Arzneimittelzwischenfälle, d.h. es ist in der Bundesrepublik Deutschland mit 16.000 Todesfällen durch Arzneimittel im Jahr zu rechnen. 57,4 % der schwerwiegenden UAW traten während einer ambulanten Arzneimitteltherapie im niedergelassenen Bereich auf und waren der Auslöser einer Krankenhauseinweisung, während in 42,6 % der Fälle die schwerwiegende UAW im Rahmen einer Arzneimitteltherapie in der Klinik auftrat. Dabei konzentrierten sich über 90 % der Meldungen auf nur fünf Fachbereiche, der Inneren Medizin (53 %), den intensivmedizinischen Abteilungen (17%), der Chirurgie (7%), der Neurologie/Psychiatrie (6%) und der Pädiatrie (5%). Auslösende Medikamentengruppen einer schwerwiegenden Nebenwirkung waren die Gruppe der Antirheumatika, Analgetika mit einer Häufigkeit von 17 %, gefolgt von Antibiotika (15%) und Antikoagulantien.

---

[62] *Schönhöfer*, Risikoabschätzung, S. 95 (97).
[63] *Schönhöfer*, Risikoabschätzung, S. 95 (97).
[64] *Hart*, Arzneimitteltherapie und ärztliche Verantwortung, S. 3.
[65] Vgl. hierzu *Schönhöfer*, Risikoabschätzung, S.95 (101 ff.).
[66] Vgl. ausführlich zum Stufenplanverfahren als spezielles sicherheitsrechtliches und behördlich gesteuertes Instrument der Produktüberwachung *Heitz*, Arzneimittelsicherheit zwischen Zulassungsrecht und Haftungsrecht S. 94 ff.
[67] *Schönhöfer/Wessely-Stickel/Schulte-Sass/Werner*, Flächendeckende Erfassung schwerer UAW, S. 687 ff.; *Schönhöfer*, Risikoabschätzung, S. 95, 98 ff.; *Schönhöfer/Legelmann/v. Maxen/Wille*, Häufigkeit von Arzneimittelrisiken und Risikokommunikation, S. 109, 114 f.; *Wille/Schönhöfer*, Der Internist 2002, 469 (478 ff.)

2.2.3 Wandel des Krankheitspanoramas und Arzneimitteltherapie

Das Krankheitspanorama hat sich im 20. Jahrhundert in den westlichen Industrieländern stark verändert. Es dominieren nicht mehr die klassischen akuten Infektionskrankheiten. Chronische Erkrankungen nehmen im Verhältnis einen immer bedeutender werdenden Anteil ein.[68] Das verändertes Spektrum von Medikamenten und deren Anwendungsgebiete und –dauer ist exemplarisch für diese Entwicklung.

2.2.3.1 Infektionskrankheiten

Infektionskrankheiten lassen sich auf monokausale Ursachen zurückführen.[69] Merkmale einer Infektionskrankheit sind deren akuter und schneller Ausbruch, ihre kurze Dauer und ein zumeist vorhersehbaren Verlauf.[70] Das Modell des naturwissenschaftlichen Krankheitsbegriffes, wonach jede Krankheit eine Funktionsstörung des Organismus darstellt, die grundsätzlich sowohl mit naturwissenschaftlichen und statistischen Mitteln zu analysieren ist als auch kausal und symptomorientiert bekämpft werden kann, ist in erster Linie auf diese Erkrankungsarten zugeschnitten und bietet in diesem Rahmen gute Erklärungs- bzw. Lösungsmöglichkeiten. „Dort gereicht sie dem Patienten zu seinem Wohle."[71]

2.2.3.2 Chronische Krankheiten

Dagegen sind chronische Krankheiten multifaktoriell bzw. multikonditional.[72] Chronische Krankheiten unterscheiden sich durch ihre Dauer, die Irreversibilität und eine kontinuierliche Behandlungsnotwendigkeit von anderen Krankheiten.[73]

---

[68] Vgl. *Badura/Schellschmidt*, Bürgerorientierung des Gesundheitswesens, sozialwissenschaftlicher Gutachtenteil, S. 39 (45); *Siegrist*, Medizinische Soziologie, S. 42 ff; In seinem Jahresgutachten „Bedarfsgerechtigkeit und Wirtschaftlichkeit, Band III Über- Unter- und Fehlversorgung" 2000/2001 Tz. 89 analysierte der Sachverständigenrat für die konzertierte Aktion im Gesundheitswesen die heutige Situation chronisch Kranker. Darin wird der Anteil chronisch Kranker in der ambulanten und stationären Versorgung im deutschen Gesundheitswesen mit 50 % angegeben.

[69] Sie entstehen, indem Mikroorganismen wie Viren und Bakterien in den Körper des Menschen eindringen und sich dort vermehren, vgl. das Stichwort Infektionskrankheiten, in: *Pschyrembel*, Medizinisches Wörterbuch.

[70] *Fürstler/Hausmann*, Psychologie und Sozialwissenschaft für Pflegeberufe 2. HIV stellt als chronische Infektionskrankheit eine Ausnahme dar.

[71] *Gahl*, Beziehung zwischen Arzt und Patient, S. 23 (28).

[72] *Francke*, Ärztliche Berufsfreiheit und Patientenrechte, S. 5.

[73] *SVRKAiG* JG 2000/2001, Bd. III, Tz. 90. Sie brechen langsam, latent und schubweise aus, der Patient wird seinen Gesundheitszustand vor Ausbruch der Krankheit in der Regel nicht wieder erreichen können. Es gibt aber auch chronische Krankheiten, die zwar längerfristig behandlungsbedürftig sind, aber vollständig ausheilen können. Dies sind vor allen Dingen

Die Möglichkeiten des Krankheitsverlaufes reichen dabei von chronisch-stabil (gleichbleibend), über chronisch-rezidivierend (immer wiederkehrend) bis chronisch-progredient (fortschreitend, sich verschlechternd). [74] Patienten mit einer chronischen Erkrankung wie Diabetes mellitus oder Koronarer Herzkrankheit bedürfen daher einer längeren, oftmals lebenslangen ärztlichen Begleitung und Behandlung. Die Krankheitsursachen sind bereits lange vor dem Ausbruch angelegt und stehen in engem Zusammenhang mit den Lebensumständen des Betroffenen. [75] Deshalb wird es in unserem heutigen Gesundheitswesen als immer vordringlicher erachtet, chronischen Krankheiten mit präventiven Mitteln entgegenzusteuern. [76] Die Prävention setzt als Primärprävention bereits im Vorfeld ihrer Entstehung durch Ausschaltung und Verringerung von chronischen Krankheitsursachen an, Risikofaktoren wie Alkohol- und Zigarettenkonsum, Adipositas und Hypertonie sollen durch Beeinflussung des einzelnen minimiert werden. [77] Um dieser Aufgabe gerecht zu werden, müssen die sozialen und psychischen Hintergründe von risikobehaftetem Verhalten aufgedeckt werden. [78] Die Sekundärprävention betrifft die Früherkennung von Folgeerkrankungen, Verschlimmerungen, Komplikationen und Exazerbationen bestehender chronischer Krankheiten. [79] In Anbetracht begrenzter Heilungsmöglichkeiten und der mit einer chronischen Krankheit verbundenen psychosozialen Belastungen bedarf die chronische Erkrankung einer anderen Behandlungsstrategie als andere Krankheiten. Hier verschiebt sich der Praxisalltag von Einzelfallkonsultation zu oftmals lebenslangen Begleitungen. Bei dem chronisch Kranken als Dauernutzer des Systems sind die einzelnen Therapiemaßnahmen bei bereits sich manifestierten chronischen Krankheiten darauf gerichtet, ihn zu befähigen, mit der

---

chronische Krankheiten, die im Kindesalter auftreten wie Neurodermitis, Heuschnupfen und allergisches Asthma bronchiale, SVRKAiG JG 2000/2001, Bd. III, Tz. 90.

[74] *Fürstler/Hausmann*, Psychologie und Sozialwissenschaft für Pflegeberufe 2.

[75] Vgl. *Francke*, Ärztliche Berufsfreiheit und Patientenrechte, S. 8.

[76] *Raven*, Krankheit, S.1230 (1233). Prävention spielt auch im Rahmen der gesetzlichen Krankenversicherung eine immer stärker werdende Rolle. Die Leistungsansprüche von Versicherten auf Präventionsmaßnahmen sind in den §§ 20-26 SGB V festgelegt, wobei §§ 20-24 SGB V Leistungen zur Verhütung von Krankheiten und §§ 24,25 SGB V Leistungen zur Früherkennung von Krankheiten betreffen. Vgl. die Aufsätze in FfG, Heft März/April 2004, insbesondere *Francke/Mühlenbruch*, FfG 2004, 115, die dem gesundheitspolitischem Thema über die Bemühungen um ein Präventionsgesetz, welches das Ziel verfolgen soll, die Prävention neben der Akutbehandlung, Rehabilitation und Pflege zur „vierten Säule" im Gesundheitswesen auszubauen, gewidmet sind. Dazu will man im Präventionsgesetz die Kassen u.a. verpflichten, ihre Möglichkeiten zur Primärprävention nach § 20 SGB V auch tatsächlich auszuschöpfen. Das Präventionsgesetz wird zum Jahresende 2005 erwartet.

[77] *Trojan*, Prävention, S. 1547 f.; *Parr*, FfG 2004, 88; Dabei lassen sich drei Interventionsebenen ausdifferenzieren: Individuum, Setting und Bevölkerung, vgl. *Rosenbrock*, FfG 2004, 118 (119).

[78] *Francke*, Ärztliche Berufsfreiheit und Patientenrechte, S. 9.

[79] *Trojan*, Prävention, S. 1547 f.

Krankheit zu leben.[80] Das naturwissenschaftliche Krankheitsverständnis kann wegen seiner beschränkten organisch-somatischen Sichtweise die Bewältigung dieser Aufgaben nicht leisten. Da es keine klar abgrenzbaren Ursachen für die Erkrankung gibt, ist eine kausale Therapie, die auf Beseitigung der Störungsquelle gerichtet ist, nicht möglich.[81]

2.2.3.3 Ursachen des Wandels

Die Ursachen dieser Verschiebung im Krankheitspanorama sind bislang nicht umfassend geklärt. Es sind einige Faktoren zu nennen, die das zunehmende Entstehen chronischer Krankheiten begünstigen. Zum einen verschiebt sich die Altersstruktur der deutschen Gesamtbevölkerung, d.h. es steigt der Anteil älterer Menschen.[82] Je älter ein Mensch wird, desto höher ist die Zahl der gleichzeitig bei ihm vorhandenen, vorwiegend chronischen Krankheiten. Multimorbidität ist also für kranke Menschen in der zweiten Lebenshälfte typisch.[83] Zum anderen hat die Medizin und ihre Fortschritte in der Diagnostik und Therapie selbst zur vermehrten Aufdeckung und zum vermehrten Entstehen chronischer Krankheiten beigetragen, da aufgrund verbesserter diagnostischer Möglichkeiten Krankheiten sehr viel früher festgestellt werden können und der Patient dementsprechend früher als „krank" definiert wird.[84] Auch führen verbesserte Behandlungsmöglichkeiten dazu, dass Krankheiten, die früher einen tödlichen Ausgang nahmen, heute durch Therapiemaßnahmen zwar beherrscht, aber nicht unbedingt geheilt werden können.[85] Eine weitere Rolle spielt die gesellschaftliche Entwicklung in den letzten beiden Jahrhunderten und die damit verbundene Veränderung der sozialen, technischen und ökologischen Lebensbedingungen.[86] So nahm zwar bspw. die körperliche Belastung in der Arbeitswelt ab, es treten dort heutzutage aber vermehrt psychosoziale Belastungen auf,

---

[80] Vgl. statt anderer nur *Müller-Mundt*, Patientenedukation zur Unterstützung des Selbstmanagements, S. 94 (95). Vgl. auch die im Rahmen der gesetzlichen Krankenversicherung den Krankenkassen eröffnete Möglichkeit, mittels Disease-Management-Programmen (DMP), die Versorgung von chronisch Kranken zu verbessern. DMP meint strukturierte Behandlungsprogramme, die sowohl den Behandlungsablauf als auch die Qualität der medizinischen Versorgung verbessern helfen sollen. Dabei werden hohe Anforderungen an die Ausgestaltung dieser Behandlungsprogramme gestellt, vgl. § 137 f SGB V. Für den Patienten ist die Teilnahme freiwillig.

[81] *Müller-Mundt*, Patientenedukation zur Unterstützung des Selbstmanagements, S. 94.

[82] Vgl. statt anderer *Eckart*, Geschichte in der Medizin, S. 303.

[83] *Kruse*, Medikamente in der Geriatrie, S. 32; *SVRKAiG*, JG 2000/2001 Bd. III, Ziffer 293; *Francke*, Ärztliche Berufsfreiheit und Patientenrechte, S. 8.

[84] *SVRKAiG*, JG 2000/2001 Bd. III, Tz. 86.

[85] Als Bsp. nennt der *SVRKAiG*, JG 2000/2001 Bd. III Tz. 86 Fortschritte in der Akutbehandlung des Myokardinfarkts.

[86] *Francke*, Ärztliche Berufsfreiheit und Patientenrechte, S. 8.

heutzutage aber vermehrt psychosoziale Belastungen auf, die zu chronischen Erkrankungen führen.

2.2.3.4 Krankheitspanorama und Arzneimitteltherapie

An der Entwicklung des Arzneimittelverbrauchs in den einzelnen Anwendungsgebieten kann man die gezeigten Veränderungen im Krankheitspanorama ablesen. Die Behandlung chronisch Erkrankter mit Arzneimitteln hat einen enormen Anteil an der Gesamtversorgung der deutschen Bevölkerung mit Arzneimitteln. Arzneimittel, die im Rahmen der Vorbeugung von chronischen Krankheiten und zur Behandlung chronisch Erkrankter eingesetzt werden, erfuhren in den letzten Jahren eine überdurchschnittliche Umsatzsteigerung.[87]

Dabei ergeben sich im einzelnen bzgl. der Art und der Menge der durch die bundesdeutschen Ärzte eingesetzten Arzneimittel sowohl geschlechts- als auch altersspezifische Unterschiede.[88] Der durchschnittliche Arzneimittelverbrauch jedes Mitgliedes der gesetzlichen Krankenversicherung betrug im Jahre 2002 430 Tagesdosen.[89] In der Gruppe der 20- bis 25- Jährigen wurden jedem Versicherten durchschnittlich 100 Tagesdosen verordnet.[90] Generell dominieren in den unteren Altersgruppen Arzneimittel gegen Erkältungskrankheiten, Schmerzmittel und Verdauungspräparate.[91]

Das Alter hat, wie bereits dargestellt, einen enormen Einfluss auf die Morbidität und damit auch auf den Arzneimittelverbrauch. Im Alter findet häufig sowohl eine Dauer- als auch eine Multimedikation statt. Die Gruppe der 85- bis 90- Jährigen wies im Jahre 2002 einen durchschnittlichen Arzneimittelverbrauch von 1379 Tagesdosen auf.[92] Im höheren Lebensalter werden dabei vorwiegend Arzneimittel zur Behandlung chronischer Krankheiten eingesetzt. Dort liegen Arzneimittelgruppen zur Behandlung der kardiovaskulären Risikofaktoren und der Herz-Kreislauf-Morbidität auf den vorderen Rängen.[93]

---

[87] *BPI*, Pharma-Daten 2002, S. 56.
[88] Vgl. *Knopf/ Melchert*, Das Gesundheitswesen 61 (1999), Sonderheft 2, S. 151 ff.
[89] *Nink/Schröder*, Arzneimittelverordnungen nach Alter und Geschlecht, S. 959.
[90] *Nink/Schröder*, Arzneimittelverordnungen nach Alter und Geschlecht, S. 959.
[91] *Knopf/ Melchert,* Das Gesundheitswesen 61 (1999), Sonderheft 2, S. 151 ff.
[92] *Nink/Schröder*, Arzneimittelverordnungen nach Alter und Geschlecht, S. 959.
[93] Vor allem der Einsatz von Betarezeptorenblocker/Calciumantagonisten/Angiotensin-Hemmstoffe, Antihypertonika, Diuretika, Koronarmittel und Thrombozytenaggregationshemmer ist zur Behandlung von Krankheiten des Herz-Kreislauf-Systems typisch. Daneben ist im Alter auch der Einsatz von Antidiabetika, Analgetika/Antirheumatika, Lipidsenker, Ophthalmika und Broncholytika/Antiasthmatika bedeutsam, vgl. *Nink/Schröder*, Arzneimittelverordnungen nach Alter und Geschlecht, S. 959 (966).

Frauen verbrauchen grundsätzlich mehr Arzneimittel als Männer. Je nach Untersuchung wird von einem Mehrverbrauch zwischen 36 % und 50 % ausgegangen.[94] In diesen Zahlen schlägt sich neben den Arzneimittelverordnungen für geschlechtsspezifische Indikationsgruppen (Sexualhormone, Gynäkologika, Osteoporosemittel) auch der extreme Mehrverbrauch an Psychopharmaka nieder.[95] Zudem wenden Frauen auch mehr Tagesdosen von Migränemitteln, Schilddrüsentherapeutika, Antihypotonika, Mineralstoffpräparaten, Venentherapeutika, Antianämika, Antiemetika/Antivertiginosa und Spasmolytika an.[96] Dieser Befund deckt sich mit Untersuchungen des Bundes-Gesundheitssurveys 1998.[97] Danach wenden Frauen fast doppelt so häufig wie Männer täglich ein bzw. mehrere Arzneimittel an.[98] Die Gesundheitsforschung macht biologisch-genetische Unterschiede, unterschiedliche Gesundheitskonzepte, Unterschiede im Gesundheitsverhalten von Männern und Frauen, aber auch psychosoziale Einflussfaktoren sowie geschlechtsspezifische Lebenslagen für den Arzneimittelmehrverbrauch von Frauen verantwortlich.[99]

2.3 Bedeutung der modernen Arzneimitteltherapie

2.3.1 Gesundheitswesen

Sowohl die Bedeutung der Arzneimitteltherapie für das Gesundheitswesen als auch ihre tatsächliche Ausgestaltung wird insbesondere durch die medizinische Versorgungsstruktur geprägt, innerhalb derer die gesetzliche Krankenversicherung eine herausragende Marktstellung aufweist.[100] Der Patient ist in diesem System nicht allein Patient, sondern auch Versicherter, während der Arzt zwar einen freien Beruf ausübt, als Vertragsarzt indes auch an die Vorgaben des für die gesetzliche Krankenversicherung maßgeblichen SGB V gebunden ist, will er im Rahmen der gesetzlichen Krankenversicherung seine Leistungen liquidieren. In der sozialpolitischen Diskussion steht zunehmend der Aspekt der Kostenbegrenzung medizinischer Leistungen im Vordergrund, da sich die Kosten im Gesundheitswesen bei gleichzeitigen Defiziten in der Kosteneinnahmesituation

---

[94] Von 50 % gehen aus: *Knopf/ Melchert*, Das Gesundheitswesen 61 (1999), Sonderheft 2, S. 151 ff. Vgl. auch *Nink/Schröder*, Arzneimittelverordnungen nach Alter und Geschlecht, S. 959 (967), die einen Mehrverbrauch von 36 % annehmen.

[95] *Knopf/ Melchert*, Das Gesundheitswesen 61 (1999), Sonderheft 2, S. 151 ff.

[96] *Nink/Schröder*, Arzneimittelverordnungen nach Alter und Geschlecht, S. 959 (969)

[97] Der Bundes-Gesundheitssurvey 1998 ist eine repräsentative Untersuchung zum Gesundheitszustand der Bevölkerung in Gesamtdeutschland, die vom Robert-Koch-Institut im Auftrag des Bundesministeriums für Gesundheit durchgeführt wurde.

[98] *Knopf/ Melchert*, Das Gesundheitswesen 61 (1999), Sonderheft 2, S. 151.

[99] *Nink/Schröder*, Arzneimittelverordnungen nach Alter und Geschlecht, S. 959 (968)

[100] Ca. 89 % aller Patienten sind in der gesetzlichen Krankenversicherung versichert, vgl. *BPI*, Pharma-Daten 2001, S. 32.

stetig steigern.[101] Das gesetzgeberische Handeln bezieht sich dabei vor allem auf die Rationalisierung medizinischer Leistungen durch Begrenzung des Leistungsanspruches des Versicherten unter dem Gesichtspunkt der Wirtschaftlichkeit und Maßnahmen der Qualitätssicherung.[102] Im Jahre 2002 hatten die gesetzlichen Krankenkassen in der Bundesrepublik Deutschland bei einem Gesamtausgabevolumen von 142,61 Milliarden € Ausgaben in Höhe von 23,4 Milliarden € zu verzeichnen.[103] Der Ausgabenanteil für Arzneimittel entspricht damit nicht unbeträchtliche 16 Prozent. Die Arzneimitteltherapie stellt sich als die häufigste Therapieform von Patienten dar. Der erste Nationale Untersuchungs-Survey 1984-1986[104] weist nach, dass 90 % der deutschen Bevölkerung im Laufe ihres Lebens Arzneimittel einnehmen. Bei Befragungen des Bundes-Gesundheitssurveys 1998 berichteten circa 52 % der befragten Studienteilnehmer, dass sie in den letzten 12 Monaten vor der Befragung täglich ein Arzneimittel angewendet haben.[105] Infolgedessen bedeuten Arzneimittel für die gesetzliche Krankenversicherung einerseits einen hohen Kostenaufwand, andererseits ist die Arzneimitteltherapie in vielen Fällen aber auch eine vergleichsweise preiswerte Therapie.[106]

Ein besonderes Anliegen der gesetzgeberischen Tätigkeiten ist es daher, speziell die Ausgaben für Arzneimittel zu senken. Zuletzt wurden zur Reform der ge-

---

[101] Als ausgabentreibende Faktoren werden u.a. eine kostenträchtige moderne und hochtechnisierte Medizin, das gewandelte Krankheitspanorama sowie eine stetig alternde Gesellschaft (demographiebedingte Ausgabensteigerung) gesehen, vgl. *Pimpertz, Leitlinien zur Reform der gesetzlichen Krankenversicherung*, S. 20 ff.; *Katzenmeier, Arzthaftung*, S. 285 f.; Die Gesamtausgaben für das Gesundheitswesen sind in den letzten Jahrzehnten stetig gestiegen. Während die Ausgaben für Gesundheitsdienstleistungen im Jahre 1992 noch 163,2 Mrd. € betrugen, wurden im Jahre 2001 bereits 225,9 Mrd. € im Gesundheitswesen umgesetzt, vgl. die Daten des *BPI*, Pharma-Daten 2003, S. 30. Die gesetzliche Krankenversicherung ist in der Bundesrepublik Deutschland mit mehr als der Hälfte der Gesundheitsausgaben der größte Ausgabenträger. Sie beliefen sich 2002 auf 142, 61 Milliarden €.
[102] Die in diesem Zusammenhang in den letzten Jahren vorgenommenen Änderungen des SGB V sind unzählig und reichen bspw. vom Gesundheitsstrukturgesetz vom 21.12.1992 (BGBl. I S. 2266) über das 2. GKV-Neuordnungsgesetz vom 23.06.1997 (BGBl. I S. 1520) bis zum Gesetz zur Einführung des diagnose-orientierten Fallpauschalensystems für Krankenhäuser vom 23.04.2002 (BGBl. I S. 1412).
[103] *BPI*, Pharma-Daten 2003, S.34.
[104] Unter der Bezeichnung „Der Nationale Gesundheitssurvey 1984-1986" wurden in den Jahren 1984-1986 repräsentative Stichproben der bundesdeutschen Bevölkerung durch das Robert-Koch-Institut im Auftrag des Bundesministeriums für Gesundheit einer standardisierten Untersuchung und einer umfangreichen Befragung zu gesundheitsrelevanten Themen unterzogen. Vgl. zu den Ergebnissen des Surveys in Bezug auf die Arzneimittelanwendung *Melchert/Görsch/Hoffmeister*, Nichtstationäre Arzneimittelanwendungen.
[105] *Knopf/ Melchert*, Das Gesundheitswesen 61 (1999), Sonderheft 2, S. 151 (152).
[106] Vgl. *SVRKAiG* JG 1992, Tz. 122.

setzlichen Krankenversicherung (auch) mit dem Ziel der Ausgabensenkung im Rahmen der Arzneimittelversorgung u.a. am 15.02.2002 das Arzneimittelausgabenbegrenzungsgesetz (AABG) mit Wirkung zum 23.02.2002 (BGBl. I, S. 684) und am 14.11.2003 das Gesundheitsmodernisierungsgesetz (GMG) (BGBl. I, S. 2190) beschlossen. Die darin enthaltenen Regelungen sehen bedeutende Veränderungen im Rahmen der vertragsärztlichen Arzneimittelversorgung vor. Das AABG enthält u.a. die sog. „Aut-idem-Regelung". Aut idem (lat.) bedeutet „oder das gleiche" und meint den Austausch eines durch den Arzt verordneten Arzneimittels durch den Apotheker.[107] Das GMG hat Teile diese Regelung aus Vereinfachungsgründen modifiziert.[108]

2.3.2 Die Arzneimitteltherapie in den einzelnen Behandlungssituationen

Um ein besseres Verständnis der sich im Zusammenhang mit der Aufklärungspflicht des Arztes im Rahmen von Arzneimitteltherapien ergebenen Problemlagen gewinnen zu können, bedarf es einer Verdeutlichung des Rechtstatsächlichen, also einer differenzierten Betrachtungsweise der Arzneimitteltherapie in den jeweiligen Behandlungssituationen.

Der Patient sucht in der Regel einen Arzt auf, wenn er glaubt, an einer Krankheit zu leiden, d.h. wenn er Krankheitssymptome an sich feststellt. Die Aufgabe des Arztes besteht dann in der medizinischen Behandlung des Patienten, also in einer „Behandlung mit Mitteln und Methoden der medizinischen Wissenschaft zu Heilzwecken".[109] Der weit zu verstehende Behandlungsbegriff lässt sich nach dem Ablauf der medizinischen Behandlungssituation unterteilen in Diagnostik, Indikation, Therapie und Nachsorge.[110] Das angestrebte Ziel einer Behandlung ist es, die bestehende Grunderkrankung zu beheben, zu lindern oder unter Kontrolle zu halten.[111] Die Ausrichtung des therapeutischen Konzepts kann sich dabei je nach Grunderkrankung unterscheiden, andererseits ist aber auch das Krankheitsstadium ein erheblicher Einflussfaktor. Unter den Begriff der medizinischen Behandlung fallen also neben kausalen Therapien, die das Ziel haben, die Krankheitsursache zu beseitigen[112] auch Behandlungen mit dem Ziel einer Erhaltung der Lebensqualität durch die Kontrolle klinischer Symptome oder

---

[107] Der Austauschvorgang wird als Substitution bezeichnet.

[108] Vgl. *Orlowski/Wasem*, Gesundheitsreform 2004, S. 122. Vgl. zu den Auswirkungen von aut idem auf die ärztliche Aufklärungspflicht 5.6.

[109] *Brüggemeier,* Deliktsrecht, Rn. 638.

[110] Vgl. *Brüggemeier*, Deliktsrecht, Rn. 644; *Hart*, Arzneimitteltherapie und ärztliche Verantwortung, S. 86; *Francke/Hart*, Charta der Patientenrechte, S. 34.

[111] Vgl. *Matthies*, Schiedsinstanzen im Bereich der Arzthaftung, S. 94; *Laufs/Uhlenbruck*, Handbuch des Arztes, § 52 Rn. 1.

[112] Vgl. *Spitzweg/Gölke*, Der Internist 2002, 219 (220,222) mit dem Beispiel einer chirurgischen Exzision bei solitären Tumoren.

Therapien mit dem Ziel einer Verlängerung der Lebenserwartung bspw. durch Kontrolle eines Tumorwachstums.[113]

2.3.2.1 Ambulante Behandlung

2.3.2.1.1 Ärztespektrum

Im ambulanten Bereich wird die Arzneimitteltherapie führend bei den Allgemeinmedizinern und den Internisten eingesetzt, wobei der größte Verordnungsanteil auf die Allgemeinmediziner fällt. [114] Im Jahre 2002 stellten Allgemeinmediziner 761,4 Millionen Verordnungen aus, dies entspricht einem Verordnungsanteil von 54,1 % und einem Umsatzanteil von 48,8 % am Gesamtmarkt.[115] Internisten nehmen mit 137,7 Millionen Verordnungen (18,0 % Verordnungsanteil) den zweiten Rang ein.[116] Insgesamt stellen diese beiden Arztgruppen somit ca. 7 von 10 Verordnungen am Gesamtmarkt aus. Nun ist die absolute Zahl der Hausärzte und Internisten im Vergleich zu der Anzahl der Ärzte in den anderen Facharztgruppen sehr hoch, sie stellen die meisten Ärzte. Dies erklärt aber nur zu einem Teil die Höhe des Verordnungsanteils der beiden Arztgruppen, da auch die Verordnungsfrequenz der Hausärzte und Internisten besonders hoch ist. So hat ein Allgemeinmediziner im Jahre 2002 im Durchschnitt 9.305 Arzneimittelverpackungen im Rahmen der vertragsärztlichen Versorgung verordnet, während der Mittelwert bei 5.880 Verordnungen pro Vertragsarzt angesiedelt ist.[117] Diese Zahlen belegen, dass die Arzneimitteltherapie dort das Praxisgeschehen bestimmt. So gaben 71,3 % der Befragten im Rahmen des WidO-GKV-Monitors 2002 an, dass sie während ihres Arztbesuches von ihrem Arzt ein Rezept für ein Arzneimittel erhalten hätten.[118]

Bei allen anderen Fachärzten ist die Arzneimitteltherapie eher von untergeordneter Bedeutung[119], weswegen in diesem Rahmen ein besonderes Augenmerk auf die Therapiepraxis des Hausarztes und die gegenseitigen

---

[113] Vgl. insgesamt zur Therapie neuroendokriner Tumore des gastropankreatischen Systems *Spitzweg/Gölke*, Der Internist 2002, 219.

[114] *Nink/Schröder*, Arzneiverordnungen nach Arztgruppen, S. 972; *Hart*, Arzneimitteltherapie und ärztliche Verantwortung, S. 1; *Köster*, Die Haftung des Arztes für das Verschreiben von Medikamenten, S. 55; *Madea*, Rechtliche Aspekte der Arzneimittelbehandlung, S. 28; *Madea/Staak*, FS Steffen, S. 303 (304).

[115] *Nink/Schröder*, Arzneiverordnungen nach Arztgruppen, S. 972 (973).

[116] *Nink/Schröder*, Arzneiverordnungen nach Arztgruppen, S. 972 (973).

[117] *Nink/Schröder*, Arzneiverordnungen nach Arztgruppen, S. 972 (973f.).

[118] *Zok*, Was erwarten die Versicherten von der Gesundheitsreform, S. 12.

[119] Eine Ausnahme stellt der Kinderarzt dar. Auch dort ist die Verordnungsfrequenz sehr hoch, der Umsatz je Arzt fällt allerdings deutlich niedriger aus als bei den Hausärzten und Internisten. Im Vergleich der verordneten Arzneimittel erklärt sich dieses Phänomen damit, dass in der kinderärztlichen Praxis vor allem akute Krankheitsbilder auftauchen, die bei den

auf die Therapiepraxis des Hausarztes und die gegenseitigen Erwartungshaltungen von Patient und Allgemeinmediziner an das Arzneimittel gerichtet werden soll.

2.3.2.1.2 Patienten- und Ärzteerwartungen

Ausgelöst durch diametrale Erwartungen an das Arzneimittel stehen Patienten der Arzneimitteltherapie zur medizinischen Behandlung von Krankheiten zum Teil unsicher gegenüber.[120]

Patienten gehen häufig mit der Erwartungshaltung in die Praxis eines Allgemeinarztes, ein Medikament verordnet zu bekommen, auch wenn sich die Krankheit wie bei einem grippalen Infekt meist ohne Therapie oder wie bei einigen Formen der Hypertonie durch eine Umstellung der Lebensweise des Patienten beheben ließe.[121] Aus Sicht des Patienten, der durch den zunehmenden Fortschritt in der Pharmakologie und den damit zusammenhängenden Erfolgen von Medikamenten in der praktischen Anwendung sowie der entsprechenden allgemeinen technischen Entwicklung, durch ein Vertrauen in die Wissenschaft geprägt ist, verspricht die Einnahme eines Medikaments bei gesundheitlichen Störungen auch geringfügiger Art einen effektiven, einfacheren und schnelleren Weg zum Heilungserfolg. Ausdruck dieser sozialen Entwicklung ist ein stetiges, überproportionales Ansteigen des Arzneimittelverbrauches seit den 60er Jahren.[122]

Zunehmend wird indes auch die Medizin von einem postmodernen Wertewandel vom 'Pflicht- und Arbeitsmenschen' zu den Optionen für Selbstverwirklichung und Lebensgenuss erfasst: „Der arztorientierte und medizineingebundene Patient wird zum Klienten, zum Kunden mit dem Willen zur Selbstbestimmung und dem Streben nach Selbstgenuss."[123] Diese Einstellung birgt eine kritischere Hal-

---

Kindern mit kleineren Arzneimittelpackungen und niedrig dosierteren Präparaten behandelt werden können, vgl. *Nink/Schröder*, Arzneiverordnungen nach Arztgruppen, S. 972 (974).

[120] Vgl. *Hart*, Arzneimitteltherapie und ärztliche Verantwortung, S. 40 ff.

[121] *Bergmann*, Die Haftung des Arztes als Anwender, S. 105 (115). Vgl. auch eine Studie von *Cranz/Zalewshi*, Deutsche Apothekerzeitung 126 (1986), 469, wonach in 63,8 % der Fälle Patienten in der hausärztlichen Versorgung den Wunsch nach Verordnung eines Arzneimittels haben. Nach einer anderen Untersuchung haben 41,2 % die Verordnung eines Arzneimittels von vornherein erwartet, *Zok*, Was erwarten die Versicherten von der Gesundheitsreform, S. 12.

[122] Vgl. den Bericht des federführenden Bundestagsausschusses für Jugend, Familie und Gesundheit zum AMG 1976, BtDrs. 7/5091, abgedruckt in: *Sander/Epp*, AMG Einführung AII, der schon im Jahre 1976 darauf hinweist, dass seit 1961 der Arzneimittelverbrauch um rund 400 % angestiegen ist.

[123] *Baier*, Der Werte- und Strukturwandel im Gesundheitswesen, S. 41.

tung zum technischen Fortschritt und damit eine gewisse Skepsis gegenüber der Anwendung von Arzneimitteln mit sich.[124] Im Vordergrund der daraus entstandenen Gesundheitsbewegung, zu denen auch die Selbsthilfe und Laienmedizin mit Paramedizinen und die Naturheilkunde gehören, stehen dementsprechend ganzheitliche Lebenskonzepte.[125] Derartige Bedenken mögen auch im Zusammenhang mit der in den letzten Jahrzehnten konzedierten Erkenntnis stehen, dass das medizinische Wissen und der medizinische Fortschritt begrenzt sind. Ein Großteil des medizinischen Fortschritts betrifft heutzutage nur noch die Diagnostik. Erkrankungen können mit Hilfe diagnostischer Verfahren, die pathologische Veränderungen des menschlichen Organismus aufdecken, bestimmten Krankheiten zugeordnet werden. Dies bedeutet aber nicht zugleich, dass sowohl die Entstehungsgeschichte als auch die konkreten Krankheitsursachen für jede Krankheit geklärt sind. Auch ist häufig keine vielversprechende Therapie zur Hand. Nur 20 % aller heute bekannten Krankheiten sind kausal zu behandeln, 80 % dagegen allein symptomatisch.[126] Zudem macht das verstärkte Auftreten chronischer Erkrankungen mit ihren speziellen Anforderungen an die ärztliche Behandlungsstrategie die Entwicklung neuer Modelle der medizinischen Behandlung, aber auch der Arzt-Patient-Interaktion und Kommunikation erforderlich.[127] Schließlich veränderte auch das Auftreten bzw. Bekanntwerden schwerer Arzneimittelnebenwirkungen das öffentliche Bewusstsein. In den letzten Jahrzehnten kam es immer wieder zu Arzneimittelzwischenfällen mit der Folge, dass die betroffenen Arzneimittel vom Markt genommen wurden.[128] Der breiten Öffentlichkeit in Deutschland zeigten sich die zum Teil sehr schwerwiegenden Risiken von Arzneimitteltherapien durch die Contergan-Katastrophe[129] und durch die Ereignisse um HIV-verseuchtes Blut und Blutprodukte.[130]

---

[124] Vgl. auch *Rummel*, Geleitwort zu Dölle/Mülller-Oerlinghausen/Schwabe, Grundlagen der Arzneimitteltherapie: „Arzneimittel sind ins Gerede gekommen."

[125] *Brüggemeier*, Deliktsrecht, Rn. 620; vgl. auch *Dölle/Mülller-Oerlinghausen/Schwabe*, Vorwort zu Dölle/Müller-Oerlinghausen/Schwabe, Grundlagen der Arzneimitteltherapie und *Laufs*, NJW 1999, 1758.

[126] *Hurrelmann/Leppin*, Moderne Gesundheitskommunikation, S. 9 (12).

[127] Vgl. hierzu insbesondere 3.1.

[128] Z.B. mit Nomifensin (Antidepressivum), Isoxicam, Metamizol. Vgl. hierzu die Ausführungen von *Wille/Schönhöfer*, Der Internist 2002, S. 469 (473 ff.); *Besch*, Produkthaftung für fehlerhafte Arzneimittel, S. 25; *Hohgräwe*, Implementation der Arzneimittelsicherheitspolitik, S. 248 ff.

[129] Vgl. hierzu *Besch*, Produkthaftung für fehlerhafte Arzneimittel, S. 26, 114 ff.; *Lang*, Die Packungsbeilage als Haftungstatbestand für pharmazeutische Industrie, Ärzte und Apotheker, S. 1 ff.

[130] Vgl. hierzu insbesondere *Hart*, Rechtsgutachten, Bt.-Drs. 12/8591, S. 510 ff.; *ders.*, MedR 1995, 61; *Gehring*, Haftpflicht- und Haftpflichtversicherungsrechtliche Fragen bei HIV-Infektionen (AIDS).

Daraus entwickeln sich Patientenerwartungen an eine verbesserte Arzt-Patient-Beziehung, die ihm auf der Grundlage einer veränderten Kommunikation mehr Therapiesicherheit durch Beratung, Information und Aufklärung bietet und ihn gleichzeitig auch an eine realistische Einschätzung der Arzneimitteltherapie heranführt.

Auf der anderen Behandlungsseite hat der „Griff zum Rezeptblock" für den Arzt einen gewissen Reiz, da er hierdurch nicht nur die an ihn gerichteten Erwartungen seiner Patienten erfüllt. Für ihn bedeutet die Arzneimitteltherapie eine Rationalisierung seiner Behandlungsmöglichkeiten im Sinne einer praxiszeitsparenden Therapie. Dieser Vorteil des Arzneimitteleinsatzes würde durch intensive Information wieder zunichte gemacht werden.

2.3.2.1.3 Therapiepraxis

2.3.2.1.3.1 Häufig wiederkehrende Krankheitsbilder

Ein erheblicher Anteil der Tätigkeit von Hausärzten besteht in der Behandlung häufig wiederkehrender Krankheiten, die alle Patienten mehr oder weniger teils aus eigener oder der Erfahrung von Menschen aus seiner unmittelbaren Umgebung bekannt sind, z.B. jahreszeitlich bedingte Krankheiten wie Erkältungen, Sonnenbrände u.a. Deshalb ist eine Arzneimitteltherapie in der hausärztlichen Praxis ebenfalls häufig auf stets wiederkehrende Krankheitsbilder ausgerichtet.[131]

2.3.2.1.3.2 Hoher Kommunikationsbedarf

Im Rahmen der ambulanten Arzneimitteltherapie besteht grundsätzlich ein hoher Kommunikationsbedarf zwischen Arzt und Patient, da der Patient verstärkt in die Therapiedurchführung eingebunden ist.

Grundvoraussetzung für die Wirksamkeit und Sicherheit einer Arzneimitteltherapie ist die Herstellung von Patientenmitwirkung - Compliance.[132] Compliance in der Arzneimitteltherapie ist das Ausmaß, in dem das Verhalten des Patienten bezüglich der Einnahme seiner Medikamente mit dem medizinischen Rat übereinstimmt.[133] Der Patient erhält das verschreibungspflichtige Arzneimittel, indem er das vom Arzt ausgestellte Rezept in der Apotheke gegen eine Arzneimit-

---

[131] Vgl. die Arzneiverordnungen in definierten Tagesdosen je Allgemeinmediziner im Jahre 2002 nach Indikationsgruppen, in *Nink/Schröder*, Arzneiverordnungen nach Arztgruppen, S. 972 (977 f.)

[132] Vgl. ausführlich und differenzierter zur Zielrichtung von Compliance 4.3.2.1.

[133] *Haynes /Taylor/Sackett*, Compliance Handbuch, S.12.

telverpackung einlöst. Die Arzneimitteleinnahme bzw. der medikamentös beein-flusste Heilungsprozess vollzieht sich im folgenden weitgehend unkontrolliert, d.h. nicht innerhalb der Praxis des Arztes, sondern im Privatbereich des Patien-ten, weswegen der Arzt nur eingeschränkt auf den Patienten Einfluss nehmen kann.[134] Ihm stehen kaum akute Einwirkungsmöglichkeiten zur Seite, damit der Patient das verordnete Arzneimittel überhaupt, für die angestrebte Dauer und in der verordneten Dosierung einnimmt. Auch ist eine Kontrolle, ob der Patient daneben noch weitere Arzneimittel anwendet oder bspw. Alkohol oder Drogen konsumiert, nicht zu gewährleisten.[135] Schließlich kann der Eintritt von Neben-wirkungen vom Arzt allein ohne Mithilfe des Patienten kaum festgestellt wer-den. Dies hat auf Patientenseite zur Folge, dass der Patient während einer Arz-neimitteltherapie engagierter mitwirken muss als bei anderen Therapieformen. Deren Erfolg hängt verstärkt von seiner Leistung, Eigenverantwortlichkeit und seiner Verständigung bzw. Zusammenarbeit mit dem Arzt ab.[136] Untersuchun-gen zufolge wenden ca. 50 % aller Patienten die verschriebenen Medikamente überhaupt nicht[137] oder nicht vorschriftsmäßig[138] an.[139] Es wird von der Faustre-gel ausgegangen, dass ein Drittel der Patienten Arzneimittel adäquat einnimmt, ein weiteres Drittel unzuverlässig ist und das letzte Drittel mehr oder weniger zuverlässig Medikamente einnimmt.[140] Form der Compliance bzw. Non-Compliance kann zum einen die primäre Non-Compliance sein – das Nichtein-lösen eines Rezeptes in der Apotheke nach ärztlicher Verschreibung.[141] Aber auch die sekundäre Non-Compliance –das Abweichen von der verordneten The-rapie nach Einlösen eines Rezeptes[142] ist relevant.[143] Die Compliance-Forschung

---

[134] *Kuhnert*, Die vertragliche Aufklärungspflicht des Arztes, S. 98; *Köster*, Die Haftung des Arztes für das Verschreiben von Medikamenten, S.24; *Bergmann*, Die Haftung des Arztes als Anwender, S. 105 (115).

[135] *Bergmann*, Die Haftung des Arztes als Anwender, S. 105 (115).

[136] *Heuer/Heuer/Lennecke*, Compliance in der Arzneimitteltherapie, S. V.

[137] Schon Hippokrates beklagte sich darüber, dass seine Patienten die verordneten Medika-mente nicht einnahmen: „... der Arzt soll sich immer der Tatsache bewusst sein, dass Patien-ten lügen, wenn sie behaupten, dass sie eine bestimmte Medizin eingenommen haben." Zitiert nach *Haynes /Taylor/Sackett*, Compliance Handbuch S 14.

[138] Vgl. hierzu bereits den Apotheker Heinrich Zeise d. J. (1822-1914): Der menschliche Kör-per ist unendlich widerstandsfähig, weiß ich doch, dass ein Bauer sich mit der Medizin, die ihm zum innerlichen Gebrauch verordnet worden war, einrieb, und die zum Einreiben verord-nete Salbe verschluckte, sich am nächsten Tage zum größten Erstaunen des Arztes für voll-kommen hergestellt erklärte. Zitiert nach *Heuer/Heuer/Lennecke*: Compliance in der Arznei-therapie, S. 1.

[139] Vgl. *Heuer/Heuer/Lennecke*: Compliance in der Arzneitherapie, S. 2.

[140] *Heuer/Heuer/Lennecke*: Compliance in der Arzneitherapie, S. 41; *Meichenbaum./Turk*, Therapiemotivation des Patienten, S. 16.

[141] *Bodem*, Pharm. Ztg. 139 (1994), 4493.

[142] durch: Unterlassung, Dosierungsfehler (Unter- oder Überdosierung), Frequenzfehler (z.B. anstatt 4X nur 2X tägliche Anwendung), nicht erlaubte längere Pausen, Applikationsfehler,

sieht die Hauptursache für eine Abweichung von der verordneten Therapie in einer mangelnden Information des Patienten durch den Arzt oder Apotheker z.B. über Sinn, Art, Dauer und sonstige Besonderheiten der Therapie.[144] Aber auch hohe Zuzahlungen, die Verträglichkeit des Arzneimittels, die Verunsicherung über mögliche Nebenwirkungen, Art und Schwere aufgetretener Nebenwirkungen, fehlende Wirkung oder fehlender Leidensdruck sind Ursachen der Non-Compliance.[145]

Dabei besteht in der Therapiepraxis generell und unabhängig vom Arzneimitteleinsatz ein hohes Informationsbedürfnis seitens des Patienten. So hat die Akademie für Technikfolgenabschätzung in Baden-Württemberg in einer Studie herausgearbeitet, dass der Wunsch nach umfassender und verständlicher Information von 93 % der befragten Patienten als „sehr wichtig" eingestuft wird.[146] Die medizinsoziologische Forschung geht davon aus, dass Patienten umfassende Informationen wünschen, um u.a. bestehende Unsicherheiten zu verringern, die Zukunft planen zu können, und eine gewisse Beruhigung zu erfahren.[147] Dieser Wunsch ist auch im Rahmen einer Arzneimitteltherapie ähnlich relevant, wobei Patienten gerade in hohem Maße über die Art und den Zeitpunkt der Einnahme, über mögliche Nebenwirkungen und über Wechselwirkungen informiert werden wollen.[148] Dieses Aufklärungsbedürfnis des Patienten steht in einem Missverhältnis zu dem tatsächlichen Informations- und Aufklärungsverhalten der Ärzte. Sogar nach eigener Einschätzung nehmen nur 30 % der Ärzte den Wunsch des Patienten nach Information adäquat wahr.[149] Die tatsächlichen Informationen, die der Patient im Rahmen einer ambulanten Arzneimitteltherapie von seinem Arzt erhält, sind in einer kleinen Studie von Parrot[150] mit 12 Interaktionen untersucht worden. Danach wird den Patienten nur in der Hälfte der Fälle der Name des Arzneimittels mitgeteilt. Dabei wurden weder die Vorteile der gewählten Medikation noch andere, alternativ in Frage kommende Behandlungen aufgezeigt. Lediglich ein Drittel der Ärzte klärte die Patienten explizit darüber auf,

---

Anwendung zur falschen Zeit, Anwendung gegen die falsche Krankheit (inkl. Nichtbeachtung von Kontraindikationen, Inkompatibilität oder Wechselwirkungen mit anderen Medikamenten)

[143] *Heuer/Heuer/Lennecke*, Compliance in der Arzneitherapie, S.10.

[144] *Heuer/Heuer/Lennecke*, Compliance in der Arzneitherapie, S. 6.

[145] *Heuer/Heuer/Lennecke*, Compliance in der Arzneitherapie, S. 81.

[146] *Dierks et. al.,* Patientensouveränität, S.123.

[147] *Siegrist*, Medizinische Soziologie, S. 249; *Baumann/Kimmel/Pfeiffer*, Zur Analyse anästhesiologischer Aufklärungsgespräche, S. 43 (44). Vgl. auch *Vollmann/Helmchen*, DMW 1997, 870, die darauf hinweisen, dass dieses Aufklärungsbedürfnis allerdings in einem Missverhältnis zu dem artikulierten Wunsch nach Aufklärung steht.

[148] *Oksaar*, DÄBl. 1992, C 1987 (1988).

[149] *Dierks et. al.* , Patientensouveränität, S.124.

[150] *Parrot,* (1994), Health Communication, 6, S. 267.

wie das Medikament einzunehmen sei, wobei nur zwei von ihnen über die Dauer der Behandlung sprachen. Auch erwähnten nur wenige Ärzte die möglichen Nebenwirkungen. Dabei war der größte Teil dieser Information implizit und nicht explizit. Wechselwirkungen mit anderen Arzneimitteln wurden nicht dargestellt, zwei erwähnten das Problem einer möglichen Medikamentenabhängigkeit. Insgesamt verlangten weder die Patienten, dass die Anweisungen wiederholt wurden noch führten die Ärzte diese von selbst durch.

Diese Umstände bedeuten für den Arzt, dass er jedwede Information und Instruktion, die der Patient für eine wirksame und sichere Arzneimitteltherapie benötigt, meist nur im Rahmen seiner Verordnungstätigkeit vermitteln kann. Dabei eröffnen die diametralen Erwartungshaltungen der Patienten und der Zeitdruck des Arztes keine optimalen Bedingungen für eine angemessene Kommunikation. Hinzu tritt eine außerhalb der Arzt-Patient-Beziehung bestehende Informationsmöglichkeit über das Arzneimittel, die Packungsbeilage, welche auf den ersten Blick für den Arzt und dessen kommunikative Aufgaben bzgl. der Informationen über das Arzneimittel einzuspringen scheint.[151]

2.3.2.2 Stationäre Behandlung

Im stationären Rahmen wird die Arzneimitteltherapie sowohl primär als Erstbehandlung als auch sekundär als Begleit- oder Folgebehandlung eingesetzt.[152] Häufig leiten die Krankenhausärzte die Therapie im Krankenhaus selbst ein, während die niedergelassenen Ärzte diese langfristig ambulant weiterführen.

Bei den Patienten besteht auch im Krankenhaus ein erhebliches Informationsdefizit hinsichtlich der dort verabreichten Arzneimittel.[153] Häufig wird dem Patienten das Arzneimittel von dem Personal ausgeteilt, ohne ihn über den Namen des Präparats oder die unerwünschten Nebenwirkungen in Kenntnis zu setzen.[154] Es erfolgt lediglich die Information, wann es einzunehmen sei. Aus organisatorischen Gründen kann die Packungsbeilage den Patienten im Krankenhaus oft gar nicht erst zur Verfügung gestellt werden.[155] So weisen in den Bremer Krankenhäusern die Krankenhausapotheken das Personal an, die Packungsbeilage immer

---

[151] Vgl. hierzu ausführlich 5.5.

[152] *Hart*, Arzneimitteltherapie und ärztliche Verantwortung, S. 1.

[153] *Erdwien*, Arzt-Patient-Kommunikation im Krankenhaus; Vgl. allgemein auch *Siegrist*, Medizinische Soziologie, S. 251 ff. zu den Kommunikationsbedingungen zwischen Arzt und Patient im Krankenhaus während der ärztlichen Visite.

[154] *Erdwien*, Arzt-Patient-Kommunikation im Krankenhaus.

[155] *Gaisbauer*, JBl. 1991, 756 (760).

in der angebrochenen (Groß-)Verpackung zusammen mit den restlichen Arzneimitteln zu belassen. [156]

---

[156] Nach einer Information eines Arztes auf der internistischen Station eines Bremer Krankenhauses.

3 Tatsächliche Grundlagen der Aufklärung: Kommunikation und Information – Aufgabe des Arztes und des Gesundheitswesens gegenüber dem Patienten

Das ärztliche Handeln wird von alters her durch den ärztlichen Heilauftrag[157] bestimmt, welcher sich dem „Wohlergehen des Kranken" [158] als oberstem Gebot verpflichtet. Die Ausgestaltung der ärztlichen Tätigkeit, die neben kurativen auch präventive Therapieziele, neben technischen auch kommunikative Behandlungselemente umfasst, soll diesem Ziel dienen.[159] Aufgrund der die letzten beiden Jahrhunderte prägenden Ausrichtung der Medizin an naturwissenschaftliche Konzepte nahm dabei das technisch-instrumentelle Handeln[160] an Bedeutung zu und stand im Vordergrund der medizinischen Behandlung.[161] Kommunikationskompetenzen waren dagegen von eher untergeordneter Bedeutung. Lüth prägte in diesem Zusammenhang den Begriff von der „stummen Medizin".[162]

Auch wenn die Erwartungshaltungen an die Art und den Inhalt von Kommunikation nicht immer einheitlich sind, hat sich in der Medizin zunehmend die Erkenntnis entwickelt, dass Kommunikation nicht nur ein „Beiprodukt ärztlichen Handelns" ist, sondern als zweites Hauptelement der ärztlichen Tätigkeit neben der technisch-instrumentellen Seite eine eigenständige und wesentliche Bedeutung entfaltet. [163]

Empirische Ergebnisse in der medizinischen und gesundheitswissenschaftlichen Forschung weisen auf die Bedeutung von Kommunikation für die medizinische Behandlung hin.[164] Eine gelungene Arzt-Patient-Kommunikation wird als Vor-

---

[157] Zur Herkunft und Legitimation des ärztlichen Heilauftrages vgl. *Buchborn*, MedR 1984, 126.

[158] „Salus aegroti suprema lex"; vgl. hierzu *Eisner*, Die Aufklärungspflicht des Arztes, S. 17 f.; *Laufs*, Arztrecht, S. 3.

[159] Zum Begriff der medizinischen Behandlung als „Behandlung mit Mitteln und Methoden der medizinischen Wissenschaft zu Heilzwecken" *Brüggemeier*, Deliktsrecht, Rn. 638.

[160] Vgl. zum Begriff des technisch-instrumentellen Handelns, welches im Ablauf am Einsatz technischer Geräte oder Apparaturen orientiert und von diesem Einsatz wesentlich bestimmt wird, *Siegrist*, Medizinische Soziologie, S. 239 ff.

[161] *Von Uexküll/ Wesieck*, Theorie der Humanmedizin, S. 452 sprechen von der „Vorherrschaft eines biotechnischen Medizinmodells"; *Huber/Hungeling*, Bürgerorientierung des Gesundheitswesens, medizinisch-ärztlicher Gutachtenteil, S. 103 (105) nennen das vorherrschende Bild vom Patienten in der Medizin das „Maschinenbild des Menschen".

[162] *Lüth*, Sprechende und stumme Medizin.

[163] *Bohlken*, Ärztliche Kommunikation, S. 108.

[164] *Bohlken*, Ärztliche Kommunikation, S. 108 (109); *Francke/Hart*, Ärztliche Verantwortung und Patienteninformation, S. 10f.

aussetzung für die Aufnahme und Verarbeitung von Informationen, die Zufriedenheit von Patienten[165], die Annahme und Verarbeitung ihrer Krankheitssituation[166], die Befolgung ärztlicher Anordnungen von Patienten und ihrer Behandlungstreue[167] sowie die Anregung von Patienten zur Unterstützung des Selbstmanagements[168] gesehen. Diese spezifischen Aspekte von Kommunikation wirken sich auf den Behandlungsverlauf und seinen –erfolg im Sinne einer subjektiven und objektiven Befindlichkeitsverbesserung des Patienten aus. Gesundheitliche Kriterien, die beeinflusst werden, sind neben der emotionalen Gesundheit das Auslösen von Symptomen, die Funktionsfähigkeit, physiologische Indikatoren und Schmerzkontrolle.[169]

Neben solche Begründungsaspekte von Kommunikation treten Überlegungen, die mehr Respekt vor der Autonomie des Patienten verlangen. Der Begriff des „Wohlergehens des Kranken" soll danach auch dessen Autonomie umfassen.[170] Diese Forderung nach Mündigkeit, Individualität und Subjektstellung wird als neues Ziel einer Medizin angesehen, das sowohl dem Individuum als auch seiner Umwelt gerecht werden will.[171] In diesem Zusammenhang fördert und sichert die kommunikative Vermittlung von Gesundheitsinformationen die Selbständigkeit und die Selbstbestimmtheit des Patienten in seinen Handlungen und Entscheidungen in einer Krisensituation, d.h. trotz Krankheit. Der Patient soll in seiner konkreten Lebenssituation unter Wahrung eines höchstmöglichen Maßes an Lebensqualität selbstbestimmt unter Berücksichtigung seiner Wünsche, Ziele und Wertvorstellungen Entscheidungen über die Ausgestaltung der Therapie und von Versorgungskonzepten treffen.[172]

---

[165] *Francke*, Ärztliche Berufsfreiheit und Patientenrechte, S. 36; *Hart*, medgen 2003, 60 (62); *Bohlken*, Ärztliche Kommunikation, S. 108 (109) stellt als Kommunikationsfaktoren, die die Patientenzufriedenheit erhöhen, das Interesse, welches der Arzt dem Patienten im Gespräch entgegenbringt, die Freundlichkeit und Einfühlsamkeit des Arztes während des Gesprächs und eine ausreichende Aufklärung des Patienten durch den Arzt heraus.

[166] *Siegrist*, Medizinische Soziologie, S. 230.

[167] *Bohlken*, Ärztliche Kommunikation, S. 108 (109); *Francke*, Ärztliche Berufsfreiheit und Patientenrechte, S. 36; *Heuer/Heuer/Lennecke*, Compliance in der Arzneimitteltherapie, S. 64 ff.; *Linden*, Compliance, S. 324 (327); *Siegrist*, Medizinische Soziologie, S. 230.

[168] *Müller-Mundt*, Patientenedukation zur Unterstützung des Selbstmanagements, S. 94.

[169] *Thompson*, Beziehung zwischen Patienten und professionellen Dienstleistern, S. 73 (85).

[170] *Von Uexküll/Wesiack*, Theorie der Humanmedizin, S. 456. Vgl. auch *Trojan*, Der Patient im Versorgungsgeschehen, S. 321 (323), der aufzeigt, dass sich die Autonomie des Patienten in dessen Wünschen nach Partnerschaft, als Mensch behandelt, als Experten für seinen eigenen Körper akzeptiert und ernst genommen zu werden, widerspiegelt.

[171] *Huber/Hungeling*, Bürgerorientierung des Gesundheitswesens, medizinisch-ärztlicher Gutachtenteil,, S. 103 (116); *Von Uexküll/ Wesieck*, Theorie der Humanmedizin, S. 456.

[172] *Müller-Mundt*, Patientenedukation zur Unterstützung des Selbstmanagements, S. 94 (96).

Ein Grund für die schwache Ausprägung von Kommunikation in der ärztlichen Beziehung zwischen Arzt und Patient ist deren Überlegenheits-/Unterlegenheitsverhältnis, die Dominanz des Arztes aufgrund seines übermächtigen Wissens, seiner Kompetenz und seiner Stellung im Versorgungssystem. Diese Struktur des Arzt-Patient-Verhältnisses lässt sich nicht aufheben, sondern nur über eine partnerschaftliche Kommunikation modifizieren. Vor allen Dingen hat die Health Communication Forschung einen Beitrag dazu geleistet, diesen Zusammenhang nicht nur als These zu formulieren, sondern auch wissenschaftlich aufzubereiten.[173] In der Literatur mehren sich zudem die Stimmen, die über die direkte personale Beziehungsebene zwischen Arzt und Patient eine Mitgestaltung des Patienten auf Systemebene fordern, da die fehlende Mitgestaltung auf gesamtstaatlicher und Verbändeebene durch Patienten auch als Grund für die Schwäche ihrer Position auf der Mikroebene des Versorgungsalltags gesehen wird.[174]

Folge dieses Erkenntniswandels ist die sozialwissenschaftliche, medizinische, rechtliche und gesellschaftspolitische Forderung, Patienten vor dem Hintergrund einer Nutzensteigerung verstärkt in die Arbeit im Rahmen der Arzt-Patient-Beziehung einzubinden und in das Gesundheitswesen zu integrieren, um die Autonomie des Patienten zu stärken und dessen Eigenkompetenz zu fördern sowie das Gesundheitssystem zu demokratisieren.[175]

---

[173] Auf dem sozialwissenschaftlichem Forschungsfeld der Gesundheitskommunikation (Health Communication) als Teilgebiet der Gesundheitswissenschaften (Public-Health) wird Gesundheitskommunikation als Teil einer modernen Gesundheitspolitik verstanden, die sich verschiedener Medien und Strategien bedient, um gesundheitsfördernde Verhaltensweisen in der Bevölkerung zu initiieren und zu unterstützen. Dahinter steckt der Gedanke, dass im deutschen Gesundheitswesen Kommunikations- und Informationsdefizite vorhanden sind, deren Überwindung einen Beitrag zur Gesundheitsförderung darstellt. Vgl. zum Ganzen *Hurrelmann/Leppin*, Moderne Gesundheitskommunikation, S. 9. Um die einzelnen Fragestellungen und Themengebiete der Health Communication Forschung zu systematisieren, wird in der Health Communication Wissenschaft häufig ein sogenanntes Vier-Ebenen-Modell der Kommunikation verwendet., in dem zwischen den Ebenen der intrapersonalen Kommunikation, der interpersonalen Kommunikation, der Organisationskommunikation und der Massenkommunikation unterschieden wird; vgl. *Signitzer*, Ansätze und Forschungsfelder der Health Communication, S. 22 (28 ff).

[174] *SVRKAiG* JG 2003, Tz. 219.

[175] Vgl. den *SVRKAiG* 2003, Tz. 279, der formuliert: „Der informierte Patient wird bislang unzureichend als eine wichtige Kraft zur Lösung von Problemen im Gesundheitswesen erkannt."

3.1 Arzt-Patient-Beziehung im Wandel – Über Kommunikation und Information zur Entscheidungspartnerschaft

Die direkte, personale Arzt-Patient-Beziehung bildet den grundlegende Rahmen, in dem Gesundheitskommunikationsprozesse stattfinden und ist exemplarisch für das Gesundheitssystem. Sie ist „weit mehr als eine juristische Vertragsbeziehung"[176]. Das juristische Konzept der Arzt-Patient-Beziehung als einem Vertragsverhältnis mit einem definierbaren Leistungsumfang kann nicht annähernd die besonderen Umstände dieses Beziehung, deren „Intensivität und Komplexität"[177] einfangen.

3.1.1 Asymmetrische Ausrichtung der Arzt-Patient-Beziehung

Die Arzt-Patient-Beziehung ist von den strukturellen Rahmenbedingungen her hierarchisch angelegt und in etwa vergleichbar mit anderen Expert-Klient-Verhältnissen auf dem Dienstleistungssektor.[178] Besonderes Kennzeichen solcher Beziehungen ist deren asymmetrische Ausrichtung. Während der Experte hohe professionelle, spezialisierte Kompetenzen aufweist, ist der Klient auf dessen Fähigkeiten und Fertigkeiten angewiesen. Der Klient muss daher seine Interessen und Wünsche in die Hand des kompetenteren Experten legen, der sein Vertrauenswalter wird.[179] Auch und gerade in der Arzt-Patient-Beziehung besteht aufgrund unterschiedlicher sozialer Rollen von Arzt und Patient[180] eine

---

[176] BVerfGE 52, 131 (169 f.)

[177] *Katzenmeier*, Arzthaftung, S. 5 in Anlehnung an *Wiegand*, Der Arztvertrag, S. 81 (82), der formuliert: „Es gibt (...) wohl nur ein Rechtsverhältnis, das im Hinblick auf die Intensität der menschlichen Beziehungen und in seiner Komplexität dem Arzt-Patient-Verhältnis vergleichbar ist, nämlich die Ehe."

[178] Solche Beziehungen existieren hauptsächlich im Bereich der klassischen freie Berufe wie dem Beruf des Rechtsanwalts, Steuerberaters oder Arztes, vgl. *Francke/Hart*, Ärztliche Verantwortung und Patienteninformation, S. 7. Vgl. zu dem Begriffsverständnis des freien Berufes, *Pitschas*, Recht der freien Berufe, S. 121

[179] *Francke/Hart*, Ärztliche Verantwortung und Patienteninformation, S. 7.

[180] Die heutige Sichtweise der Arzt- und der Krankenrolle ist stark beeinflusst durch die Beschreibung der Arzt- und Kranken- bzw. Patientenrolle durch Talcott Parsons. Nach der struktur-funktionalistischen Systemtheorie Parsons ist die Arztrolle als „berufliche Rolle" durch die Merkmale der fachlichen Kompetenz, der affektiven Neutralität , der funktionalen Spezialität, der universalen Hilfsbereitschaft und durch Altruismus gekennzeichnet. Bei der Patientenrolle geht es zusammengefasst um zwei zentrale Rechte, die dem Patienten zustehen und um zwei Pflichten: (1) Der Kranke kann für sich in Anspruch nehmen, dass er für seinen Zustand keine Verantwortung trägt, da für Parsons das Phänomen Krankheit etwas ist, was außerhalb der Macht des einzelnen liegt und die Krankheit dementsprechend durch einen Heilungsprozess überwunden wird, der außerhalb der Motivation des Patienten liegt. (2) Der Patient wird deshalb für eine bestimmte Zeit von seinen Rollenverpflichtungen befreit, die ihm die arbeitsteilig organisierte Gesellschaft zugewiesen hat. (3) Da Krankheit aber im

solche Asymmetrie.[181] Nach *Siegrist*[182] führen folgende Punkte in der sozialen Situation der Arzt-Patient-Beziehung zu deren asymmetrischer Ausrichtung und damit zu einem Abhängigkeitsgefälle: (a) Expertenmacht: Der Arzt hat aufgrund seiner beruflichen Sozialisation fachliche Kompetenzen erworben, die ihn dazu befähigen sollen, seine Patienten effizient, sachkundig und professionell zu behandeln.[183] Seine erworbenen Informations- und Handlungsmöglichkeiten verleihen ihm Expertenmacht und führen zu einem Wissensvorsprung gegenüber seinem Patienten.[184] (b) Definitions- und Steuerungsmacht: Der Arzt besitzt eine gesellschaftlich und rechtlich[185] relevante Definitions- bzw. Entscheidungsmacht in Bezug auf Krankheit, Kranksein und Krankenbehandlung. (c) Der Arzt und sein Patient sind in unterschiedlichem Maße und in unterschiedlicher Form in das Behandlungsgeschehen eingebunden: Die Krankheit des Patienten nimmt der Arzt aus seiner beruflichen Situation heraus als sein alltägliches Geschäft wahr. Dort stehen die medizinisch fassbaren Merkmale im Zentrum seiner durch

---

Grunde unerwünscht ist, ist dieses Verhalten allerdings nur dann tolerabel, wenn sich der Patient im Gegenzug dazu verpflichtet, alles zu tun, um diesen Zustand schnellstmöglich zu beenden. (4) Hierzu hat er kompetente Hilfe in Anspruch zu nehmen und sich kooperativ zu verhalten. Vgl. *Parsons*, Struktur, S. 10 (14 ff.);. Kritisch dazu: *Heim*, Arzt und Patient, S. 98 (101 f.), der darauf hinweist, dass der Betrachtung eine idealtypische Begrifflichkeit zugrunde liegt, da sie sich an den Wertbegriffen und normativen Vorstellungen der nordamerikanischen Mittelschicht orientiere und andere Denkvorstellungen nicht aufgreife. An anderer Stelle wurde der Einwand erhoben, dass Parsons zwar seinen eigenen Diabetes erwähne, um anschaulich zu machen, dass er in der Krankenrolle einen gesellschaftlichen Ort sehe, wo Akutkranke jeweils gesunden können, so dass für sie wie andere wiederum die gesellschaftliche Chancengleichheit gelte, und chronisch Kranke zumindest eine eigene Teilnahme am Alltag erreichen können, diese Rollenvorstellung von Patienten aber nicht ausreichend das vermehrte Auftreten chronischer Krankheiten und die sich daraus ergebenden veränderten Anforderungen an die medizinische Tätigkeit berücksichtige. Vgl. *Gerhardt*, Gesellschaft und Gesundheit, S. 62. Insbesondere berücksichtige diese Rollenvorstellung von Patienten keine Präventionsgesichtspunkte. Sie beinhalte keine normativen Verhaltenserwartungen an noch Gesunde, sich gesundheitsadäquat zu verhalten und Risikofaktoren zu minimieren: „Während dem Erkrankten die Krankenrolle mit der ihr innewohnenden normativen Verhaltenserwartung zur Wiederherstellung der Gesundheit zugeschrieben wird, fehlen entsprechende Sanktionsmöglichkeiten für denjenigen, der als gesund gilt, zugleich aber die allgemeine Wertorientierung Gesundheit durch Risikopraktiken unterläuft." *Beier/Horn/Kraft-Krumm*: Gesundheitsverhalten und Krankheitsgewinn, S. 63.

[181] *Bohlken*, Ärztliche Kommunikation, S. 108 (111); *Francke*, Ärztliche Berufsfreiheit und Patientenrechte, S. 41; *Gahl*, Beziehung zwischen Arzt und Patient, S. 23; *Katzenmeier*, Arzthaftung, S.9; *Siegrist*, Medizinische Soziologie, S. 225.

[182] *Siegrist*, Medizinische Soziologie, S. 225.

[183] *Heim*, Arzt und Patient, S. 98 (99).

[184] *Siegrist*, Medizinische Soziologie, S. 225 ff.

[185] Für das Recht der gesetzlichen Krankenversicherung ergibt sich diese Entscheidungsmacht aus dem ärztlichen Behandlungsmonopol nach §§ 15 I, 28 I SGB V, vgl. *Francke*, Ärztliche Berufsfreiheit und Patientenrechte, S. 41.

Routine gedämpften Aufmerksamkeit. [186] Die Krankheit ist für den Patienten dagegen, wenn nicht gar eine persönliche Katastrophe, so doch immer ein plötzliches, einschneidendes, eindrückliches und einmaliges Erlebnis in seiner Biographie, auf das er sich nicht vorbereiten kann und dass seine bisherige Lebensweise beeinflussen und verändern kann. [187]

3.1.2 Verringerung der Asymmetrie durch Kommunikation

Die hierarchische Struktur des Arzt-Patient-Verhältnisses kann prinzipiell nicht aufgelöst werden, entscheidend ist, wie ein solches Verhältnis in sich gestaltet wird. Die persönlichen Einstellungen des Arztes zur Gestaltung einer Therapie und das Maß an ergänzenden kommunikativen Fähigkeiten können die Asymmetrie verstärken oder zumindest graduell abmildern.

Eine Besonderheit, die das Arzt-Patient-Verhältnis von anderen Expert-Klient-Verhältnissen der klassischen freien Berufe unterscheidet und zu einer gewissen Intensivierung führt, besteht darin, dass der Patient der Person des Arztes hochrangige personale Rechtsgüter in Form seines Lebens und seiner Gesundheit anvertraut. Eingriffe des Arztes können mit Veränderungen in die Existenz des Patienten verbunden sein, es geht plakativ gesprochen um „Leben und Tod". [188] Der Patient ist dementsprechend verstärkt auf seinen behandelnden Arzt angewiesen, was für ihn häufig mit einem Gefühl des Ausgesetztseins verbunden ist. In dieser Beziehung ähnelt es eher einem Lehrer-Schüler-Verhältnis. Das Lehrer-Schüler-Verhältnis ist zwar insofern nicht mit dem Arzt-Patient-Verhältnis vergleichbar, als dass Schule eine „Zwangsveranstaltung"[189] ist. Das ändert indes nichts an der Vergleichbarkeit der asymmetrischen Verhältnisse. Der Schüler ist auch und gerade im Rahmen des Lehrer-Schüler-Verhältnisses in besonderen Maße auf den Lehrer angewiesen. Der Erziehungswissenschaftler Bönsch sieht das Lehrer-Schüler-Verhältnis durch „ein (scheinbar) selbstverständliches Überlegenheits-Unterlegenheitsverhältnis" gekennzeichnet. Auf der einen Seite stehe der mit den „Merkmalen einer personalen und funktionalen Autorität" ausgestattete Lehrer und auf der anderen Seite der Schüler mit seinem recht vorläufigen Wissen, der „mit einem Status minor" Behaftete. Der personale Faktor,

---

[186] *Bohlken*, Ärztliche Kommunikation, S. 108 (111).

[187] *Bohlken*, Ärztliche Kommunikation, S. 108 (111).

[188] *Kampits*, Das dialogische Prinzip in der Arzt-Patient-Beziehung, Kapitel II.

[189] Der Schüler begibt sich nicht autonom, sondern aufgrund seiner Schulpflicht, die ihn zur Teilnahme am schulischen Unterricht verpflichtet, in das Lehrer-Schüler-Verhältnis als einem öffentlich-rechtlichem Rechtsverhältnis. Vgl. zum Verständnis des Schulbereichs als öffentlich-rechtlichem Rechtsverhältnis im Vergleich zum überholten „besonderen Gewaltverhältnis" nur BVerfGE 34, 165; 41, 251; 58, 257. Dagegen nimmt der Patient eine Dienstleistung des Arztes in Anspruch, er begibt sich autonom in ein (auch) Vertragsverhältnis mit einem Vertreter eines freien Berufes.

so Bönsch, habe hier eine zentrale Bedeutung. Er könne letztlich alle Faktoren relativieren.[190] In der Praxis bedeutet das: Der Lehrer, der sich als Unterrichtsbeamter aufführt, frontal unterrichtet, Aufgaben stellt, diese abfragt und nach statistischem Durchschnitt bewertet, wird weder das Vertrauen seiner Schüler gewinnen, noch deren Fähigkeiten entwickeln können. Er wird hingegen zum akzeptierten Pädagogen, wenn er seine Schüler zur Mitarbeit motiviert, ihr Umfeld in seine Maßnahmen einbezieht, sie fordert aber auch fördert. In der Erziehungswissenschaft wird diese Einschätzung weitgehend geteilt.

Die verschiedenen Gestaltungsmodelle in der Arzt-Patient-Beziehung weisen Parallelitäten zu den Möglichkeiten der Gestaltung des Lehrer-Schüler-Verhältnisses auf. In der Medizinsoziologie werden Modelle der Arzt-Patient-Beziehung beschrieben, die als gemeinsames Kennzeichen das Ziel einer effektiven Krankenbehandlung haben. Unterschiede bestehen in der Frage nach dem quantitativem Verhältnis von Kommunikation und ihrer Bedeutung für die medizinische Behandlung. Hier lässt sich ein Paradigmenwechsel vom sogenannten „benevolenten Parternalismus" zur Entscheidungspartnerschaft, von einer verstärkten zu einer abgeschwächten Asymmetrie, von einem geringen zu einem hohen Maß an Kommunikation, vom Monolog zum Dialog erkennen.

3.1.3 Gestaltungsmodelle der Arzt-Patient-Beziehung

3.1.3.1 Benevolenter Paternalismus

Im medizinischen Alltag war bis in die zweite Hälfte des 20. Jahrhunderts ein paternalistisches Beziehungsverständnis vorherrschend. Es ist das älteste Konzept und geht auf das Modell des Hippokrates zurück, welches den Arzt als guten, autoritätsvollen Entscheidungsträger sah, der die volle Verantwortung für das Befinden seines Patienten trägt.[191] Nach dem Rollenverständnis des sogenannten benevolenten Paternalismus besitzt der Arzt durch seinen Wissensvorsprung die Kompetenz, besser als jeder andere das Interesse des Patienten beurteilen zu können.[192] Hieraus ergibt sich seine überragende Rolle im Behandlungsverlauf: Der Arzt als Gesundheits- bzw. Krankheitsexperte hat die „ausschließliche Entscheidungsmacht über Indikation und Intervention"[193], er stellt auf der Grundlage seines diagnostizierten Befundes einen Therapieplan auf und

[190] *Bönsch*, Das Lehrer/in-Schüler/in-Verhältnis, S. 885.
[191] *Katzenmeier*, Arzthaftung, S. 58; Hippokrates gab den Ratschlag, „dem Kranken das meiste zu verbergen und ihm nichts von dem zu sagen, was kommen wird und ihn bedroht," zit. nach *Schmidt*, Der Arzt im Strafrecht, S. 98 f.
[192] *SVRKAiG* JG 1992, Tz. 359. Im Amerikanischen wird ein solcher Paternalismus gelegentlich mit der Formulierung „father knows best" umschrieben, vgl. *Geisler*, Arzt-Patient-Beziehung im Wandel, S. 216 (217).
[193] *Dierks/Schwartz*, Patienten, Versicherte, Bürger, S. 314 (317).

legt damit einseitig den Behandlungsverlauf fest. Der Patient als Nachfrager der Gesundheitsleistung ist dagegen abhängig von der fachlichen Beurteilung des Arztes und hat sich „zu dem aus der Sicht des Helfers (Anm.: des Arztes) richtigen Entschluss"[194] geleiten zu lassen, ohne immer über die Hintergründe informiert zu sein.[195] Dieses Modell ist zum Teil auch heute noch anzutreffen.[196] Es hat zum Ziel, den Behandlungserfolg durch einen Eingriff in die Handlungsfreiheit zu sichern, wobei es sich zu seiner Rechtfertigung auf das Gute für einen anderen, auf das Wohl, die Bedürfnisse, Interessen oder Werte des anderen beruft.[197] Prägnant formuliert Pinkard den benevolenten Paternalismus als „Eingriff in die Freiheit der Person, der durch einen Appell an das Wohl der betreffenden Person gerechtfertigt wird."[198] Nützlich ist in diesem Kontext, aufgefordertem vom unaufgefordertem Paternalismus zu unterscheiden.[199] Wenn Patienten keine primär eigenverantwortliche Beteiligung anstreben, so ist Paternalismus ein Weg, deren Wünschen und Erwartungen zu entsprechen.[200] Der Patienten belädt dann den Arzt und entlädt sich selbst von der Verantwortung für seine Gesundheit.

3.1.3.2 Der Patient als Partner im medizinischen Behandlungsprozess

Seit den 70er Jahren des vergangenen Jahrhunderts änderte sich im Zuge des gesellschaftlichen Wandels zur modernen Gesellschaft das Medizinverständnis, was auf der Mikroebene Folgen für die Arzt-Patient-Beziehung nach sich zieht.[201] Moderne Gesellschaften zeichnen sich durch die Attribute Individualisierung, Selbständigkeit, Handlungsfreiheit und Mitbestimmung aus.[202] Diese Attribute sind auch für den kranken Menschen bedeutsam.[203] Der Patient tritt im Rahmen der direkten und personalen Interaktion selbstbewusster gegenüber seinem Arzt auf, verlangt sowohl ein stärkeres Mitspracherecht als auch eine aktivere Mitarbeit beim Bewältigen der Krankheit.[204] Neue Konzepte der Arzt-Patient-Beziehung entwickeln sich, deren Gemeinsamkeit das Hervorheben von Gleichberechtigung beider Seiten im medizinischen Behandlungsprozess ist. Es wird ein partizipatives Muster, ein partnerschaftliches Konzept angestrebt. Der

---

[194] *Francke*, Ärztliche Berufsfreiheit und Patientenrechte, S. 38.

[195] *Hurrelmann/Leppin*, Moderne Gesundheitskommunikation, S. 9 (12).

[196] *Hurrelmann*, Gesundheitssoziologie, S. 128.

[197] *Dierks/Schwartz*, Patienten, Versicherte, Bürger, S. 314 (317).

[198] Zitiert nach *Kampits*, Das dialogische Prinzip, Kapitel I .

[199] *Dierks/Schwartz*, Patienten, Versicherte, Bürger, S. 314 (317).

[200] *Dierks/Schwartz*, Patienten, Versicherte, Bürger, S. 314 (317).

[201] Vgl. zur Entwicklung *Baier*, Der Werte- und Strukturwandel im Gesundheitswesen, S. 41; *Geisler*, Arzt-Patient-Beziehung im Wandel, S. 216.

[202] *SVRKAiG* JG 2003, S. 222.

[203] *SVRKAiG* JG 2003, Tz. 280.

[204] *Kuhnert*, Die vertragliche Aufklärungspflicht des Arztes, S. 3; *SVRKAiG* 2003, Tz.280.

Patient soll zu einem Partner des Arztes werden. In der Literatur wird von dem Ziel gesprochen, ein „therapeutisches Arbeitsbündnis"[205] zwischen Arzt und Patient, eine „Behandlungs- und Entscheidungspartnerschaft"[206] zu schaffen. Diese Modelle sollen die angesprochene Asymmetrie zwischen Arzt und Patient verringern, indem der Patient auf die gleiche Stufe wie der Arzt gehoben wird, um so eine partnerschaftliche Entscheidungsfindung, ein „shared decision making" zu ermöglichen.[207] Der Patient soll hierdurch zum einen in seiner Therapietreue im Sinne der sorgfältigen Berücksichtigung der Anordnungen und Anweisungen des Arztes, die sich auf die Medikamentierung und das krankheitsverträgliche Verhalten beziehen, gestärkt werden und zum anderen Kompetenzen zur Selbststeuerung des Verhaltens beim Umgang mit der eigenen Krankheit erhalten.[208] Als theoretische Basis dieser Behandlungs- und Entscheidungspartnerschaft dient das „Empowerment-Konzept". Wörtlich übersetzt bedeutet „empowerment" „Bemächtigung". Es wird für viele Bereiche genutzt und meint Entwicklungsprozesse in der Dimension der Zeit, in deren Verlauf Menschen die Kraft gewinnen, der sie bedürfen, um ein nach eigenen Maßstäben 'besseres Leben' zu leben.[209] Neben der Beschreibung von Emanzipationsprozessen auf der Systemebene ist „empowerment" auch ein Handlungskonzept, das die (Wieder)-aneignung von Selbstgestaltungsprozessen anregt, unterstützt und fördert.[210] In der Medizin geht das Konzept davon aus, dass der Patient Beteiligungs- und Bewältigungskompetenzen besitzt, aber Hilfe und Unterstützung benötigt, um diese Kompetenzen tatsächlich entfalten zu können.[211] Die Betonung in der Ausrichtung des Arzt-Patient-Verhältnisses liegt auf einer Stärkung der eigenen Bewältigungsfähigkeiten. Der Inhalt der letztendlichen Ausrichtung der Behandlung steht dabei nicht von vornherein fest, sondern wird erst unter Beachtung spezifischer subjektiver Gegebenheiten im Interaktionsprozess zwischen Arzt und Patient bestimmt.[212] Entsprechend verändern sich im medizinischen Alltagsgeschehen die Anforderungen an den Arzt und an den Patienten. Der Arzt soll als medizinischer Fachmann den Rahmen dieses Verhältnisses vorgeben, innerhalb dessen der Patient mit Hilfe seines Arztes eine Entscheidung trifft.[213] Er muss sein Handeln als Beratung und Unterstützung des Patienten betrach-

---

[205] *Katzenmeier*, Arzthaftung, S. 57 ff.; *Lamprecht*, Das Arbeitsbündnis zwischen Arzt und Patient, S. 100 ff; *Siegrist*, Der Wandel der Medizin, S. 54 (64 ff).

[206] *Francke/Hart*, Ärztliche Verantwortung und Patienteninformation, S. 9.

[207] *Dierks et al.*, Patientensouveränität, S. 12; *Hart*, medgen 2003, 60 (62); *Katzenmeier*, Arzthaftung, S. 59.

[208] *Hurrelmann/Leppin*, Moderne Gesundheitskommunikation, S. 9 (12); *SVRKAiG* JG 2003, Tz. 280.

[209] *Herriger*, Empowerment in der sozialen Arbeit, S. 11.

[210] *Herriger*, Empowerment in der sozialen Arbeit , S. 17.

[211] *SVRKAiG* JG 2003, Tz. 217.

[212] *Francke*, Ärztliche Berufsfreiheit und Patientenrechte, S. 38.

[213] *SVRKAiG* JG 1992, Tz.. 363.

ten[214] und dem Patienten die Möglichkeit geben, dessen persönliche Werte und Präferenzen in den Prozess der Entscheidungsfindung einfließen zu lassen.[215] Dabei hat die ganze Person und nicht die einzelne Funktion des Patienten im Vordergrund zu stehen. Für den Patienten bedeutet dieses Konzept, dass er sich zu einem aufgeklärten und mündigen Patienten entwickeln muss, der bereit ist, die vermeintliche Geborgenheit der vertrauensvoll geschehenslassenden Patientenrolle zu verlassen, das Recht der freien Selbstentscheidung in freier Verantwortung auszuüben und damit Mitverantwortung zu übernehmen.[216] Kommunikation ist ein entscheidender Faktor zum Erfolg dieses Konzepts. Im Rahmen des ärztlichen Gesprächs als Grundlage des Arzt-Patient-Verhältnisses müssen hierzu neue Kommunikationsmodelle entwickelt werden.

3.1.4 Neue Formen der Kommunikation im Arzt-Patient-Gespräch

Kommunikation wird als Prozess der Informationsübertragung zwischen Kommunikationssender und -empfänger verstanden. [217] Sie besteht aus verbalen und nonverbalen Elementen wie Ton, Lautstärke etc.[218] und hat mehrere Dimensionen: „Jede Kommunikation hat einen Inhalts- und einen Beziehungsaspekt."[219] Intendiert wird die Verständigung zwischen Menschen in sozialen Situationen und gesellschaftlichen Institutionen mit im weitesten Sinne sprachlichen Mitteln.

Die derzeitige Forschungslage ist sehr unübersichtlich. Es gibt kaum eine wissenschaftliche Disziplin, in der Kommunikation keine Rolle spielt. Somit gibt es auch kein theoretisches Konzept, das sich auf jedwedes Problem verlässlich anwenden ließe. Für die Probleme der Kommunikation im Arzt-Patient-Verhältnis bedeutet dies, praxisnahe Ansätze zu entwickeln, die auf das dargestellte Ziel eines therapeutischen Arbeitsbündnisses hinwirken. Sie muss einerseits auf der Sachebene geführt werden, darf aber andererseits die Beziehungsebene nicht vernachlässigen. Wie das ärztliche Gespräch geführt werden muss, um diesen Anforderungen gerecht zu werden, ist verschiedentlich untersucht worden und soll im folgenden dargestellt werden.

---

[214]*Hurrelmann/Leppin*, Moderne Gesundheitskommunikation, S.9 (12 f.). *SVRKAiG* JG 2003, Tz. 280. Vgl. zu den verschiedenen Beratungsansätzen, die sich zum einen am Prinzip der Kompetenzerhaltung und zum anderen an Möglichkeiten der erfolgreichen Anpassung an Verlustsituationen und schließlich an Prinzipien des Unterstützungsmanagements für komplexe Problemlagen orientieren, *SVRKAiG* JG 2003, Tz. 283 ff.

[215] *Dierks/Schwartz*, Patienten, Versicherte, Bürger – die Nutzer des Gesundheitssystems, S.314 (318).

[216] *SVRKAiG* JG 1992, Tz. 363.

[217] *Schuller/Heim/Halusa*, Medizinsoziologie, S. 196.

[218] *Buser/Kaul-Hecker*, Medizinische Psychologie, Medizinische Soziologie, S. 178.

[219] *Schulz v. Thun*, Miteinander Reden, S. 13.

3.1.4.1 Aspekte der Arzt-Patient-Kommunikation

Die Arzt-Patient-Kommunikation ist ein komplexer Prozess. In der medizinsoziologischen Literatur werden als wesentliche Aspekte der Arzt-Patient-Kommunikation, die auf das Konzept einer Entscheidungspartnerschaft ausgerichtet ist, die krankheitsbezogene und subjektbezogene Informationssammlung, die Mitteilung von Informationen über die Krankheit und ihre Behandlung sowie die Beratung angesehen.[220]

Als Grundvoraussetzung hat der Arzt zunächst die individuelle Ausgangssituation des Patienten zu ermitteln, indem er Informationen über die vorhandenen Kompetenzen und Einschränkungen der Gesundheit sammelt, den individuellen Informationsstand des Patienten ermittelt, den objektiven Gesundheitszustand und das subjektive Gesundheitsverhalten analysiert sowie Informationen über zu nutzende persönliche Fähigkeiten und soziale Ressourcen sammelt.[221] Ohne eine derart gestaltete Analyse würde das weitere Arzt-Patient-Gespräch in Form der Informationsvermittlung und Beratung in enormen Umfang an Qualität verlieren.[222] Um diese krankheitsbezogenen und die subjektive Sichtweise des Patienten berücksichtigenden Informationen sammeln zu können, wird die nichtdirektive Gesprächsführung empfohlen, in der der Patient in seinen Mitteilungen gegenüber dem Arzt nicht in eine bestimmte Richtung gedrängt wird, sondern sich entfalten kann.[223] Nach der Analyse der individuellen Ausgangssituation hat der Arzt die gewonnene Datenlage umzusetzen und den Patienten sachgerecht und verständlich zu allen Aspekten der Krankheit und ihrer Bewältigung und des Lebens mit der Krankheit zu informieren.[224] Als besonders relevante Informationen, die der Patient benötigt, um Entscheidungen bzgl. des eigenen Verhaltens treffen zu können, werden in der medizinsoziologischen Literatur alle Arten gesundheitlicher Risiken herausgestellt.[225] Gemeint sind zum einen Verhaltensweisen des Patienten im Rahmen einer Behandlung, die riskant für die eigene Gesundheit sind. Zum anderen sollen Informationen über bekannte Risiken weitergegeben werden, die mit der anstehenden Behandlung verbunden sind.[226] Gesundheitsinformationen sind indes zu komplex, als dass der Patient sie sich allein erschließen könnten. Ohne kommunikative Anteile würde dem Patienten bei jedweden Entscheidungen, die im Zusammenhang mit seiner Gesundheit stehen – angefangen bei den Untersuchungsmöglichkeiten bis hin zur

---

[220] *Schmidt*, Psychologische Aspekte, S. 103 (107).

[221] *SVRKAiG* JG 2003, Tz. 282.

[222] *SVRKAiG* JG 2003, Tz. 282.

[223] *Schmidt*, Psychologische Aspekte, S. 103 (107).

[224] *SVRKAiG* JG 2003, Tz. 275.

[225] *Hurrelmann/Leppin*, Moderne Gesundheitskommunikation, S.9 (13).

[226] *Hurrelmann/Leppin*, Moderne Gesundheitskommunikation, S. 9 (13).

Wahl einer Behandlungsmöglichkeit bzw. deren Form - die alleinige Last einer Ja- oder Nein- Entscheidung aufgebürdet werden, ohne dass gesichert wäre, dass dieser die hierzu übermittelten Informationen verstehen und verarbeiten kann. Erst durch eine kommunikative Vermittlung der Informationen kann der Patient zu einer differenzierten Entscheidungsfindung hingeführt werden. Der Arzt muss die Bedingungen für eine effektive Kommunikation schaffen. Dies kann er durch eine Gesprächsführung erreichen, die mit den Stichworten positive Wertschätzung, Echtheit und Empathie gekennzeichnet ist.[227] Allein, eine effektive Kommunikation hängt nicht nur von dem kommunikativen Verhalten des Arztes ab. Daneben sind die allgemeine Artikulationsfähigkeit des Patienten und sein Gesundheitszustand sowie die äußeren Rahmenbedingungen der Gesprächssituation von nicht zu unterschätzender Bedeutung. Insbesondere stellt der Zeitfaktor ein elementares Qualitätsmerkmal dar. So wird zunehmend beklagt, dass die Ärzte gegenüber ihren Patienten zu wenig Zeit zum Gespräch aufbringen, was dazu führen kann, dass latente Informationsbedürfnisse von Patientenseite nicht artikuliert, geäußerte Fragen von dem Arzt nicht ausreichend berücksichtigt werden und die Verständlichkeit der Aufklärung insgesamt sinkt.[228]

3.1.4.2 Vermeidbare Kommunikationsstörungen und -defizite

In dem medizinischen Alltag herrschen Kommunikationsdefizite, die sich zu einem großen Teil im Rahmen der unzureichenden Patienteninformation bewegen.[229] Kommunikationsstörungen entstehen häufig, wenn Sinngebung des Senders und Sinnentschlüsselung des Empfängers nicht übereinstimmen. Haben Sender und Empfänger unterschiedliche Bezugssysteme und eine unterschiedliche Sprache, so sind Fehler bei der Informationsvermittlung ein häufiges Phänomen.[230] Ärzte als typische Vertreter der Mittelschicht drücken sich in elaborierten Sprachcodes aus, d.h. sie verwenden komplexere, vollständigere Sätze, verwenden alle Zeitformen, unterscheiden zwischen persönlichen und unpersönlichen Pronomina, gebrauchen häufiger Konjunktiv und Adverbien und verbalisieren ihre Handlungsabsichten.[231] Ein anderer Bildungsgrad des Patienten kann sprachliche Verständigungsschwierigkeiten und schwer zu überbrückende Missverständnisse hervorrufen. Oft wird Wissen vorausgesetzt, wo Nichtwissen vorhanden ist. Aber auch gleichrangige Bildungsgrade zwischen Arzt und Patient sind keine Gewähr für eine optimale Kommunikation. Ärzte erlernen in ihrer

---

[227] *Buser/Kaul-Hecker*, Medizinische Psychologie, Medizinische Soziologie, S. 243 ff.; *Lamprecht*, Das Arbeitsbündnis zwischen Arzt und Patient, S. 100 (105).

[228] *Siegrist*, Medizinische Soziologie, S. 249; *Vollmach/Helmchen*, DMW 1997, 870; *Oksaar*, DÄBl. 1995, A-3045 ff.

[229] Vgl. hierzu bereits 2.3.2.1.2.

[230] *Buser/Kaul-Hecker*, Medizinische Psychologie, Medizinische Soziologie, S. 181.

[231] *Siegrist*, Medizinische Soziologie, S. 105, 228.

Ausbildung eine medizinische Fachsprache, mit der sie sich untereinander und mit dem weiteren Fachpersonal verständigen. Diese Codes ermöglichen ihnen ein schnelles und fehlerfreies Verstehen untereinander.[232] Eine Überbetonung der Fachsprache auch gegenüber dem Patienten führt zu Nichtverständnis und wird von dem Patienten leicht als Überheblichkeit eingestuft. Ein wesentlicher Schritt zur Verbesserung der ärztlichen Kommunikationskompetenzen wird in der Integration von kommunikationswissenschaftlichem Grundwissen in der Aus-, Fort- und Weiterbildung gesehen.[233] Hier sind indes noch Defizite zu erkennen. Zwar wurden auch Fragen der ärztlichen Gesprächsführung in die Ausbildungsrichtlinien für Medizinstudenten aufgenommen. Es werden aber fast ausschließlich klinische Fakten, Laborwerte, nachprüfbare Funktionsausfälle und Therapiemethoden abgeprüft.[234]

3.2 Patientenorientierung in der Versorgung – Kompetenzsteigerung durch Information und Partizipation auf der Systemebene des Medizin- und Gesundheitswesens

Im vorangegangenen Abschnitt wurden Kommunikationsprozesse allein im Rahmen der individuellen Arzt-Patient-Beziehung unter rein medizinischen und unter Autonomiegesichtspunkten betrachtet. Es wurde dargelegt, dass die Forderung nach Autonomie in der Arzt-Patient–Beziehung einem gesellschaftlichen Wandel entsprach, der im Zuge der Demokratisierung die Individualität und Selbständigkeit des einzelnen betont, sich gegen ärztliche Bevormundung zur Wehr setzt und in der medizinischen Behandlung die Berücksichtigung der Bedürfnisse des Patienten fordert. Mit den wachsenden Autonomiebedürfnissen, die man auch auf die Ebene des Medizin- und Gesundheitswesens übertragen kann, korrespondiert die gesellschaftspolitische Forderung nach vermehrten Mitwirkungsmöglichkeiten des Patienten an Entscheidungen, einer „Bürgerbeteiligung" des Gesundheitswesens. „Bürgerbeteiligung" betrifft die Systemebene des Medizin- und Gesundheitssystems.[235] Es wird die Forderung aufgestellt, das Gesundheitswesen „zu demokratisieren"[236], indem es transparenter gemacht und „die Beteiligung von Patienten im Gesundheitswesen ausgebaut wird".[237] In der rechtspolitischen Literatur werden „kooperative, plurale Kommunikations-, Be-

---

[232] *Buser/Kaul-Hecker*, Medizinische Psychologie, Medizinische Soziologie, S. 181.

[233] Vgl. *Geisler*, Arzt-Patient-Beziehung im Wandel, S. 216; *Siegrist*, Medizinische Soziologie, S. 234.

[234] *Murrhardter Kreis*, Das Arztbild der Zukunft, S. 95 f.

[235] *Hart*, Einbeziehung des Patienten in das Gesundheitssystem, S. 333 (336).

[236] *SVRKAiG* 2003, Tz. 215 konstatiert, dass unser Gesundheitssystem nach seiner makro- und mikropolitischen Verfassung zu den noch eher ´vordemokratischen Bereichen` unserer Gesellschaft gehört.

[237] Patientenrechte in Deutschland, Präambel

wertungs- und Entscheidungsverfahren in rechtlich verfassten Institutionen des Gesundheits- und Medizinsystems" gefordert.[238] Nach der Art und der Intensität der Einbeziehung wird zwischen den Grundmodellen der Verfahrens-, Beratungs-, Mitentscheidungsbeteiligung unterschieden.[239]

Obwohl im individuellen Bereich Patientenrechte bereits relativ entwickelt sind,[240] wird in der Praxis eine Diskrepanz deutlich, die in erheblichen Kommunikationsstörungen zwischen Arzt und Patient ihren Ausdruck findet. Es fehlt an der unterstützenden Wirkung des einzelnen Patienten durch den Rückhalt einer rechtliche abgesicherten kollektiven Mitwirkung – einer Bürgerbeteiligung. Hieran wird deutlich, dass offensichtlich ein Normativitätsdefizit auf der Systemebene besteht: „Kollektive Rechte der Beteiligung von Bürgern auf der Ebene des Medizin- und Gesundheitssystems sind unterentwickelt."[241]

Auch wenn die entscheidenden Fragen über Mitwirkung oder Mitentscheidung, über Gremienstrukturen und Legitimation von Patientenvertretern noch offen sind, ist eine Beteiligung des Patienten für die Patientenseite notwendig. Die unerlässliche Kommunikation zwischen Arzt und Patient muss durch die Möglichkeit der Kommunikation auf Systemebene eine Aufwertung erfahren, die die Autonomie des Patienten vor Ort erheblich stärken würde: „Kollektive Patientenrechte leisten eine Unterstützung und funktionale Ergänzung der individuellen Schutzdimensionen."[242] Die Weiterentwicklung des Medizin- und Gesundheitswesens in diesem Sinne wäre ein Demokratisierungsprozess, der zu einer neuen, partnerschaftlicheren Form des Arzt-Patienten-Verhältnisses beitragen würde.

---

[238] *Hart*, Forum DKG 1999, 697 (702).

[239] *Francke/Hart*, Bürgerbeteiligung im Gesundheitswesen, S. 59 ff; *Hart/Francke*, Bundesgesundheitsblatt 2002, 13 (18); *Hart*, Einbeziehung des Patienten in das Gesundheitssystem, S. 333 (334 f.)

[240] Hierauf wird im folgenden im Rahmen der Aufklärungspflichten des Arztes näher eingegangen.

[241] *Francke/Hart*, Bürgerbeteiligung im Gesundheitswesen, S. 59 ff.

[242] *Francke*, Kollektive Patientenrechte, S. 4.

4 Standort und Systematik der Aufklärungspflichten im System des Arzthaftungsrechts

Nach dem Blick auf den medizinisch-pharmakologischen und -soziologischen sowie empirischen Hintergrund der vorliegenden Untersuchung soll im folgenden Abschnitt der Fokus stärker auf den rechtlichen Rahmen der Untersuchung gelenkt werden. Zu diesem Zweck werden die arzthaftungsrechtlichen Aufklärungspflichten rekonstruiert und systematisch entwickelt, wobei die Spezifika der Aufklärungspflichten des Arztes innerhalb der Arzneimitteltherapie noch ausgeklammert bleiben.

4.1 Arzthaftung als Berufshaftung

Im deutschen Recht fehlen ebenso wie in den meisten anderen europäischen Rechtsordnungen[243] spezialgesetzliche Vorschriften zur Regelung des zivilrechtlichen Arzthaftungsrechts. [244] Daher richtet sich die Haftung für ärztliches Fehlverhalten nach den allgemeinen vertraglichen und deliktischen Haftungsvorschriften.[245] In seiner heutigen Ausgestaltung ist das Arzthaftungsrecht durch die richterliche Spruchpraxis entwickelt worden.[246] Die Haftung des Arztes gegenüber seinem Patienten kann sich sowohl aus dem Arztvertrag[247] als auch aus

---

[243] Vgl. zur Arzthaftung und deren gesetzlichen Grundlagen in anderen europäischen Ländern *Fischer/Lilie*, Ärztliche Verantwortung im europäischen Rechtsvergleich.

[244] Es finden sich lediglich in Spezialbereichen gesetzliche Normierungen, vgl. § 3 I Kastrationsgesetz; § 40 I Nr. 2, § 41 Nr.5 AMG. Die Frage, ob man das Arzthaftungsrecht speziell regeln solle, ist ein rechtspolititisches Dauerthema und hat schon den 52. Deutschen Juristentag beschäftigt. Dort gab es Überlegungen, eine arzthaftungsrechtliche Gefährdungshaftung oder eine das Haftungsrecht zum Teil verdrängende Patientenversicherung einzuführen. Vgl. hierzu *Weyers*, Gutachten 52. DJT, A 1-A124; *Steffen*, Referat 52. DJT, I 8; *Weißauer*, Referat 52. DJT, I 29; *Deutsch*, NJW 1978, 1657. Außerdem wurde von Deutsch und Geiger erwogen, den medizinischen Behandlungsvertrag als eigenständigen Vertragstyp im BGB zu kodifizieren. Vgl. hierzu *Deutsch/Geiger*, Medizinischer Behandlungsvertrag, S. 1049 ff. Gegen eine selbständige Regelung des Arzthaftungsrechts sprechen sich dagegen aus: *Francke/Hart*, Bürgerorientierung des Gesundheitswesens - rechtswissenschaftlicher Gutachtenteil, S. 135 (162f.); *Katzenmeier*, Arzthaftung, 85 ff; *ders.* VersR 2002, 1066 (1071 f.).

[245] *Geiß/Greiner*, Arzthaftpflichtrecht, Einl., Rn. 1; *Katzenmeier*, Arzthaftung, S. 76; *RGRK/Nüßgens* § 823 Anh. II, Rn. 1; *Wendt*, Die ärztliche Dokumentation, S. 129.

[246] *Francke/ Hart*, Charta der Patientenrechte, S. 210; *Giesen*, Arzthaftungsrecht, Rn. 2; *Katzenmeier*, Arzthaftung, S. 77; *RGRK/Nüßgens* § 823 Anh. II Rn. 1.

[247] Der zwischen dem Patienten und dem Krankenhausträger oder dem niedergelassenen Arzt geschlossene Behandlungsvertrag ist nach überwiegender Ansicht in der Regel ein Dienstvertrag gemäß §§ 611 ff. BGB, vgl. BGHZ 63, 306 (309); 76, 249 (261); 97, 273 (277); OLG Köln VersR 1988, 1049; *MK/Mertens*, § 823, Rn. 348; *Palandt/Putzo*, Einführung vor § 611, Rn. 18; *RGRK/Nüßgens*, § 823 Anh. II, Rn. 11; *Francke/Hart*, Ärztliche Verantwortung und Patienteninformation, S.16; *Francke/Hart*, Bürgerorientierung des Gesundheitswesens -

dem Recht der unerlaubten Handlungen gemäß der §§ 823 ff. BGB ergeben. Nach den Grundsätzen der Anspruchskonkurrenz kommt der vertragliche Anspruch unabhängig und nebeneinander vom deliktischen Anspruch zur Anwendung.[248] Vor dem Schuldrechtsreformgesetz[249] und dem Schadensersatzrechtsänderungsgesetz[250] lag der absolute Schwerpunkt der zivilrechtlichen Arzthaftung im Deliktsrecht, da allein dort die Möglichkeit der Zuerkennung eines Schmerzensgeldes nach § 847 BGB a.F. bestand.[251] Aus diesem Grund ist das zivilrechtliche Arzthaftungsrecht bisher vordringlich vom Gedanken des Deliktsrechts geprägt, was in besonderem Maße in der höchstrichterlichen Rechtsprechungspraxis zum Ausdruck kommt, in der „die Verletzung von Vertragspflichten gleichsam nur als leeres Anhängsel ohne selbständige Bedeutung erscheint."[252] Insgesamt hat sich unabhängig von den einzelnen Anspruchsgrund-

---

rechtswissenschaftlicher Gutachtenteil, , S. 135 (146); *Katzenmeier*, Arzthaftung, S. 99 ff; *Kuhnert*, Die vertragliche Aufklärungspflicht des Arztes, S. 30.

[248] RGZ 85, 183 (184); *Deutsch*, FS Michaelis, S. 26 (32); *Deutsch/Geiger*, Medizinischer Behandlungsvertrag, S. 1049 (1060); *MK/Mertens*, vor §§ 823 – 853 Rn. 29 ; *Palandt/Sprau*, Einführung vor § 823, Rn.4; *Katzenmeier*, Arzthaftung, S.81; a.A. *Bolsinger*, Dogmatik der Arzthaftung, S. 88 f. Danach soll in der zivilrechtlichen Arzthaftung nur das Vertragsrecht anwendbar sein, da es sich hier um eine „exklusive Haftung des Arztes aus der vertraglichen Sonderverbindung wegen eines Abwicklungsfehlers" handele. Das Deliktsrecht finde hingegen keine Anwendung, da derjenige, der sich in sozialen Kontakt zu einem anderen begebe und diesen bestimmte Güter im Rahmen der Sonderverbindung zugänglich mache, sich des diesen Gütern innewohnenden deliktsrechtlichen Primärschutzes entäußere.

[249] Gesetz vom 26.11.2001, BGBl. I 3138, in Kraft getreten am 01.01.2002.

[250] Gesetz vom 19.07.2002, BGBl. 2002 I S. 2674, in Kraft getreten am 01.08.2002.

[251] Vgl. *Müller*, DRiZ 2000, 259 (260) ; *Weyers/Mirtsching*, JuS 1980, 317 (319); Patienten klagen häufig ausschließlich auf Ersatz des Nichtvermögensschadens in Fällen ärztlicher Fehlbehandlung, da die materiellen Schäden weitgehend durch verschiedene soziale und private Sicherungs- und Vorsorgesysteme wie die gesetzliche oder private Krankenversicherung abgesichert sind. Zwar haben die kollektiven Vorsorgeträger die Möglichkeit , aufgrund verschiedener Regressregelungen wie § 116 I SGB X für den Bereich der Sozialversicherung und § 67 I VVG für die Privatversicherung Rückgriff auf den Anspruchsgegner des Patienten zu nehmen, tatsächlich wird allerdings selten ein Regressprozess geführt, vielmehr werden häufig zwischen den Vorsorgeträgern und den hinter den Ärzten stehenden Haftpflichtversicherern Schadensteilungsabkommen geschlossen, um ihren Verwaltungsaufwand, der sich insbesondere aus Einzelfallabwicklungen ergibt, zu reduzieren. Vgl. hierzu *Brüggemeier*, Deliktsrecht, Rn. 624 ff; *Katzenmeier*, Arzthaftung, S. 202 ff., 208 ff.; *ders.* VersR 2002, 1066 (1074); *Wendt*, Die ärztliche Dokumentation, S.29 f.; *Weyers*, Gutachten 52. DJT, A 1 (A 41 ff.).

[252] *Wiethölter*, Arzt und Patient als Rechtsgenossen, S. 71 (101). In den Entscheidungsgründen werden bei stattgebenden Urteilen bezüglich materieller Schadensersatzansprüche zwar noch beide Haftungsordnungen genannt, sodann erfolgt aber in der Regel keine weitergehende Differenzierung. Auf Besonderheiten der vertraglichen Beziehung wird nicht eingegangen. Vgl. aus der Rechtsprechung nur BGH VersR1988, 1273; *Katzenmeier*, Arzthaftung, S. 84; *Staak/Uhlenbruck*, FS Schewe, S. 142 (144ff.). Vgl. zu den arzthaftungsrechtlichen Auswir-

lagen und ihrer Dogmatik ein System ärztlicher Berufshaftung als „Einstandspflicht des Arztes für den Standard seines Berufskreises"[253] entwickelt, in dem einzelne Berufspflichten ausdifferenziert wurden, die präventiv die Sicherheit der ärztlichen Dienstleistung, d.h. der ärztlichen Berufsausübung, sicherstellen[254] und reaktiv dem Patienten „Schadenslasten aus Qualitätsmängeln"[255] nehmen sollen. [256] Arzthaftung als „Berufshaftung" bedeutet indes nicht, dass sich die Haftung des Arztes direkt aus seiner beruflichen Stellung im Sinne einer eigenständigen Anspruchsgrundlage ergibt. Berufspflichten sind vielmehr ein Unterfall der Verkehrspflichten[257] und lassen sich als „Gefahrsteuerungsgebote" charakterisieren, welche in Form von Handlungs- und Unterlassungsgeboten risikoadäquates menschliches Verhalten zur Vermeidung von Rechts(gut)-verletzungen umschreiben.[258] Berufshaftung meint in diesem Rahmen „Haftung für professionelles Fehlverhalten".[259] Die Arzthaftung ist jedoch nur ein prominentes Beispiel für eine Gruppe bestimmter Dienstleistungsberufe, bei denen hohe Anforderungen an Fachleute gestellt werden, die eine besondere Sachkunde aufweisen. Es geht dort allgemein um Verhaltensstandards bei der Ausübung dieser Dienstleistungsberufe. Dabei sind berufsübergreifend einheitliche und gemeinsame Grundlinien zu erkennen. So hat der Spezialist bspw. den Sachver-

---

kungen der Neuregelung in Bezug auf die Aufklärungspflicht 4.6. Ob sich indes der Schwerpunkt des Arzthaftungsrechts nunmehr auf das Vertragsrecht verlagern wird, wie einige Autoren vermuten, vgl. *Deutsch* JZ 2002, 588 ff.; *Lippert*, GesR 2002, 41; *Spickhoff*, NJW 2002, 2530 (2532); *Wagner*, NJW 2002, 2049 bleibt zweifelhaft. Es steht zu vermuten, dass die höchstrichterliche Rechtsprechung ihre bisherigen Grundsätze auf das Vertragsrecht überträgt, d.h. die im Rahmen des Deliktsrechts entwickelte Dogmatik dem Vertragsrecht „überstülpt", so dass sich im Ergebnis aus den Gesetzesänderungen keine Folgen ergeben, vgl. die Andeutungen von der Vorsitzenden des für das Arzthaftungsrecht zuständigen VI. Zivilsenats des BGH, *Müller*, NJW 2003, 697 (698).

[253] *Katzenmeier*, Arzthaftung, S. 91.

[254] Vgl. zu den Präventions- und Steuerungsfunktionen des Haftungsrechts, *Brüggemeier*, Prinzipien des Haftungsrechts, S. 3 f.; *Hirte*, Berufshaftung, S. 313 ff.

[255] *Steffen/Dressler*, Arzthaftungsrecht, Rn. 128.

[256] *MK/Mertens*, § 823, Rn. 346; *RGRK/Nüßgens* § 823 Anh. II, Rn. 4; *Francke/Hart*, Ärztliche Verantwortung und Patienteninformation, S.16 f.; *Hart*, Arzneimitteltherapie und ärztliche Verantwortung, S. 67. Vgl. auch allgemein für die Haftung von Fachleuten *Damm*, JZ 1991, 373 (385): „Insgesamt ist mit Blick auf Judikatur wie Literatur der Eindruck wohl zutreffend, dass der Bereich der Experten-/Fachleutehaftung hinsichtlich der inhaltlichen Pflichtenstandards zunehmend Züge eines Sonderhaftungsrechts aufweist, und zwar grundsätzlich unabhängig davon, welche der teilweise heftig umstrittenen rechtsdogmatischen Grundlagen bevorzugt wird."

[257] *Ermann/Schiemann*, § 823, Rn. 126 f.; *Geigel/Schlegelmilch*, Der Haftpflichtprozess, 14. Kapitel Rn. 8.; *Katzenmeier*, Arzthaftung, S. 92; *Wendt*, Die ärztliche Dokumentation, S. 137.

[258] *V. Bar*, Verkehrspflichten, S. 113 ; *Katzenmeier*, Arzthaftung, S. 93; *Wendt*, Die ärztliche Dokumentation, S. 137.

[259] *Damm*, JZ 1991, 373.

halt vor Aufnahme der eigentlichen Tätigkeit zu klären und bei der Ausübung der Tätigkeit die anerkannten Regeln des Berufsstandes einzuhalten, ihn treffen Aufklärungs-, Belehrungs-, Hinweis-, Fortbildungs- und Nachsorgepflichten.[260] Danach sind die einzuhaltenden ärztlichen Berufspflichten Elemente im Rahmen weiterreichender Haftungsnormen.[261] Der BGH hat die Aufklärungspflicht des Arztes ausdrücklich als von einem Vertrag unabhängige ärztliche Berufspflicht bezeichnet: „Die Aufklärungspflicht über die möglichen schädlichen Folgen einer Therapie (gehört) gerade mit zum ärztlichen Beruf, der die Persönlichkeit und körperliche Integrität nicht außer acht lassen darf."[262]

4.2 Die ärztlichen Berufspflichten

4.2.1 Behandlungspflicht

Der behandelnde Arzt ist zur „guten" Behandlung seines Patienten verpflichtet.[263] Eine Verletzung dieser Behandlungspflicht stellt einen „Behandlungsfehler" dar. Von alters her bestehen in unterschiedlichen Ländern und Kulturen sowohl straf- als auch zivilrechtliche Sanktionen gegen den nicht „heilkunstgemäß"[264] handelnden Arzt.[265] Im Mittelpunkt standen dort in aller Regel Überlegungen, inwieweit ein Arzt für nicht heilkunstgemäß ausgeführte Operationen

---

[260] *Hirte*, Berufshaftung, S. 137 ff., 486; *Odersky*, NJW 1989, 1 (5).

[261] *Katzenmeier*, Arzthaftung, S. 92; *Canaris*, 2. FS Larenz, S. 27 (82f.); *MK/Mertens*, § 823, Rn. 346; *RGRK/Nüßgens* § 823 Anh. II, Rn. 4; *Francke/Hart*, Ärztliche Verantwortung und Patienteninformation, S.16 f.; *Hart*, Arzneimitteltherapie und ärztliche Verantwortung, S. 67. *Katzenmeier*, Arzthaftung, S.82 spricht von einem besonderen „Haftungskomplex, der durch eine Reihe anspruchsgrundlagenunabhängiger Wertungen hinsichtlich der Ausformung ärztlicher Berufsverantwortung charakterisiert ist."

[262] BGH NJW 1956, 1106 (1107). Vgl. auch schon das RG zur Behandlungspflicht in einem Urteil aus dem Jahre 1911, RG JW 1911, 449 (450): „Der Arzt ist kraft seines Berufes verpflichtet, bei der Behandlung Kranker Kunstfehler, Verstöße gegen die Grundsätze der medizinischen Wissenschaft zu vermeiden, einerlei, ob er in einem Vertragsverhältnisse zu dem behandelten Kranken steht oder nicht ..."

[263] *Francke/Hart*, Charta der Patientenrechte S. 19; *Hart*, MedR 1998, 8; *ders.*, JURA 2000, S. 64; *Katzenmeier*, Arzthaftungsrecht, S. 278.

[264] Der Begriff des „Kunstfehlers" als Grundstein ärztlicher Haftung war bis in die Nachkriegsjahrzehnte üblich. Erst in den letzten drei Jahrzehnten wurde der Begriff des „Kunstfehlers" aufgegeben und der Begriff des „Behandlungsfehlers" eingeführt, vgl. zum Gebrauch des Begriffes in der Rechtsprechung: JW 1935, 115 Nr.3; 8, 138 (140); vgl. zur Entwicklung des Kunstfehlerbegriffes: *Deutsch/Spickhoff*, Medizinrecht, Rn. 122; *Farthmann*, Abschied vom „statischen" Kunstfehlerbegriff, S. 129 (130 f.); *Katzenmeier*, Arzthaftungsrecht, S. 273 ff.

[265] Vgl. *Eser*, Beobachtungen zum „Weg der Forschung" im Recht der Medizin, S. 1 (8 f.); *Laufs*, FS Lange, S. 163; *Schreiber/Rodegra*, Die Entwicklung der Medizin im Einflussbereich juristischer Kategorien, S. 27 (45 ff.).

bestraft bzw. haftbar gemacht werden sollte.[266] Häufig wurde indes auch explizit auf die Arzneimitteltherapie Bezug genommen. So regelten schon im römischen Recht Gesetze die Haftung des Arztes im Rahmen einer Arzneimitteltherapie. Es finden sich im Corpus Juris Civilis Belege, dass der Arzt nicht nur bei einer kunstwidrigen Operation, sondern auch bei der falschen Anwendung eines Arzneimittels zum Schadensersatz verpflichtet war.[267] Auch bedrohte die Constitutio Criminalis Carolina oder Peinliche Halsgerichtsordnung Kaiser Karls V. und der Reichsstände von 1532 in Artikel 134 den behandelnden Arzt für fahrlässige und vorsätzliche Tötungsdelikte an seinem Patienten mit Strafe. Diese Strafandrohung galt dem Arzt, der seinen Patienten unbeabsichtigt aus „Unfleiß oder Unkunst" mit seiner Arznei tötet. In den Fällen vorsätzlicher Tötung war der Arzt wie ein Mörder zu bestrafen.[268] In einem Formulierungsvorschlag von *Rudolf Virchow* zu § 184 und § 198 des Preußischen Strafgesetzbuches illustriert dieser seinen „Kunstfehlerbegriff" mit der letalen Überdosierung eines Arzneimittels aus Unwissenheit, Irrtum oder wissenschaftlicher Neuerung.[269] Bezugspunkt für die Frage, wann ein ärztliches Verhalten, das zu einer Gesundheitsbeeinträchtigung des Patienten geführt hat, einen Behandlungsfehler darstellt, ist der medizinische Standard.[270] Der Arzt hat seinen Patienten nach dem medizinischen Standard zu behandeln. Dieser repräsentiert den jeweiligen Stand der naturwissenschaftlichen Erkenntnisse und der ärztlichen Erfahrung, der zur Erreichung des Behandlungsziels erforderlich ist und sich in der Erprobung bewährt hat.[271] Für den gesamten ärztlichen Tätigkeitsbereich lassen sich vielgestaltige Anforderungen an den Arzt stellen. Entsprechend den Stufen des medizinischen Behandlungsprozesses kann zwischen den Fehleruntergruppen des Diagnose-,

---

[266] *Eser*, Beobachtungen zum „Weg der Forschung" im Recht der Medizin, S. 1 (9).

[267] *Schreiber/Rodegra*, Die Entwicklung der Medizin im Einflussbereich juristischer Kategorien, S. 27 (46).

[268] *Schröder*, Die Peinliche Gerichtsordnung Kaiser Karls V. S.84; dazu eingehend *Kehr*, Ärztliche Kunstfehler und missbräuchliche Heilbehandlung ; *Laufs/Eichener*, FS Niederländer, S. 71.

[269] *Virchow*, „Kunstfehler der Ärzte zu den Aktenstücken des Reichstages des Norddeutschen Bundes, Anl. 3 zu Nr. 5, Berlin 1870, S. XII-XV, wieder abgedruckt in Eser, Recht und Medizin, S. 43 (51). Er beschreibt den „Kunstfehler" als einen „Verstoß gegen die allgemein anerkannten Regeln der Heilkunst infolge eines Mangels an gehöriger Aufmerksamkeit oder Vorsicht." Vgl. auch *Brüggemeier*, Deliktsrecht, Rn. 641; *Farthmann*, Abschied vom „statischen" Kunstfehlerbegriff, S. 129 (130 f.), *Laufs*, FS Lange, S. 163 zum Begriffsverständnis Virchows.

[270] BGHZ 144, 296 (305f.); BGH NJW 1995, 776 (777); 1999, 1778; *Müller*, DRiZ 2000, 259 (261);

[271] *Carstensen*, DÄBl. 1989, B-1736 B-1737); *Francke/Hart*, Charta der Patientenrechte, S. 22 ; *Hart*, MedR 1998, 8 (9); vgl. ferner BGH MedR 1995, 276; BSG NJW 1999, 1811 (1812).

Indikations-, Therapie- und Nachsorgefehlers sowie der Nichtbehandlung differenziert werden.[272]

Die besondere Ausgangssituation im Arzthaftungsrecht besteht darin, dass der Arzt im Rahmen einer medizinischen Behandlung in den lebenden menschlichen Organismus eingreift, dessen Konstitution nie völlig berechenbar ist.[273] Auch sind dessen biologische und physiologischen Reaktionen auf den Eingriff trotz aller medizinischen Fortschritte in den beiden vergangenen Jahrhunderten kaum jemals mit voller Sicherheit zu ergründen.[274] Mit der Bestimmung des medizinischen Standards und der Feststellung dessen Verletzung durch den Arzt soll eine Grenze gezogen werden zwischen dem von dem Patienten zu tragenden Schicksal und den dem Arzt zurechenbaren Verhalten.[275] Die Haftung des Arztes für dessen Verstöße gegen den geforderten medizinischen Standard beruht auf dem Gedanken, dass derartige Behandlungsfehler, wenn sich der Patient einmal zur Behandlung entschieden hat, grundsätzlich vermeidbar sind.[276]

4.2.2 Aufklärung

Im Arzthaftungsrecht werden im wesentlichen zwei Gruppen ärztlicher Aufklärungspflichten ausdifferenziert: die Sicherungsaufklärung und die Selbstbestimmungsaufklärung.[277] Beide lassen sich im Hinblick auf ihren Schutzzweck und ihren Inhalt voneinander abgrenzen. Die Pflicht zur Selbstbestimmungsaufklärung durch den Arzt weist einen doppelten Zweckbezug auf: Zum einen dient sie der Legitimation des Arztes in den Eingriff. Des Weiteren soll sie den Patienten zu einer selbstbestimmten, informierten und eigenverantwortlichen Entscheidung bezüglich der Inanspruchnahme und des weiteren Verlaufes einer bestimmten ärztlichen Behandlung befähigen.[278] Sie verfolgt indes nicht das Ziel, den Patienten vor möglichen schädlichen Folgen der Behandlung zu bewahren, sondern dient der Sicherung des Selbstbestimmungsrechts des Patienten. In ihrem wichtigsten Unterfall, der Risikoaufklärung, wird die Grenze zwischen der Verletzung dieser Pflicht und der Behandlungsfehlerhaftung deutlich: Der Arzt

---

[272] *Francke/Hart*, Charta der Patientenrechte, S. 34, Vgl. ausführlich zum medizinischen Standard *Velten*, Der medizinische Standard im Arzthaftungsprozess.

[273] BGH NJW 1980, 1333.

[274] BGH VersR 1956, 499. Daher schuldet der behandelnde Arzt auch niemals den Heilerfolg, sondern lediglich fachgerechtes Bemühen um Heilung, vgl. *Deutsch/Geiger*, Medizinischer Behandlungsvertrag, S. 1049 (1064).

[275] *Brüggemeier*, Deliktsrecht, Rn. 640.

[276] BGHZ 8, 138 (141); *Hart*, Arzneimitteltherapie und ärztliche Verantwortung, S. 124.

[277] Daneben können den Arzt noch weitere Aufklärungspflichten wie die wirtschaftliche Aufklärung oder die Organisationsaufklärung treffen. Vgl. zur Organisationsaufklärung *Hart*, MedR 1999, 47.

[278] *Francke/Hart*, Ärztliche Verantwortung und Patienteninformation, S. 15.

hat seinen Patienten über die unvermeidbaren Risiken einer medizinischen Behandlung aufzuklären, wogegen vermeidbare Risiken Risiken der fehlerhaften Behandlung darstellen, die dementsprechend nicht aufklärungsbedürftig sind.[279] Man kann formulieren: Erst dort, wo die Behandlung an sich noch nicht fehlerhaft war, stellt sich die Frage, ob und über welche Risiken der Behandlung aufzuklären war. Dagegen ist die Sicherungsaufklärung keine Aufklärung in diesem Sinne. In den Fällen der Sicherungsaufklärung geht es um die Aufklärung des Patienten aus therapeutischen Gründen. Im folgenden sollen die Sicherungsaufklärung und die Selbstbestimmungsaufklärung näher dargestellt werden.

4.3 Die Sicherungsaufklärung

In Literatur und Rechtsprechung werden für die Sicherungsaufklärung auch die Begriffe der Sicherheits- und der therapeutischen Aufklärung bedeutungsgleich verwandt.[280]

4.3.1 Verortung der Sicherungsaufklärung im System der ärztlichen Berufspflichten

Die Sicherungsaufklärung wird als wesentlicher Teil des ärztlichen Gesundheitsdienstes angesehen, indem sie das medizinisch Notwendige ermöglichen, vorbereiten und unterstützten soll.[281] Aus diesem Grund wird sie der ärztlichen Behandlung als ein therapeutischer Bestandteil zugeordnet.

Verletzt der behandelnde Arzt seine Pflicht zur Sicherungsaufklärung, liegt dementsprechend keine Aufklärungspflichtverletzung sondern ein Behandlungs-

---

[279] BGH VersR 1962, 155; NJW 1985, 2193; VersR 1992, 358 (359); OLG Düsseldorf VersR 1988, 968; OLG München VersR 1997, 1281; *Steffen/Dressler*, Arzthaftungsrecht, Rn. 374; *Weber-Steinhaus*, Ärztliche Berufshaftung, S. 203.

[280] Vgl. BGH VersR 1994, 1228 (1229); Den Ausdruck der therapeutischen Aufklärung verwenden bspw. *Bolsinger*, Dogmatik der Arzthaftung, S. 22; *Eisner*, Die Aufklärungspflicht des Arztes, S. 109; *Francke*, Ärztliche Berufsfreiheit und Patientenrechte, S. 111; *Hart*, Arzneimitteltherapie und ärztliche Verantwortung, S. 116; *Kern/Laufs*, Die ärztliche Aufklärungspflicht, S. 183; *Laufs/Uhlenbruck*, Handbuch des Arztrechts, § 62 Rn. 1. Von der Sicherungs- bzw. Sicherheitsaufklärung sprechen *Deutsch/Spickhoff*, Medizinrecht Rn. 210; *Francke/Hart*, Charta der Patientenrechte, S. 177; *Göben*, Das Mitverschulden, S. 18; *Hanau*, FS Baumgärtel, S. 121 (129); *Muschner*, Die haftungsrechtliche Stellung ausländischer Patienten, S. 22; *RGRK/Nüßgens*, § 823 Anh. II, Rn. 45 ff.; *Steffen/Dressler*, Arzthaftungsrecht, Rn. 325.

[281] BGH VersR 1994, 1228 (1229); *Kern/Laufs*, Die ärztliche Aufklärungspflicht, S. 183.

fehler vor.[282] Dem Patienten obliegt im Prozess der Beweis für einen Behandlungsfehler und damit auch für eine fehlerhafte Sicherungsaufklärung.[283]

4.3.2 Schutzzweck der Sicherungsaufklärung

Die Sicherungsaufklärung erfolgt im gesundheitlichen Interesse des Patienten[284] und dient der Sicherung des Behandlungserfolges.[285] Sie soll den Patienten zu therapiegerechtem Verhalten anleiten und ihn gefahrenvorsorgend vor dem Eintritt von Risiken bewahren, die ihm in Verbindung mit der Behandlung bzw. Nichtbehandlung drohen.[286] Insgesamt verfolgt sie das Ziel, den Patienten vor vermeidbaren Gesundheitsbeeinträchtigungen zu schützen.[287]

Hart[288] hat aus dieser allgemeinen Schutzzweckbetrachtung zwei Elemente ausdifferenziert. Danach hat die Sicherungsaufklärung zum einen das Ziel, den Patienten in dessen Mitarbeit an der Therapie zu fördern. Zum anderen geht es um die Abwehr von Gesundheitsgefahren. Dabei ist zu beachten, dass diese Differenzierung eher theoretischer Natur ist. Beide Zwecke gehen fließend ineinander

---

[282] BGH VersR 1981, 278 f.; *Francke/Hart*, Ärztliche Verantwortung und Patienteninformation, S. 12 ff.; *Laufs*, JZ 1989, 903 (904); *Laufs/Uhlenbruck*, Handbuch des Arztrechts, § 62, Rn. 2; *Matthies*, JR 1990, 25.

[283] BGH VersR 1954, 98; *Gaisbauer*, VersR 1993, 1234. A.A. *Hart*, Arzneimitteltherapie und ärztliche Verantwortung, S. 162 ff., der eine Parallele zu den Instruktionspflichten der Produkthaftung zieht und die Sicherungsaufklärung als für den Arzt „voll beherrschbar" ansieht, weswegen eine Beweislastumkehr gerechtfertigt sei.

[284] *Kern/Laufs*, Die ärztliche Aufklärungspflicht, S. 183; *Gaisbauer*, VersR 1993, 1234; *Laufs/Uhlenbruck*, § 62 Rn. 1; *Menter*, Die therapeutische Aufklärung, S. 52.

[285] *Francke*, Ärztliche Berufsfreiheit und Patientenrechte, S. 111; *Katzenmeier*, Arzthaftung, S. 327; *Kern/Laufs*, Die ärztliche Aufklärungspflicht, S. 183; *Müller*, DRiZ 2000, 259 (264); *RGRK/Nüßgens*, § 823 Anh. II Rn. 45.

[286] BGH VersR 1954, 98f.; NJW 1970, 511; NJW 1985, 2749; NJW 1987, 705; NJW 1989, 2320; NJW 1989, 2318; NJW 1991, 748; NJW 1994, 3012; NJW 1997, 3090; OLG Düsseldorf MedR 1994, 404; OLG Koblenz MedR 2000, 37; OLG Köln VersR 1993, 361 mit Anm. *Gaisbauer*, VersR 1993, 1234; NJW 1990, 772; VersR 1996, 1278; VersR 1996, 1021; OLG Stuttgart MedR 1985, 175; *Francke*, Ärztliche Berufsfreiheit und Patientenrechte, S. 111; *Kern/Laufs*, Die ärztliche Aufklärungspflicht, S. 183; *Menter*, Die therapeutische Aufklärung, S. 52; *Müller*, NJW 1997, 3049 (3051); *RGRK/Nüßgens*, § 823 Anh. II Rn. 45; *Tag*, Der Körperverletzungstatbestand, S. 276; prägnant *Hart*, Arzneimitteltherapie und ärztliche Verantwortung, S. 117 ff.

[287] *Hart*, Arzneimitteltherapie und ärztliche Verantwortung, S. 119; *ders.* Jura 2000, 64 (65); *Wendt*, Die ärztliche Dokumentation, S. 92 Aus diesem Grund wird sie auch der Behandlungsfehlerhaftung zugeordnet.

[288] Grundlegend *Hart*, Arzneimitteltherapie und ärztliche Verantwortung, S. 117; vgl. des Weiteren *ders.* MedR 1991, 300 (306); *ders.*, Jura2000, 64 (65); *ders.* in: Rieger, Lexikon des Arztrechts, Stichwort 240 Arzneimittelbehandlung Rn. 11; *Francke/Hart*, Charta der Patientenrechte, S. 178.

über. Eine Aussage des Arztes im Rahmen der Aufklärungssituation kann beide Elemente erfüllen. Sofern er bspw. den Patienten vor den Gefahren eines nicht therapiegerechten Verhaltens warnt, bezweckt diese Warnung zum einen, den Patienten zur Mitarbeit an der Therapie zu bewegen und zugleich den Eintritt der Risiken zu verhindern, die mit dem nicht therapiegerechten Verhalten verbunden sind.

4.3.2.1 Förderung der Mitarbeit des Patienten an der Therapie

Mit den Informationen zur Förderung der Mitarbeit des Patienten sind diejenigen Informationen gemeint, welche der Patient benötigt, „um sein eigenes Verhalten therapiegerecht einzurichten".[289] Angesprochen ist damit die Herstellung der Compliance[290] des Patienten.

Die medizinsoziologisch älteste bzw. allgemein anerkannte Definition von Compliance geht auf *Haynes* zurück. Danach meint Compliance den Grad, „in dem das Verhalten einer Person in bezug auf die Einnahme eines Medikaments, das Befolgen einer Diät oder die Veränderung des Lebensstils mit dem ärztlichen oder gesundheitlichen Rat korrespondiert." [291] Allgemeiner formuliert bedeutet Compliance also „das Ausmaß der Übereinstimmung von therapeutischer Empfehlung und deren Ausführung."[292] Diese Begriffsdefinitionen sind von einem paternalistischen Denken geprägt. Dem Patienten wird eine passive Rolle zugewiesen, er empfängt ärztliche Therapieanweisungen, hat diese nicht in Frage zu stellen und gehorsam zu befolgen. „Der Arzt tut dem Patienten etwas an, ohne dass der Patient sich dazu verhalten kann."[293] Insofern fehlt es an einer interaktiven Beziehung zwischen Arzt und Patient. Mangelnde Compliance hat danach zwar vielschichtige Ursachen, letztendlich wird sie aber dem Patienten zugeschrieben im Sinne eines „Nicht-zuverlässig-Seins". Die Compliance-Forschung strukturiert die komplexen Ursachen der Non-Compliance in die vier Bereiche der Krankheitsmerkmale, der Therapiemerkmale, der Patientenmerkmale und der Merkmale der Interaktion zwischen Therapeut und Patient.[294] So haben Art, Schwere und die Dauer der Erkrankung Einfluss auf die Complian-

---

[289] *Francke*, Ärztliche Berufsfreiheit und Patientenrechte, S. 112.

[290] Engl. Einwilligung, Befolgung, Unterwürfigkeit. Dagegen bedeutet das lateinische Wort complere, welches mit dem Wort Compliance in Verbindung stehen soll, ergänzen, ausfüllen, erreichen, vgl. *Lamprecht,* Das Arbeitsbündnis zwischen Arzt und Patient, S. 100 (105).

[291] *Haynes/Taylor/Sackett*, Compliance-Handbuch, S. 12.

[292] *Gundert-Remy/Moentmann/Weber*, Innere Medizin 5 (1978), 27.

[293] *Lamprecht*, Das Arbeitsbündnis zwischen Arzt und Patient, S. 100 (103 f.).

[294] Vgl., *Hasford/Behrend/Sangha* Vergleichende Analyse und Bewertung von Methoden zur Erfassung der Compliance, S. 21 (22 ff.); *Heuer/Heuer/Lennecke*, Compliance in der Arzneitherapie, S. 53.

ce.[295] Während sich eine lange Dauer der Therapie, z.B. bei chronischen Erkrankungen, ein fehlender Leidensdruck des Patienten bei milden Symptomen bzw. ohne spürbare Beschwerden, aber auch ein bekanntes Endstadium der Krankheit oder bestimmte psychiatrische Erkrankungen wie Schizophrenie und Störungen in der Persönlichkeitsstruktur negativ auf die Compliance auswirken, ruft eine zunehmend stärkere Behinderung durch die Krankheit und ein damit verbundener Leidensdruck ein Krankheitsbewusstsein hervor, dass eine bessere Compliance zur Folge hat.[296] Eine komplexe Therapie, die unter Umständen noch eine einschneidende Änderung des Lebensstils verlangt, weist eine geringe Compliance auf.[297] Compliance bestimmende Faktoren auf Patientenseite sind das Alter, das Geschlecht, der Zivilstand, ethische Merkmale, die Bildung und sozioökonomische Merkmale.[298] Strategien zur Verbesserung der Compliance reichen von kontrollierenden Maßnahmen über technische Hilfen für konkrete Probleme bis zur Anpassung der Therapie.[299]

Compliance bedeutet weit mehr als das einseitige Befolgen eines ärztlichen Rates und kann daher nicht im klassischen Sinne des Therapiegehorsams definiert werden. Die Arzt-Patient-Beziehung muss, wie bereits dargestellt, als eine Behandlungs- und Entscheidungspartnerschaft aufgefasst werden. Dort liegt der therapeutischen Empfehlung eine gemeinsam erarbeitete und von beiden Seiten anerkannte Zielsetzung zugrunde. Non-Compliance kann dementsprechend nicht mit einer Verursachung durch den Patienten assoziiert werden.[300] Insofern handelt es sich bei Compliance-Problemen der Kategorien Krankheits-, Therapie- und Patientenmerkmale häufig um vordergründige Ursachen, während die tieferen Ursachen in einer Kommunikationsstörung, einer fehlenden oder mangelhaften Interaktion zwischen Arzt und Patient zu suchen sind. Daher wurde verschiedentlich der Vorschlag gemacht, den Begriff der Compliance durch andere Begrifflichkeiten wie „accordance", „concordance" und „alliance" zu ersetzen, die die Eigenverantwortlichkeit des Patienten und die Rollenverteilung im Arzt-Patient-Verhältnis im Sinne einer Behandlungs- und Entscheidungspartnerschaft

---

[295] *Heuer/Heuer/Lennecke*, Compliance in der Arzneitherapie, S. 55.

[296] *Hasford/Behrend/Sangha*, Vergleichende Analyse und Bewertung von Methoden zur Erfassung der Compliance, S. 21 (22); *Heuer/Heuer/Lennecke*, Compliance in der Arzneitherapie, S. 55 f.; *Schmädel*, Med. Klin. 71 (1976), S. 1460 ff.

[297] *Hasford/Behrend/Sangha*, Vergleichende Analyse und Bewertung von Methoden zur Erfassung der Compliance, S. 21 (22 f.); *Heuer/Heuer/Lennecke*, Compliance in der Arzneitherapie, S. 59; *Schmädel*, Med. Klein. 71 (1976), S. 1460 (1461).

[298] *Hasford/Behrend/Sangha*, Vergleichende Analyse und Bewertung von Methoden zur Erfassung der Compliance, S. 21 (23 f.).

[299] *Heuer/Heuer/Lennecke*, Compliance in der Arzneitherapie, S. 131 ff.

[300] *Heuer/Heuer/Lennecke*, Compliance in der Arzneitherapie, S. 6.

betonen sollen.[301] In jüngster Zeit haben Petermann und Warschburger in ihre Definition von Compliance sowohl die Motivation des Patienten als auch die motivierende Funktion des Arztes einbezogen: „Compliance bedeutet, den Patienten in seiner Bereitschaft zu unterstützen, sowohl gesundheitsförderliche Maßnahmen zu initiieren und umzusetzen als auch gesundheitsschädigende möglichst zu unterlassen oder zu vermeiden.[302]

Die Aufgabe der Sicherungsaufklärung kann insofern als Hilfestellung und kommunikative Begleitung des Patienten vor während und nach der Behandlung verstanden werden. Dem Patienten muss die Krankheitssituation und die mögliche Therapie erläutert werden, um dessen Kooperationsfähigkeit für die erforderlichen diagnostischen und therapeutischen Maßnahmen herzustellen.[303] Um konkret an einer diagnostischen oder therapeutischen Behandlung mitwirken zu können, hat der Arzt den Patienten über die Modalitäten der Behandlung und das von ihm erwartete Verhalten zu informieren.[304] Die Sicherungsaufklärung kann auch geboten sein, um den Patienten zu schonender Lebensweise, Diät oder Enthaltsamkeit zu bestimmen.[305] Während der Behandlung dient sie dazu, „den erlahmenden Patienten anzuspornen und zu unterstützen ... (und) zur Nachsorge anzuhalten".[306] Die Aufklärung, welche auf das Verhalten des Patienten nach der Behandlung ausgerichtet ist, wird der Behandlungsnachsorge zugeordnet[307] und posttherapeutische (Sicherheits-) Aufklärung genannt.[308] Sie erstreckt sich bspw. auf Schutzmaßnahmen, die nach einer Behandlung geboten sind[309] und auf die Notwendigkeit weiterer ärztlicher Behandlung,[310] wobei diese Fälle indes zugleich den Aspekt der Gefahrenvorsorge betreffen.[311]

---

[301] Vgl. *Petermann,* Einführung in die Themenbereiche, S. 9 (10); *Heuer/Heuer/Lennecke,* Compliance in der Arzneitherapie, S. 6 f.

[302] *Petermann/Warschburger,* Asthma und Allergie: Belastungen, Krankheitsbewältigung und Compliance, S. 431ff.

[303] *Francke,* Ärztliche Berufsfreiheit und Patientenrechte, S. 112; *Hart,* Arzneimitteltherapie und ärztliche Verantwortung, S. 117; *Gaisbauer,* VersR 1993, 1234; *Tag,* Der Körperverletzungstatbestand, S. 276.

[304] Vgl. OLG Bremen VersR 1999, 1151- Unterrichtung über die Notwendigkeit, das nach einer Fraktur des Wadenbeinköpfchens durch einen Verband stabilisierte Bein nicht völlig ruhigzustellen, um das Thromboserisiko zu begrenzen.; vgl. ferner *Ankermann,* FS Steffen, S. 1 (4 f.), mit dem Bsp. einer Herzkatheteruntersuchung.

[305] *Kern/Laufs,* Die ärztliche Aufklärungspflicht, S. 183; *Laufs/Uhlenbruck,* Handbuch des Arztrechts, § 62 Rn. 1.

[306] *Hart,* Arzneimitteltherapie und ärztliche Verantwortung, S. 117.

[307] Vgl. *Francke,* Ärztliche Berufsfreiheit und Patientenrechte, S. 111; *Hart,* Arzneimitteltherapie und ärztliche Verantwortung, S. 117; *Ankermann,* FS Steffen, S. 5 f.

[308] Vgl. OLG Koblenz MedR 2000, 37.

[309] BGH VersR 1972, 153 (154); - Hinweis auf mögliche Kombinationsschäden und entsprechende Verhaltensmaßregeln zum Schutz von bestrahlten Hautstellen im Chaoulschen Nahstrahlverfahren; OLG Frankfurt VersR 1999, 1544 – Hinweis, dass nach einer Bandscheiben-

4.3.2.2 Gefahrenvorsorge

Unter dem Aspekt der Gefahrenvorsorge schuldet der Arzt dem Patienten Informationen über die Risiken der medizinischen Behandlung[312], die Risiken eines nicht therapiegerechten Verhaltens[313] und die Reaktionsmöglichkeiten bei ihrem Auftreten während oder nach der Behandlung.[314] Ziel ist es, den Eintritt der Risiken nicht therapiegemäßen Verhaltens zu verhindern. Hierbei handelt es sich um vermeidbare Risiken im Rahmen einer medizinischen Behandlung.[315] So muss der Arzt seinen Patienten nach einem bedrohlichen Befund auf die Dringlichkeit und die Gefahren einer Unterlassung von Untersuchungen und Kontrollen hinweisen.[316] Der Arzt schuldet seinem Patienten auch eine Aufklärung über die Fristgebundenheit der operativen Behandlung einer Fraktur bei vorzeitigem Verlassen des Krankenhauses gegen den ärztlichen Rat und die Gefahren ihrer Unterlassung.[317] Des Weiteren soll dem Patienten aber auch eine Hilfestellung an die Hand gegeben werden, wie er den Eintritt der unvermeidbaren Risiken einer medizinischen Behandlung erkennen und wie er umgehend adäquat reagieren kann. „Der Patient muss die möglichen typischen Komplikationen kennen und in der Lage sein, sie richtig einzuordnen, um die ihm möglichen Gegenmaßnahmen zu ergreifen und zu wissen, ob er ärztliche Hilfe braucht und wo er sie findet."[318] In diesen Zusammenhang gehört der Hinweis, dass eine hochdosierte Penicillinspritze in seltenen Fällen innerhalb der folgenden Stunden eine spontan auftretende Bewusstseinsstörung zur Folge haben kann, und

---

operation im Wege der perkutanen Nukleotomie die Wirbelsäule bei einer längeren Heimreise mit dem PKW durch Kissen gestützt werden muss.

[310] *Laufs/Uhlenbruck*, Handbuch des Arztrechts, § 57 Rn. 1 f.

[311] Vgl. *Hart*, Arzneimitteltherapie und ärztliche Verantwortung, S. 118.

[312] *Ankermann*, FS Steffen, S. 1 (5); *Hart*, Arzneimitteltherapie und ärztliche Verantwortung, S. 119; *Kern/Laufs*, Ärztliche Aufklärungspflicht, S. 185. Insoweit besteht eine Parallele zur Risikoaufklärung im Rahmen der Selbstbestimmungsaufklärung, vgl. zur Risikoaufklärung 4.4.2.

[313] BGH NJW 1987, 705; OLG Stuttgart MedR 1985, 175.

[314] *Hart*, Stichwort Arzneimittelbehandlung, in Rieger, Lexikon der Arzthaftung; *ders.* Arzneimitteltherapie und ärztliche Verantwortung, S. 117 ff.

[315] *Hart*, Arzneimitteltherapie und ärztliche Verantwortung, S. 119.

[316] BGH NJW 1989, 2318.

[317] OLG Stuttgart MedR 1985, 175; BGH NJW 1987, 705.

[318] *Ankermann*, FS Steffen 1 (5); vgl. ferner BGH NJW 1972, 335; OLG Celle VersR 1986, 554 und Hart, Arzneimitteltherapie und ärztliche Verantwortung, S. 119, der formuliert: „... während über die unvermeidbaren, schicksalhaften und vertretbaren Gefahren nur insoweit aufgeklärt werden muss, als ihr Eintritt oder die Schwere ihres Auftretens durch vorbeugende Maßnahmen des Arztes oder Mitarbeit des Patienten (Information) verhindert oder gelindert werden kann." Dieser Aspekt ist vordringlich im Rahmen der Arzneimitteltherapie relevant, vgl. 5.3.2.

der sich daran anschließende Hinweis, innerhalb dieses Zeitraumes kein Auto zu fahren.[319]

4.3.3 Umfang und Intensität der Sicherungsaufklärung

Indem die Sicherungsaufklärung es der Pflichtenstellung des Arztes zuordnet, den Patienten durch Aufklärung zur Mitarbeit zu animieren, erkennt sie an, dass eine erfolgreiche medizinische Behandlung nicht ohne die Mitwirkung des Patienten auskommt. So hat der Patient häufig bei körperlichen Untersuchungen wie einer Herzkatheteruntersuchung aktiv mitzuarbeiten.[320] Den behandelnden Arzt trifft dort die Verpflichtung, den Patienten darüber zu informieren, wie er sich im Rahmen dieser Untersuchung zu verhalten hat.[321] Um den gebotenen Umfang der Sicherungsaufklärung bestimmen zu können, muss man sich der Tatsache bewusst sein, dass das Arzthaftungsrecht keine einseitigen Pflichten des Arztes und Rechte des Patienten, sondern eine Quelle von gegenseitigen Verhaltenspflichten statuiert.[322]

Sofern der Patient im Rahmen einer medizinischen Behandlung nicht mitwirkt, ist die juristische Beurteilung dieser Situation diffizil. Ein Arzt ist gerade nicht berechtigt, einen Patienten ohne dessen wirksame Einwilligung eigenmächtig oder sogar gegen dessen erklärten Willen zwangsweise[323] zu behandeln: „Die Hilfspflicht des Arztes findet ihre Grenze am entgegenstehenden Willen des Kranken."[324] Es wird umgekehrt angenommen, dass den Patienten eine Mitwirkungslast[325] an ärztlichen Heilungsbemühungen trifft.[326] Hierzu gehören bspw. Informations- und Hinweisobliegenheiten des Patienten im Rahmen der Anamnese[327], die Wahrnehmung vereinbarter Behandlungstermine[328] sowie das Be-

---

[319] LG Konstanz NJW 1972, 2223 (2224). Vgl. aber auch BGH NJW 2003, 2310. Dort wurde es der Organisationspflicht des Arztes, bzw. des Krankenhauses zugeordnet, sicherzustellen, dass ein Patient nach einer Gastroskopie nicht mit dem Auto nach Hause fährt.

[320] Vgl. *Ankermann*, FS Steffen, S. 1 (4).

[321] *Tag*, Der Körperverletzungstatbestand, S. 276 f.

[322] Hanau, FS Baumgärtel, S. 121 (136).

[323] Vgl. zur ausnahmsweisen Möglichkeit der Zwangsbehandlung *Laufs/Uhlenbruck*, Handbuch des Arztrechts, § 79 Rn. 3 ff.

[324] OLG Braunschweig VersR 1980, 853 (855).

[325] Die Verwendung des Begriffes Mitwirkungspflicht ist üblich für die im Anschluss vorgestellten Fälle. Richtigerweise handelt es sich jedoch um Obliegenheiten. Vgl. zur Begriffsterminologie *Deutsch/Spickhoff*, Medizinrecht, Rn. 348 und *Göben*, Das Mitverschulden, S. 33 ff.

[326] *Deutsch/Spickhoff*, Medizinrecht, Rn. 349; *Francke*, Ärztliche Berufsfreiheit und Patientenrechte, S. 112; *Göben*, Das Mitverschulden, S. 54 ff; *Laufs/Uhlenbruck*, Handbuch des Arztrechts, § 78 Rn. 4, § 81 Rn 9f.; *Muschner*, Die haftungsrechtliche Stellung ausländischer Patienten, S. 27.

[327] Vgl. *Göben*, Das Mitverschulden, S. 49 ff.

[328] Vgl. *Göben*, Das Mitverschulden, S. 55 ff.

achten ärztlicher Hinweise und Empfehlungen.[329] Die Verletzung einer solchen Mitwirkungslast kann im Rahmen des § 254 I BGB als Mitverschulden Berücksichtigung finden.[330] Gemäß § 254 I BGB kann es, sofern bei der Entstehung des Schadens ein „Verschulden" des Patienten mitgewirkt hat, zu einer Minderung oder einem gänzlichen Ausschluss der Ersatzpflicht des Arztes kommen. Mit der Regelung des § 254 BGB hat sich der Gesetzgeber in Abkehr von dem vor Inkrafttreten des BGB herrschenden strengen Alles-oder-Nichts-Prinzips dafür entschieden, den von dem Haftpflichtigen und dem Betroffenen gemeinsam verursachten bzw. zu verantwortenden Schaden flexibel je nach dem Grad ihrer Mitverursachung zu verteilen.[331] Andererseits könnte die Verweigerung des Patienten auch die Folge eines Aufklärungsmangels durch den Arzt im Rahmen der Sicherungsaufklärung darstellen. Es bedarf daher zur Bestimmung des Umfanges und der Intensität der Sicherungsaufklärung der Auseinandersetzung mit der Frage, wann die Missachtung ärztlicher Ratschläge bzw. Weisungen den Vorwurf mitwirkenden Verschuldens im Sinne des § 254 I BGB nach sich zieht. Anschauliches Beispiel sind die Fälle, in denen der Patient eine (Nach-)Behandlung durch den (behandelnden) Arzt ablehnt, wenn dieser eine (weitere) Behandlung medizinisch für indiziert erachtet. Bei der Frage nach der Grenze, bis zu derer dem Patienten insofern kein Vorwurf mitwirkenden Verschuldens gemacht wird, kommt es auf den Grad, die Intensität und die Irreversibilität der Risiken an, die drohen, wenn der Patient dem ärztlichen Rat nicht nachkommt. Umgekehrt kann man formulieren: Je schwerwiegender die Risiken des Unterlassens (weiterer) Behandlung sind, desto höher sind die inhaltlichen Anforderungen an die Sicherungsaufklärung und ihre Belehrungsintensität. So sah es der BGH als geboten an, einen Patienten mit sämtlichen Anzeichen eines kompletten arteriellen Verschlusses am rechten Unterschenkel nicht nur darüber zu informieren, dass ein alsbaldiger chirurgischer Eingriff geboten sei und diesem einen Überweisungsschein auszustellen, sondern „mit allem Nachdruck auf den Ernst der Lage und die dringende Notwendigkeit..., sofort ein Krankenhaus aufzusuchen, (hinzuweisen).“[332] Ein Patient mit verstecktem Eiterherd an einem Finger der linken Hand, bei dem an einem Folgetermin eine Schnittentlastung durchgeführt werden sollte, ist nicht nur anzuweisen, zum Folgetermin, dessen Datum und Uhrzeit ihm schriftlich auf einem Zettel mitgegeben wurde, zu erscheinen. Der behandelnde Arzt hat die Empfehlung einer Schnittentlastung „mit dem gebotenen Nachdruck auszusprechen und den Patienten auf die Gefahr des Fingerverlustes bei Versäumen dieses Termins „unmissverständlich hinzu-

---

[329] Vgl. *Göben,* Das Mitverschulden, S. 57 ff.

[330] *Deutsch/Spickhoff,* Medizinrecht, Rn. 348; *Laufs/Uhlenbruck,* Handbuch des Arztrechts, § 78 Rn. 1.

[331] *Göben,* Das Mitverschulden, S. 22f.

[332] BGH NJW 1986, 2367 (2368).

weisen".[333] Es kommt insoweit auf die Deutlichkeit des Hinweises an. Dem Patienten muss sich durch eine vollständige Aufklärung über Diagnose, Therapie (und die Folgen nicht-therapiegerechten Verhaltens) „die Erkenntnis aufdrängen", dass er sich risikoerhöhend verhält.[334]

Es ist weiter zu beachten, dass Patienten Behandlungsmaßnahmen trotz des Bewusstseins über die Folgen aus verschiedenen behandlungs-, patienten- und krankheitsbedingten Gründen ablehnen. Bspw. wollen alte Menschen häufig nicht behandelt werden.[335] Deren Krankheitsbild ist oft geprägt von Multimorbidität, einer besonderen Schwere der Krankheit und einer hoffnungslosen Prognose, zugleich weisen sie subjektiv eine mangelnde Motivation auf.[336] Gerade in diesen Fällen muss dem Patienten aber mittels einer angemessenen Sicherungsaufklärung erkenntlich gemacht werden, dass eine Behandlung „für ihn das kleinere Übel gegenüber dem Leiden ist, das ihn ohne Behandlung erwartet."[337] Weiter können medizinische Maßnahmen rein instinktiv aufgrund von Schockwirkungen, Angstgefühlen und unsachlichen Empfindungen abgelehnt werden.[338] Nach Ansicht des Bundesgerichtshofes gehört es deshalb zur therapeutischen Aufgabe des Arztes, derartige unsachliche Motive aus dem Weg zu räumen und den Patienten zu einer Sinnesänderung zu veranlassen.[339] Der BGH führt weiter aus: „Gerade weil der Arzt grundsätzlich gegen den erklärten Willen des Patienten zu Eingriffen in dessen körperliche Integrität nicht berechtigt ist, gehört es zu den besonders bedeutungsvollen Berufspflichten des Arztes, wenn er erkennt, dass bestimmte ärztliche Maßnahmen erforderlich sind, um drohende Gesundheitsschäden von dem Patienten abzuwenden, diesen mit aller Eindringlichkeit auf die Notwendigkeit der Behandlung hinzuweisen und alles nach der Sachlage Gebotene zu unternehmen, damit der Patient seine Weigerung aufgibt und seine Einwilligung zu den notwendigen ärztlichen Eingriffen erteilt."[340]

---

[333] OLG München VersR 1988, 1156. Allerdings wurde in diesem Fall dem Patienten ein gleichwertiges Mitverschulden angelastet wegen „unverständlichen Zuwartens" trotz Fortbestehens der erheblichen Schmerzen. Dies ist nach den im folgenden dargestellten Gesichtspunkten abzulehnen.

[334] *Göben*, Das Mitverschulden, S. 57.

[335] *Gaisbauer*, VersR 1993, 1234.

[336] *Kloppenburg*, MedR 1986, 18.

[337] *Kloppenburg*, MedR 1986, 18 (19).

[338] BGH VersR 1954, 98 (99). Vgl. auch die medizinsoziologischen Untersuchungen zur Non-Compliance unter 4.3.2.1.

[339] BGH VersR 1954, 98.

[340] BGH NJW 1954, 98 (99)

Eine solche Führungsaufgabe der Sicherungsaufklärung ist allgemein anerkannt.[341] Ihre Grenze ist im Rahmen des Konzepts eines Arzt-Patient-
Verhältnisses im Sinne einer Behandlungs- und Entscheidungspartnerschaft zu
bestimmen. Dies bedeutet, dass nicht allein der Arzt bestimmt, was „gut" für
den Patienten ist: „Dabei muss auch hier ein hohes Maß an Selbstbestimmung
und Eigenverantwortlichkeit des Patienten gewahrt bleiben. Der Arzt darf nicht
in die Rolle eines Vormundes und dauerhaften Aufpassers geraten."[342]

Dem dargestellten Rechtsprechungsansatz liegt die Vorstellung zugrunde, dass
im Rahmen der Sicherungsaufklärung nicht allein die Darstellung von Informationen relevant ist. Wenn man das Ziel der Sicherungsaufklärung ernst nimmt,
wonach es um die „informationelle Sicherung der Compliance"[343] geht, so kann
dieses Ziel nur erfüllt werden, wenn man Aufklärung nicht als reine Informationsdarstellung, sondern als Informationsvermittlung im Rahmen von Arzt-
Patient-Kommunikation begreift.[344] „Nicht nur die Aufklärungsinhalte und
Techniken der Patientenbeeinflussung, sondern auch Kommunikationsstil und
Rollenzuweisung in der Arzt-Patient-Beziehung stellen Voraussetzungen einer
Verbesserung der Compliance-Probleme dar."[345] Es geht darum, Überzeugungs-
arbeit zu leisten bei gleichzeitiger Anerkennung des Patienten als Partner im
medizinischen Behandlungsgeschehen, als Subjekt des Behandlungsverhältnisses und nicht als Objekt der Behandlung sehen. Dies kann indes nur gewährleistet werden, wenn die Aufklärung situativ auf die Behandlungssituation **und** pa-
tientenbezogen auf den jeweiligen Patienten ausgerichtet ist.[346]

Es gibt Stimmen, die eine verstärkte Sicherungsaufklärung bei Behandlungen
fordern, in denen der Patient engagiert mitwirken muss.[347] Ob man die allgemein
getroffenen Aussagen bzgl. des Umfanges weiter je nach Art der Behandlung
ausdifferenzieren muss, soll im Rahmen der Sicherungsaufklärung bei der Arzneimitteltherapie thematisiert werden, da diese als Paradebeispiel derartiger
Therapien angesehen wird. Auch die Frage, ob Informationsdefizite dem Patienten anzulasten sind, weil den Patienten in bestimmten Fällen eine Fragelast bei
für ihn unklarer bzw. nicht ausreichender Sicherungsaufklärung treffen könnte
oder anderweitige Informationsmöglichkeiten bestehen, auf die der Patient ohne

---

[341] Vgl. *Laufs/Uhlenbruck,* Handbuch des Arztrechts, § 62 Rn. 4.

[342] *Laufs/Uhlenbruck,* Handbuch des Arztrechts, § 62 Rn. 6.

[343] *Hart,* Stichwort Arzneimittelbehandlung Rn. 10, in: Rieger, Lexikon des Arztrechts.

[344] In diesem Sinne auch OLG Bremen VersR 1999, 1151, wonach der Arzt dazu verpflichtet
ist, dem Patienten Verhaltensmaßregeln zur Sicherung des Therapieerfolges deutlich zu erläutern und sich zu vergewissern, ob der Patient die Erläuterung auch verstanden hat.

[345] *Francke/Hart,* Charta der Patientenrechte, S. 180.

[346] *Hart,* MedR 2003, S. 603

[347] Vgl. *Göben,* Das Mitverschulden, S. 54.

zusätzliche Mühe zurückgreifen könnte, wird besonders im Rahmen der Arzneimitteltherapie relevant und soll dort angesprochen werden.

4.4 Selbstbestimmungsaufklärung

Die Therapieentscheidung stellt einen wesentlicher Moment im medizinischen Behandlungsprozess dar. Nach dem idealtypischen Konzept der Arzt-Patient-Beziehung als einer Behandlungs- und Entscheidungspartnerschaft ist es nicht allein Sache des Arztes zu entscheiden, ob eine therapeutische Maßnahme stattfinden und ob das mit dieser medizinischen Behandlung verbundene Risiko eingegangen werden soll. Vielmehr ist die Therapieentscheidung das Ergebnis einer eingehenden Beratung zwischen Arzt und Patient, in die der Patient seine persönlichen Werte und Präferenzen einfließen lassen kann.[348] Voraussetzung für ein partizipatives Handeln des Patienten sind dabei umfassende und verständliche Informationen des Arztes, die dem Patienten eine Entscheidungshilfe bieten. Eine derartige Aufklärung ist ethisch und rechtlich geboten, damit die Behandlung im Einklang mit dem Selbstbestimmungs- und Selbstverantwortungsrecht des Patienten steht.[349] Da der Patient in eigener Person dem der medizinischen Behandlung innewohnenden Risiko ausgesetzt ist, kommt grundsätzlich ihm die Letztentscheidungskompetenz über die Behandlung zu.

4.4.1 Schutzzweck der Selbstbestimmungsaufklärung

4.4.1.1 Theoriekonzept der Rechtsprechung

Die höchstrichterliche Rechtsprechung qualifiziert jede, d.h. auch die medizinisch indizierte und lege artis durchgeführte ärztliche Heilbehandlung als tatbestandlichen Erfolg einer Körper- oder Gesundheitsverletzung im Sinne des § 823 I BGB, welcher die Rechtswidrigkeit der ärztlichen Tätigkeit indiziert. Rechtmäßig ist die Behandlung nur dann, wenn sich der Arzt auf den Rechtfertigungsgrund einer (mutmaßlichen) Einwilligung des Patienten berufen kann, wobei der Einwilligung eine angemessene Selbstbestimmungsaufklärung voranzugehen hat.[350] Danach sind bei jeder medizinischen Heilbehandlung tatbestandsmäßig die Rechtsgüter Körper und Gesundheit verletzt, wobei die fehlerhafte ärztliche Behandlung eine Gesundheitsverletzung und die eigenmächtige

---

[348] *Damm*, MedR 2002, 375 (378), charakterisiert die Partnerschaftlichkeit der Arzt-Patient-Beziehung im Sinne einer Einbeziehung des Patienten als (Mit-)Entscheidungssubjekt.

[349] *Illhardt*, Medizinische Ethik, S. 129; *Geiß/Greiner*, Arzthaftpflichtrecht, Rn. B 95 ff.; *Laufs/ Uhlenbruck*, § 61, Rn. 14 f.; *MK/Mertens, § 823*, Rn. 419; *Wiethölter*, Arzt und Patient als Rechtsgenossen, S. 71 ff.; *Müller*, FS Geiß, S. 461 (462).

[350] Sogenannte Körperverletzungsdoktrin, ständige Rechtsprechung: RGZ 68, 431; 163, 129;BGH NJW 1956, 1106; BGHZ 29, 46; 29, 176; 67, 48; 90, 96; 106, 391; BGH NJW 2000, 1784.

Behandlung eine Verletzung des Rechtsgutes der körperlichen Unversehrtheit darstellen soll.[351] Diese dogmatische Konstruktion beruht auf einer berühmt gewordenen Entscheidung des Reichsgerichts in Strafsachen aus dem Jahre 1894[352], welches einen Fall betraf, in dem ein Arzt eigenmächtig, d.h. gegen den Willen des Patienten operierte. Vor dem Hintergrund eines paternalistisch geprägten Arzt-Patient-Verhältnisses waren sowohl Ärzte als auch einige Juristen[353] der Auffassung, dass solch ein Handeln bei Indiziertheit der Maßnahme gerechtfertigt sei. Das Reichsgericht suchte durch die beschriebene dogmatische Konstruktion, derartige eigenmächtige Behandlungen zu unterbinden, indem es den Gesamtprozess der ärztliche Heilbehandlung, die auf Verbesserung des Zustandes gerichtet ist, auf den objektiv wahrnehmbaren Teilakt des Einstichs, des Entfernens eines einzelnen Organs etc. verkürzte.[354] Die Einwilligung selbst berechtigte den Arzt überhaupt zur Behandlung, der jederzeit für den Patienten mögliche Widerruf entschied über deren Länge. Dagegen blieben die Modalitäten der Behandlung dem Bereich ärztlicher Autonomie und ärztlichen Sachverstandes überlassen.[355]

Im Bereich der zivilrechtlichen Arzthaftung übernahm das Reichsgericht den genannten Ansatz in das Haftungskonzept des § 823 I BGB, indem es die ärztliche Behandlung zunächst ganz allgemein als „Körperverletzung im Sinne des §

---

[351] *MK/Mertens*, § 823, Rn. 358; vgl. zur Problematik, was unter dem Gesundheitsbegriff im Arzthaftungsrecht eigentlich zu verstehen ist und ob die Rechtsprechung eine Gesundheitsverletzung bei vorliegendem Behandlungsfehler überhaupt prüft oder nicht eher stillschweigend voraussetzt, *Heidelk* „Gesundheitsverletzung und Gesundheitsschaden – Ärztliche Verantwortung im Kontext des § 280 I BGB", in welchem hierzu umfassend Stellung genommen wird.

[352] RGSt 25, 375.

[353] Vgl. die Nachweise bei *Schönke-Schröder/Eser* , § 223 Rn. 29.

[354] In RGSt 25, 375 (378) begründet es seine Rechtsauffassung folgendermaßen: „Daß jemand nach eigener Überzeugung oder nach dem Urteile seiner Berufsgenossen die Fähigkeit besitzt, das wahre Interesse seines Nächsten besser zu verstehen, als dieser selbst, dessen körperliches oder geistiges Wohl durch geschickt und intelligent angewendete Mittel vernünftiger Weise fördern zu können, als dieser es vermag, gewährt jenem entfernt nicht irgend eine rechtliche Befugnis, nunmehr nach eigenem Ermessen in die Rechtssphäre des Anderen einzugreifen, diesem Gewalt anzutun und dessen Körper willkürlich zum Gegenstande gutgemeinter Heilversuche zu benutzen." Während heutzutage Arzthaftungsprozesse vornehmlich auf den Vorwurf eines Behandlungsfehlers oder auf die Verletzung der ärztlichen Aufklärungspflicht gestützt werden, standen zu Beginn des 20. Jahrhunderts Klagen des Patienten wegen einer Behandlung gegen oder ohne dessen Willen im Vordergrund. *Brüggemeier*, Deliktsrecht, Rn. 753 f.; *Francke*, Ärztliche Berufsfreiheit und Patientenrechte, S. 94; *Katzenmeier*, Arzthaftung, S. 113; Vgl. auch die Untersuchungen aus der neueren Zeit zu Inhalt, Häufigkeit, Umfang und Ausgang von Arzthaftungsprozessen: *Weyers*, Gutachten 52. DJT, A I (A 37 f.); *Steffen*, Referat 52. DJT, I 8; (17 ff.); *Seehafer*, Der Arzthaftungsprozess in der Praxis, S. 55 ff.

[355] *Brüggemeier*, Deliktsrecht, Rn. Rn. 689.

823 I BGB"[356], später sprachlich genauer als „Eingriff in die körperliche Unversehrtheit des Patienten"[357] bezeichnete. Enger als in der vorgenannten Entscheidung musste sich die Einwilligung auf die konkrete Behandlungsmaßnahme beziehen.[358]

Die Aufklärung des Patienten durch den Arzt spielte indes sowohl in der Spruchpraxis der Gerichte als auch in der Literatur kaum eine Rolle.[359] Das Reichsgericht beschäftigte sich erstmals in einer Entscheidung aus dem Jahre 1912[360] mit ärztlichen Aufklärungspflichten und vertrat dort den Standpunkt, dass eine Verpflichtung des Arztes, den Kranken auf alle nachteiligen Folgen der vorgesehenen Behandlung aufmerksam zu machen, nicht bestünde. Begründet wurde diese Rechtsauffassung damit, dass durch eine solche Aufklärung der Kranke abgeschreckt werden könne, sich einer Behandlung zu unterziehen, obwohl diese trotz der damit verbundenen Gefahren geboten oder doch zweckmäßig sei, oder dass der Kranke durch die Vorstellung der mit der Behandlung verbundenen Gefahren in Angst und Schrecken versetzt und so der günstige Verlauf der Behandlung und der Heilung gefährdet werde.[361]

In den 30er Jahren baute die zivilgerichtliche Reichsgerichtsrechtsprechung das Erfordernis der Einwilligung als Rechtfertigungsgrund der ärztlichen Behandlung um das Erfordernis der ausreichenden Aufklärung des Einwilligenden aus.[362] Der Gedanke war, dass sich der Arzt vor jeder Behandlung der klaren, auf zutreffenden Vorstellungen über Art und Folgen des Eingriffs beruhenden Einwilligung versichern müsse.[363] Der Einwilligung musste also eine angemessene Aufklärung über die Erfolgsaussichten und Risiken der jeweiligen Behandlung vorangehen. Das Reichsgericht führte unter anderem aus, soweit die mit ihrer Einholung verbundene Aufklärung die Herabdrückung seiner Stimmung oder sogar seines Allgemeinbefindens zur Folge habe, handele es sich um unvermeidbare Nachteile, die in Kauf genommen werden müssten.[364]

---

[356] RGZ 68, 431 (433 f.).

[357] RGZ 151, 349 (352); 163, 129.

[358] *Brüggemeier*, Deliktsrecht, Rn. 690.

[359] Vgl. *Katzenmeier*, Arzthaftung, S. 322; *Laufs*, FS Lange, S. 163 (175); *Tempel*, NJW 1980, 609.

[360] RGZ 78, 432.

[361] RGZ 78, 432; vgl. hierzu auch *Kuhnert*, Die vertragliche Aufklärungspflicht des Arztes, S. 5 f.; *Philippsborn*, JW 1932, 3329 (3330).

[362] Vgl. insbesondere RG JW 1932, 3328 (3329); 163, 129 (137 f.); 168, 206 (213).

[363] RGZ 163, 129 (138).

[364] RGZ 163, 129 (138)

Wesentlichen Merkmale der Rechtsprechung des Reichsgerichts waren sowohl eine gewisse Zurückhaltung bei Bejahung der Aufklärungspflicht, um den Heilungserfolg nicht zu gefährden[365] als auch die Einräumung eines Ermessensspielraumes für den Arzt.[366]

Der Bundesgerichtshof übernahm den reichsgerichtlichen Ansatz und führt ihn bis heute weiter aus.[367] Dabei wurde die reichsgerichtliche Zurückhaltung aufgegeben und das System der Aufklärungspflicht erheblich ausdifferenziert. Zur Begründung der Aufklärungspflicht stellt der BGH neben der formalen Bezugnahme auf die Systematik des § 823 I BGB des Weiteren auf Verfassungsprinzipien[368] ab und betont, dass das durch die grundrechtliche Wertung geprägte Persönlichkeitsrecht des Patienten und seine Würde es verbieten, ihm im Rahmen der Behandlung die Rolle eines bloßen Objekts zuzuweisen.[369]

Gegen einen Anspruch auf Schadensersatz wegen Verletzung der Aufklärungspflicht kann der Einwand des rechtmäßigen Alternativverhaltens[370] und der Einwand der Reserveursache[371] geltend gemacht werden. Der Arzt trägt die Beweislast für die ordnungsgemäße Aufklärung als Voraussetzung des Rechtfertigungsgrundes Einwilligung.[372]

---

[365] RG JW 1932, 3328; RGZ 168, 207 (213).

[366] RG JW 1937, 3087.

[367] BGH NJW 1956, 1106 – Elektroschock I; BGHZ 29, 46 – Elektroschock II; 29, 176 – Strahlenbehandlung; Vgl. zur Entwicklung die jährlichen Aufsätze von Laufs und neuerdings Spickhoff in der NJW ; vgl. ferner *Gehrlein* ZMGR 2003, 7; neuere wichtige Urteile wurden von *Schlund*, Der Internist 2001, M 124 zusammengestellt.

[368] Menschenwürde, Recht auf freie Entfaltung der Persönlichkeit, Integritätsinteresse; grundlegend das BVerfG in: BVerfGE 52, 131; BGHZ 29, 46 (49); 29, 176 (181); 106, 391 (394).

[369] BGH NJW 1983, 328 (329).

[370] Der Arzt kann geltend machen, dass der Patient bei ordnungsgemäßer Aufklärung gleichwohl in den Eingriff eingewilligt hätte und damit eine Behandlung erfolgt wäre. BGHZ 29, 176 (187); 90, 103 (111); BGH NJW 1994, 799 (801); 1996, 3073 (3074); 1998, 2734; OLG Köln, VersR 1990, 663 (664); OLG Schleswig, VersR 1996, 634 (636); OLG Karlsruhe, VersR 2001, 860; *Hart*, FS Heinrichs, S. 291 (292); *Katzenmeier*, Arzthaftung, S. 347; *MK/Mertens*, § 823, Rn. 453.

[371] Es kann vom Anspruchsgegner des Patienten geltend gemacht werden, dass bei Unterlassen des die informierte Einwilligung fehlenden Eingriffs die Erkrankung ebenfalls zum gleichwertigen negativen Verlauf geführt hätte. BGHZ 29, 176 (186); 78, 209 (214); BGH NJW 1959, 2299 (2300); 1985, 676 (677), 1987, 1481; OLG Celle, VersR 1990, 658; *Hart*, FS Heinrichs, S. 291 (293); *Katzenmeier*, Arzthaftung, S. 349 f.

[372] BGHZ 29, 176 (180); BGH NJW 1992, 2351; *Katzenmeier*, Arzthaftung, S. 125; *Hart*, FS Heinrichs, S. 291 (293); *Giesen*, Arzthaftungsrecht, Rn. 464 ff.

4.4.1.2 Theoriekonzept der Lehre

Der Rechtsprechungsansatz wird in der Literatur überwiegend abgelehnt.[373] Ihm wird entgegengehalten, dass er zu einer Stigmatisierung auch der lege artis durchgeführten ärztlichen Behandlung als „Körperverletzung"[374] führe.[375] Der ärztliche Eingriff könne nicht als Eingriff in die körperliche Integrität angesehen werden, da er auf Heilung und Verbesserung des körperlichen Zustandes ausgerichtet sei und nicht auf Verschlechterung.[376] Es wird darauf verwiesen, dass der Aufklärungspflichtverletzung zunehmend die Funktion eines haftungsrechtlichen Auffangtatbestandes zukomme, da sie vielfach zur Kompensation eines fehlenden Behandlungsfehlernachweises instrumentalisiert werde.[377] Dies könne man daran erkennen, dass die Behauptung von Aufklärungsfehlern in Arzthaftungsprozessen nachgeschoben werde, wenn Behandlungsfehler sich als nicht nachweisbar herausstellten.[378] Auch soll der Rechtsprechungsansatz dem Konzept der Arzt-Patient-Beziehung als partnerschaftlichem Modell zuwiderlaufen.[379] Die zweiseitige Kommunikationsbeziehung zwischen Arzt und Patient werde reduziert, indem die Rechtsprechung die Aufklärung nur auf die fürsorgende Behandlung des Arztes („Einwilligung") beziehe und den Patienten nur aus dieser Sicht wahrnehme.[380] Schließlich werden dogmatische Ungereimtheiten bemängelt.[381] Einerseits stellt die Rechtsprechung zwar tatbestandsmäßig auf die Körperverletzung ab, das Verschulden bezieht sie aber nicht auf die Verletzung der körperlichen Integrität, sondern auf die Verletzung der Aufklärungs-

---

[373] *Brüggemeier*, Deliktsrecht, Rn. 696 ff.; *Damm*, JZ 1998, 926 (928); *Hart*, FS Heinrichs, S. 291; *Katzenmeier*, Arzthaftung, S. 118 ff.; *Wiethölter*, Arzt und Patient als Rechtsgenossen, S. 71 ff.; zustimmend aber *Armbrüster*, JuS 1997, 907 (909); *Giesen*, Arzthaftungsrecht, Rn. 204, 211f.; *ders.*, FS Skapski, S. 45 (51 f.).

[374] In der Rechtsprechung des BGH wird nicht der Terminus „Körperverletzung" verwendet, es ist vom „Eingriff des Arztes in die körperliche Integrität des Patienten" die Rede, vgl. BGH VersR 1954, 98 (99).

[375] *Katzenmeier*, Arzthaftung, S. 115.

[376] *RGRK/Nüßgens*, § 823 Anh. II, Rn. 64

[377] *Brüggemeier*, Deliktsrecht, Rn. 633; *Hart*, FS Heinrichs, S.291 (293); *Schaffer* VersR 1993, 1458 (1460); *Spann/Liebhardt/Penning*, FS Weißauer, S. 143 (145); *Taupitz*, NJW 1986, 2851 (2859); *Tempel*, NJW 1980, 609 (617).

[378] *Brüggemeier*, Deliktsrecht, Rn. 633; vgl. auch KG VersR 1993, 189: Beruft sich ein Patient erst nach mehrjährigem Rechtsstreit in der letzten mündlichen Verhandlung vor dem Berufungsgericht darauf, über die Operation nicht aufgeklärt worden zu sein, kann dieses Vorbringen nach § 528 II ZPO als verspätet zurückgewiesen werden.

[379] *Katzenmeier*, Arzthaftung, S. 120 f.; *Hart*, FS Heinrichs, S.291 (310 f.).

[380] *Hart*, FS Heinrichs, S.291 (310).

[381] *Katzenmeier*, Arzthaftung, S. 121; *Wendt*, Die ärztliche Dokumentation, Fußnote 588 (S. 135): Die nach der Körperverletzungsdoktrin praktizierte Verankerung von Aufklärungspflichten in der Rechtfertigungsebene erscheint inkonsequent und systemwidrig. Einzelheiten bei *Hart*, FS Heinrichs, S. 291 (292 f.); *Weyers*, Gutachten 52. DJT, A 1(A 23, 26, 112).

pflicht.[382] Im Rahmen der Haftungsausfüllung müsste die Rechtsprechung konsequenterweise alle durch die Heilbehandlung adäquat verursachten Körper- und Gesundheitsschäden ersetzen lassen, auch wenn sich ein nicht aufklärungsbedürftiges Risiko verwirklicht. Dieser Ansatz wird auch vertreten, wenn nicht wenigstens eine Grundaufklärung[383] stattgefunden hat. Dagegen wird bei erfolgter Grundaufklärung zwischen vergleichbaren und nicht vergleichbaren Risiken differenziert. Nur sofern das Risiko, welches sich verwirklicht hat und nicht aufklärungsbedürftig war, nach Bedeutung und Auswirkung für den Patienten mit den mitzuteilenden, aber nicht mitgeteilten Risiken vergleichbar ist, soll ein Ersatz möglich sein, nicht hingegen bei den unvergleichbaren.[384]

Die Kritiker verfolgen unterschiedliche Erklärungs- bzw. Reformansätze. Im Ergebnis treten die Autoren für eine klare Trennung der Verletzungstatbestände Behandlungsfehler und Aufklärungspflichtverletzung ein und ordnen sie unterschiedlichen Rechtsgütern zu. Namentlich tritt *Wiethölter* als einer der Ersten für eine klare Trennung der Verletzungstatbestände auf der Rechtsgutsebene ein.[385] Danach wird bei Verletzung der Aufklärungspflicht das Selbstbestimmungsrecht des Patienten verletzt, welches Bestandteil des zivilrechtlichen allgemeinen Persönlichkeitsrechts ist. Andere nehmen Schutzgutbestimmungen vor, die zwar die Eigenständigkeit der Aufklärungshaftung betonen, aber den körperlichen Bezug der Heilbehandlung in das Schutzgut mit einfließen lassen.[386] Diese Literaturansätze werden in der jüngsten Diskussion[387] durch Betonung der kommunikativen Seite des Behandlungsprozesses weiterentwickelt: „Die Behandlung ist Ergebnis vorangegangener, angeleiteter, kommunikativer Selbstbestimmung. Die Selbstbestimmungsentscheidung wird durch die anleitende Information und Beratung des Arztes erst ermöglicht und in der Kommunikation mit ihm getroffen."[388]

4.4.1.3 Analyse und Bewertung

Im Ergebnis ergeben sich zwischen den Literaturansätzen und der Rechtsprechung in der Regel kaum Unterschiede, da die Rechtsprechung Einzelprobleme sach- und ergebnisorientiert innerhalb der dogmatischen Strukturen des § 823 I

---

[382] *Hart*, FS Heinrichs, S. 291 (292).

[383] Eine Grundaufklärung umfasst die Art und den Schweregrad des Eingriffs einschließlich eines Hinweises auf das schwerste in Betracht kommende Risiko. BGH NJW 1996, 777.

[384] BGHZ 106, 391 = NJW 1989, 1533.

[385] *Wiethölter*, Arzt und Patient als Rechtsgenossen, S. 71

[386] Die Überlegungen reichen von der Transparenztheorie (Vgl. *Deutsch* NJW 1965, 1985 (1988 f.)) bis zur Lehre vom doppelten Schutzgut (*Brüggemeier*, Deliktsrecht, Rn. 701).

[387] Vgl. *Francke*, Ärztliche Berufsfreiheit und Patientenrechte, S. 120 ff.; *Hart*, FS Heinrichs, S.291 (309 ff.).

[388] *Hart*, FS Heinrichs, S.291 (310).

BGB in ähnlicher Richtung löst.[389] Die genannten Probleme ergeben sich aus der Leitentscheidung des Reichsgerichts in Strafsachen. Es überwand mit der Körperverletzungsdoktrin eine Strafbarkeitslücke, da die Tatbestände der Freiheitsberaubung und Nötigung gemäß §§ 239, 240 BGB den Patienten vor eigenmächtigen Heilbehandlungen nicht umfassend schützen können.[390] Im Zivilrecht hätte nicht auf eine derartige Konstruktion zurückgegriffen werden müssen, da dort mit dem allgemeinen Persönlichkeitsrecht ein angemessenes Instrument zur Regelung dieses Sachbereiches zur Verfügung steht. Das allgemeine Persönlichkeitsrecht wird als „sonstiges Recht" im Sinne des § 823 I BGB qualifiziert.[391] Es ist als einheitliches, umfassendes subjektives Recht auf Achtung und Entfaltung der Persönlichkeit aufzufassen und wird von der Rechtsprechung aus Art. 1 I und 2 I GG abgeleitet. [392] Aufgabe des allgemeinen Persönlichkeitsrechts ist es, „die engere persönliche Lebenssphäre und die Erhaltung ihrer Grundbedingungen zu gewährleisten, die sich durch die traditionellen Freiheitsgarantien nicht abschließend erfassen lassen. Diese Notwendigkeit besteht namentlich auch im Blick auf moderne Entwicklungen und die mit ihnen verbundenen Gefährdungen für den Schutz der menschlichen Persönlichkeit."[393] Dabei ist eine genaue begriffliche Definition des allgemeinen Persönlichkeitsrechts nicht möglich, da es als sogenanntes „Rahmenrecht" ein flexibles Instrument darstellen soll, um einen weiten Schutz der Person zu gewährleisten. Die einzelnen Verletzungstatbestände werden über Fallgruppen bestimmt.[394] Das Selbstbestimmungsrecht des Patienten ist nach einer Ansicht eine Kategorie des verfassungsrechtlich aus Art. 1 I, 2 I GG hergeleiteten allgemeinen Persönlichkeitsrechts.[395] Differenzierend sieht *Francke* die Selbstbestimmung in der Heilbehandlung nicht als eigenständige Einzelverbürgung des allgemeinen Persönlichkeitsrechts nach Art. 1 I, 2 I GG, sondern gewährleistet ihren Schutz über Art. 2 II 1 GG.[396] Während die anerkannten Ausprägungen des allgemeinen Per-

---

[389] Vgl. *Hart*, FS Heinrichs, S.291 (291/293).

[390] Vgl. *Katzenmeier*, Arzthaftung, S. 116 ff.

[391] Vgl. BGHZ 24, 72 (76); 26, 349 (354); 30, 7 (11); 50, 133 (143), kritisch dazu *Medicus*, Bürgerliches Recht, Rn. 615, der den Schutz der Persönlichkeit durch Analogie zum Schutz der vier dort genannten Lebensgüter begründen will.

[392] Vgl. BGHZ 13, 334 ; *Palandt/Sprau*, § 823, Rn. 176. Zur Begründung führt BGHZ 13, 334 (338) aus: „Nachdem nunmehr das Grundgesetz das Recht des Menschen auf Achtung seiner Würde (Art. 1 GG) und das Recht auf freie Entfaltung seiner Persönlichkeit auch als privates, von jedermann zu achtendes Recht anerkennt (...), muss das allgemeine Persönlichkeitsrecht als ein verfassungsgemäß gewährleistetes Grundrecht angesehen werden."

[393] BVerfGE 54, 148 (153).

[394] *Francke*, Ärztliche Berufsfreiheit und Patientenrechte, S. 102; *Katzenmeier*, Arzthaftung, S. 119.

[395] *Erman/Ehmann*, Anhang zu § 12, Rn. 13 ff; *Hart*, Jura 2000, 64 (66); *Schmidt/Brüggemeier*, Zivilrechtlicher Grundkurs, S. 318.

[396] *Francke*, Ärztliche Berufsfreiheit und Patientenrechte, S. 102 ff.

sönlichkeitsrechts die Konstitution der Persönlichkeit in ihren komplexen sozialen Bezügen schütze, beziehe sich das gesundheitliche Selbstbestimmungsrecht auf die Eigengestaltung der Körperlichkeit.[397] Auch die Rechtsprechung verweist im Bereich der zivilrechtlichen Arzthaftung neben der beschriebenen formalen Anknüpfung der Selbstbestimmungsaufklärung als Wirksamkeitsvoraussetzung einer rechtfertigenden Einwilligung in die ärztliche Heilbehandlung zu ihrer Begründung auf Verfassungsprinzipien: „Von jeher leitet die Rechtsprechung das Erfordernis einer Einwilligung des Patienten in die Heilbehandlung zur Rechtfertigung des Eingriffs in die körperliche Integrität aus dem Recht auf körperliche Unversehrtheit (Art. 2 II GG) und seinem Selbstbestimmungsrecht als Ausfluss des Rechts auf Menschenwürde (Art. 1 GG) her (...). Geschützt wird damit die Entscheidungsfreiheit des Patienten über seine körperliche Integrität, über die sich der Arzt nicht selbstherrlich hinwegsetzen darf."[398]

Der persönlichkeitsrechtliche Ansatz bietet sich daher als Regelungsinstrument für Aufklärungspflichtverletzungen an. Er trägt den Einwendungen der Literatur gegenüber der Körperverletzungsdoktrin Rechnung. Da eine rechtswidrige Beeinträchtigung anhand einer umfassenden Güter- und Pflichtenabwägung festzustellen ist, bleibt genügend Raum für Interessenabwägungen. Er kann deshalb nicht den Vorwurf nach sich ziehen, durch einen gewissen Automatismus auf Rechtsgutsebene die Heilbehandlung zu diskriminieren. Auch wird hierdurch die Zweiseitigkeit der Arzt-Patient-Beziehung betont. Die strikte Trennung von Behandlungsfehler und Aufklärungspflichtverletzung ist geeignet, beide Verletzungstatbestände voneinander zu lösen und gedanklich als derart eigenständig zu betrachten, dass Tendenzen, dem Patienten einen Schadensersatzanspruch zuzusprechen, wenn ein Behandlungsfehler nicht nachweisbar ist, vorgebeugt werden kann. Das allgemeine Persönlichkeitsrecht hat sich zudem zivilrechtlich zu einem gewohnheitsrechtlich anerkannten Institut entwickelt,[399] weswegen das Selbstbestimmungsrecht, dessen Schwerpunkt im Autonomieaspekt liegt, wenigstens im Zivilrecht als eine Fallgruppe des allgemeinen Persönlichkeitsrechts zu verstehen ist, sei es, dass diese Ausformung über Art. 1 I,2 I GG oder über Art. 2 II 1 GG verbürgt wird.[400] Im Ergebnis erhält der Patient durch die Selbstbestimmungsaufklärung die Chance, in Kooperation mit dem Arzt eine informierte Entscheidung über die Modalitäten seiner individuellen Behandlung und damit über den Umgang mit dem eigenen Körper zu treffen. Durch eine nicht ordnungsgemäß informierte Einwilligung wird ihm diese Entscheidungschance genommen. Die Heilbehandlung ist zwar formal seine eigene Entscheidung, sie erfolgt aber nicht autonom, sondern fremdbestimmt. Folgen können zum einem

[397] *Francke*, Ärztliche Berufsfreiheit und Patientenrechte, S. 104.

[398] BGHZ 106, 391 (397 f.) BGHZ 24, 72 (78); 26, 349 (354).

[399] Vgl. *MK/Rixecker*, § 12 Anh. Rn. 2.

[400] Vgl. *MK/Rixecker*, § 12 Anh., Rn. 3, der über den Schutzauftrag der Art. 1 I, 2 I GG auch den Schutzauftrag des Art. 14 I GG in das allgemeine Persönlichkeitsrecht einfließen lässt.

materielle Schäden sein, da das Selbstbestimmungsrecht Körperlichkeitsaspekte aufweist[401], er kommt vor allen Dingen aber die Möglichkeit in Betracht, dass eine so verstandene Aufklärungspflichtverletzung nach § 823 I BGB immaterielle Schäden nach sich zieht.

4.4.2 Arten der Selbstbestimmungsaufklärung

Im Rahmen der Selbstbestimmungsaufklärung wird in Rechtsprechung und Literatur im allgemeinen thematisch nach ihrem Gegenstand zwischen der Diagnose- , der Verlaufs- und der Risikoaufklärung unterschieden.[402]

Die Diagnoseaufklärung informiert den Patienten über den medizinischen Befund.[403] Der behandelnde Arzt eröffnet ihm nach Auswertung der Diagnoseergebnisse, ob er überhaupt krank ist und unter welcher Krankheit er leidet.[404] Der Arzt ist jedenfalls in dem Moment zur Diagnoseaufklärung verpflichtet, in dem die Einholung einer Patienteneinwilligung erforderlich ist.[405] Sie ist dann nicht nur Teil der Sicherungs-,[406] sondern auch Teil der Selbstbestimmungsaufklärung, da sie die Grundlage für die weitere Verlaufs- und Risikoaufklärung des Patienten bildet. Nur mit dem Wissen um seine Krankheit wird er einerseits den

---

[401] Vgl. zu den Einzelheiten *Hart*, FS Heinrichs, S. 291 (315f.)

[402] Vgl. *Brüggemeier*, Deliktsrecht, Rn. 703; *Eisner*, Die Aufklärungspflicht des Arztes, S. 63; *Francke/Hart*, Charta der Patientenrechte, S. 120f.; *Katzenmeier*, Arzthaftung, S. 325; *Kern/Laufs*, Die ärztliche Aufklärungspflicht, S. 53ff; *Laufs/Uhlenbruck*, Handbuch des Arztrechts, § 63, Rn. 11; *Muschner*, Die haftungsrechtliche Stellung ausländischer Patienten, S. 20; *RGRK/Nüßgens*, § 823, Anh. II, Rn. 108; *Roßner*, Begrenzung der Aufklärungspflicht des Arztes, S. 55 ff.; *Hart*, Arzneimitteltherapie und ärztliche Verantwortung, S. 124 verweist darauf, dass die einzelnen Kategorien zusammen eine gegenständliche Einheit bildeten und zwar analytisch klar, aber praktisch kaum zu trennen seien; kritisch *Deutsch/Spickhoff*, Medizinrecht, Rn. 203: „Auf diese Weise ist ein verwirrendes Bezeichnungsnetz über eine komplexe Problematik geworden worden."; *Deutsch,* VersR 1981, 293. „Die Untergliederung der Aufklärung hat eine babylonische Sprachverwirrung hervorgerufen."; zust. *Bolsinger*, Dogmatik der Arzthaftung, S. 21.

[403] RG JW 1937, 3087; BGHZ 29, 176 (184); OLG Stuttgart VersR 1988, 695 ff.; LG Gießen NJW 1956, 1111; *Eisner*, Die Aufklärungspflicht des Arztes, S. 63; *Kern/Laufs*, Die ärztliche Aufklärungspflicht, S. 54; *Köster*, Die Haftung des Arztes für das Verschreiben von Medikamenten, S. 45; *Laufs/Uhlenbruck*, Handbuch des Arztrechts, § 63, Rn. 13; *Muschner*, Die haftungsrechtliche Stellung ausländischer Patienten, S. 20; *Voll*, Die Einwilligung im Arztrecht, S. 116; *RGRK/Nüßgens*, § 823, Anh. II, Rn. 108.

[404] *Kern/Laufs*, Die ärztliche Aufklärungspflicht, S. 54; *Laufs/Uhlenbruck*, Handbuch des Arztrechts, § 63, Rn. 11; *Francke/Hart*, Charta der Patientenrechte, S. 120f.; *Muschner,* Die haftungsrechtliche Stellung ausländischer Patienten, S. 20.

[405] RG JW 1937, 3087; BGHZ 29, 176 (184); OLG Stuttgart VersR 1988, 695 ff..

[406] Vgl. 4.3.2.

beabsichtigten Verlauf der Heilbehandlung verstehen als auch abwägen können, ob er ein bestimmtes Risiko eingehen möchte.[407]

Die Verlaufsaufklärung soll den Patienten in die Lage versetzen, den Nutzen der geplanten Therapiemaßnahme abschätzen zu können. Sie vermittelt daher Informationen über die verschiedenen Möglichkeiten der weiteren gesundheitlichen Entwicklung des Patienten, d.h. sie umfasst den nach dem jeweiligen Stand des ärztlichen Wissens prognostizierbaren Verlauf seines Zustandes in unbehandelter Form und die Aussicht, wie sich die Situation nach erfolgter Behandlung gestalten könnte.[408] Hierunter fallen etwa die Chancen einer Spontanheilung und die möglichen Risiken und Folgen der Nichtbehandlung.[409] Auch muss der Patient darüber in Kenntnis gesetzt werden, welche sicheren Folgen mit der Behandlung verbunden sind[410] und wie sich sein postoperativer Zustand gestaltet.[411] Die Verlaufsaufklärung meint aber nicht allein Aufklärung über den Krankheits-, sondern auch über den Behandlungsverlauf, sie erstreckt sich also auf die Art, den Umfang, die Durchführung der Heilbehandlung[412] und auf ihre Erfolgschancen.[413]

Im Mittelpunkt der Selbstbestimmungsaufklärung steht die Risikoaufklärung. Sie betrifft die Risiken einer medizinischen Behandlung, die sich auch bei Anwendung der gebotenen Sorgfalt, d.h. bei fehlerfreier Durchführung der Heilbe-

---

[407] Es ist umstritten, ob eine Diagnoseaufklärung nicht erforderlich ist, wenn die Erläuterung des Befundes nicht mit einer medizinisch relevanten Entscheidung des Kranken im Zusammenhang steht, die Diagnoseaufklärung also abhängig ist von einer Einwilligungserteilung. Gegen eine derartige restriktive Auffassung sprechen sich aus *Ankermann*, FS Steffen, S. 1 (2 ff); *Roßner*, Begrenzung der Aufklärungspflicht des Arztes, S. 55 ff. aus.

[408] *Brüggemeier*, Deliktsrecht, Rn. 704; *Francke/Hart*, Charta der Patientenrechte, S. 121; *Hart*, Arzneimitteltherapie und ärztliche Verantwortung, S. 126; *ders.* Jura 2000, 64 (66); vgl. des Weiteren *Deutsch/Spickhoff*, Medizinrecht, Rn. 205; *Katzenmeier*, Arzthaftung, S. 326; *Kern/Laufs*, Die ärztliche Aufklärungspflicht, S. 58; *Laufs/Uhlenbruck*, Handbuch des Arztrechts, § 63, Rn. 16; *RGRK/Nüßgens*, § 823, Anh. II, Rn. 109.

[409] *Hart*, Arzneimitteltherapie und ärztliche Verantwortung, S. 127.

[410] *Kern/Laufs*, Die ärztliche Aufklärungspflicht, S. 59 führen beispielhaft Operationsnarben, den Verlust des amputierten Gliedes, die Funktionsbeeinträchtigung eines Organs oder die Lücke im Gebiss nach einer Zahnextration als sichere Eingriffsfolgen auf. Vgl. des Weiteren *Laufs/Uhlenbruck*, Handbuch des Arztrechts, § 63, Rn. 18.

[411] OLG Hamburg NJW 1975, 603 (604); OLG Oldenburg MDR 1992, 236; *Laufs/Uhlenbruck*, Handbuch des Arztrechts, § 63, Rn. 19.

[412] *Kern/Laufs*, Die ärztliche Aufklärungspflicht, S. 58; *Katzenmeier*, Arzthaftung, S. 326; *Laufs/Uhlenbruck*, Handbuch des Arztrechts, § 63, Rn. 16 ff.; *RGRK/Nüßgens*, § 823, Anh. II, Rn. 109.

[413] *Kern/Laufs*, Die ärztliche Aufklärungspflicht, S. 61; *Laufs/Uhlenbruck*, Handbuch des Arztrechts, § 63, Rn. 19.

handlung, nicht mit Gewissheit ausschließen lassen.[414] Vermeidbare Risiken, also Risiken der fehlerhafter Behandlung sind dagegen nicht aufklärungsbedürftig.[415] Die Risikoaufklärung informiert also über die typischen und unvermeidbaren Behandlungsrisiken.

4.4.3 Umfang der Selbstbestimmungsaufklärung

Es gehört zu dem praktischen Hauptproblem im Arzthaftungsprozess, den Umfang der ärztlichen Aufklärungspflicht im Konfliktfall zu bestimmen, da es im Rahmen der ärztlichen Aufklärungspflicht keine normative Mitte, sondern lediglich einen situationsspezifischen, d.h. einen eingriffs- und patientenbezogenen Modus gibt. „Angesichts der Singularität jedes einzelnen medizinischen Falles, erweist es sich ... als unmöglich, eine abschließende Formel über den exakten Umfang und Inhalt der ärztlichen Aufklärungspflicht zu finden."[416] Der Umfang der Selbstbestimmungsaufklärung lässt sich somit nicht generell bestimmen, sondern ist das Ergebnis einer Abwägung aller Umstände des Einzelfalles.[417] Er ist anhand des Schutzzwecks der Selbstbestimmungsaufklärung zu ermitteln. Der Bundesgerichtshof hat in ständiger Rechtsprechung allgemeine Anforderungen an den Umfang der Aufklärung gestellt, die als Richtschnur dienen können. Danach soll der Patient durch die Aufklärung Wesen, Bedeutung und Tragweite der geplanten Maßnahme erkennen[418] und in die Lage versetzt werden, das Für und Wider verständig abzuwägen,[419] um eine selbstbestimmte Entscheidung über die Einwilligung in die geplante Therapiemaßnahme zu treffen und damit einen Teil der Verantwortung für die Behandlung zu übernehmen.[420] Im Ergebnis soll die Selbstbestimmungsaufklärung dem Patienten eine Entscheidungshilfe bieten.[421] Hierzu ist es nicht nötig, dem Patienten die mit der

---

[414]*Kern/Laufs,* Die ärztliche Aufklärungspflicht, S. 67; *Laufs/Uhlenbruck,* Handbuch des Arztrechts, § 64, Rn. 1; *Deutsch/Spickhoff,* Medizinrecht, Rn. 207; *Francke/Hart,* Charta der Patientenrechte, S. 121; *Putzo,* Die Arzthaftung, S.41; *Wussow,* VersR 2002, 1337 (1338).

[415] BGH VersR 62, 155; NJW 1985, 2193; VersR 1992, 358 (359); OLG Düsseldorf, VersR 1988, 968; OLG München VersR 1997, 1281); *Steffen/Dressler,* Arzthaftungsrecht, Rn. 374; *Weber-Steinhaus,* Ärztliche Berufshaftung, S. 203.

[416] *Knoche,* NJW 1989, 757.

[417] BGH NJW 1976, 363 (364); VersR 1981, 456 (457 ff); *Deutsch/Spickhoff,* Medizinrecht, Rn. 213; *RGRK/Nüßgens,* § 823 Anh. II Rn. 111; *Giesen,* JZ 1990, 1053 (1060); *Giesen,* Arzthaftungsrecht, Rn. 257; *Laufs,* Arztrecht, Rn. 198; *Giesen,* FS Skapski, S. 45 (61): „Das Selbstbestimmungsrecht des Patienten gebietet es (...), dass die Aufklärung für den jeweiligen Patienten quasi ´maßgeschneidert´ sein muss."

[418] BGHZ 29, 176 (180)

[419] BGH AHRS 5350/2; NJW 1986, 780; 1990, 2929; *RGRK/Nüßgens,* § 823 Anh. II Rn. 111

[420] *Wendt,* Die ärztliche Dokumentation, S. 99.

[421] *Giesen,* Arzthaftungsrecht, Rn. 210; *Katzenmeier,* Arzthaftungsrecht, S. 327 f.; *Schaffer* VersR 1993, 1458 f.

Behandlung verbundenen Risiken medizinisch exakt zu beschreiben, [422] da die Aufklärung dem Patienten kein medizinisches Entscheidungswissen vermitteln soll.[423] Vielmehr muss der Arzt eine umfangreiche Übersetzungsarbeit leisten und dem Patienten dartun, inwiefern die Behandlung seine persönliche Situation tangieren kann.[424] In diesem Sinne selbstbestimmt kann eine Entscheidung nur dann sein, wenn die für den Patienten entscheidungsrelevanten Informationen zur Verfügung gestellt werden.[425] Dabei muss der Arzt im Normalfall nicht explizit auf alle denkbaren Nebenwirkungen der Behandlung eingehen, es genügt eine Aufklärung „im Großen und Ganzen",[426] d.h. dem Patienten muss ein allgemeines Bild von der Schwere und Richtung des konkreten Risikospektrums vermittelt werden.[427]

4.4.3.1 Bestimmung der Entscheidungsrelevanz von Informationen

Ausgangspunkt für die Frage, welche Informationen für den Patienten entscheidungsrelevant sind, ist dessen Informationsbedürfnis.[428] Diese Vorgabe ist zwar allgemeingültig, aber dennoch interpretationsbedürftig. Sie birgt eine Reihe von Konfliktpunkten. Ihre Schwierigkeit besteht darin, das Informationsbedürfnis des Patienten zu bestimmen. Sie setzt idealtypisch voraus, dass der Arzt in der Lage ist, das Aufklärungsbedürfnis des Patienten konkret zu bestimmen, er es also eruieren, richtig einschätzen und dem Patienten die notwendigen Informationen zur Verfügung stellen kann. Diese Betrachtung hat sich mit dem Vorwurf auseinander zu setzen, dass sie für den Arzt Unsicherheitsmomente aufweist, da er der Gefahr einer Fehleinschätzung ausgesetzt ist. Angesichts des in der Praxis festzustellenden Zeitdrucks kann ein derartiges Vorgehen zudem unrealistisch sein.

Von ärztlicher Seite, aber auch in der juristischen Literatur wird die gesamte Rechtsprechungspraxis bezüglich der Aufklärungspflicht im Hinblick auf deren

---

[422] BGH NJW 1991, 2346; NJW 1992, 754; NJW 2000, 1784 (1786); OLG Stuttgart AHRS 5350/100; vgl. auch *Schwalm*, MDR 1960, 722 (724).

[423] *Giesen*, Arzthaftungsrecht, Rn. 258; *Franz/Hansen*; Aufklärung aus ärztlicher und juristischer Sicht, S. 33.

[424] *Steffen/Dressler*, Arzthaftungsrecht Rn. 329 f.; *Giesen*, Arzthaftungsrecht, Rn. 258; *Katzenmeier*, Arzthaftungsrecht, S. 327 f.

[425] *Hart*, MedR 2003, S. 603.

[426] BGHZ 90, 103 (105f.); BGH NJW 1985, 2192; 1986, 780; BGHZ 102, 17(23); BGH NJW 1988, 1514; NJW 1991, 2342; 1992, 2928; 1995, 2410; 1997, 1637; 2000, 1784 (1786).

[427] OLG Köln VersR 2000, 361; *Katzenmeier*, Arzthaftungsrecht, S. 327; *Steffen/Dressler*, Arzthaftungsrecht, Rn. 329.

[428] *Hart*, MedR 2003, 603.

Vorhersehbarkeit und Rechtssicherheit kritisiert.[429] Es wird beklagt, dass die Rechtsprechung des Bundesgerichtshofes überspannte Anforderungen an den Arzt stelle und auf ärztliche Belange kaum Rücksicht nehme, da es den Juristen am rechten Verständnis des Heilberufes, der Lebenswirklichkeit des medizinischen Alltages und der Aufnahmemöglichkeiten des Patienten fehle.[430] Man sprach angesichts dieser Wertungsdifferenzen zwischen Ärzte und Juristen, die Ausdruck des Spannungsverhältnisses zwischen dem Selbstbestimmungsrecht des Patienten auf der einen und der ärztlichen Berufsfreiheit auf der anderen Seite sind,[431] bereits von einem „kalten Krieg".[432] Angesichts ihrer Nöte, der strengen und verästelten Kasuistik des Bundesgerichtshofes gerecht zu werden, erwartet die Ärzteschaft, „die dem Aufklärungspostulat täglich tausendfach im hektischen Praxis- und Klinikbetrieb in den unterschiedlichsten Situationen genügen soll, eindeutige und praktikable Handlungsanweisungen."[433] Es stellt sich die Frage, inwieweit man bei der Festlegung des im Einzelfall vorzunehmenden Aufklärungsumfanges das Informationsbedürfnis des Patienten konkret oder abstrakt zu bestimmen hat. Es ist dabei in die Überlegungen insbesondere der Gesichtspunkt einzustellen, dass eine objektivierte Bestimmung des Aufklärungsumfanges die Aufklärung begrenzen kann.

4.4.3.1.1 Der „verständige Patient"

Der Bundesgerichtshof griff erstmals im 2. Elektroschockurteil aus dem Jahre 1958 zur Bewertung des Informationsbedürfnisses des Patienten die Figur des verständigen Patienten auf.[434] Mit diesem „juristischen Orientierungsmodell"[435] sollte ein Aufklärungsstandard bestimmt und die Grenzen abgesteckt werden, bis zu der ein Patient eine Aufklärung erwarten durfte.[436] Danach kommt dem „verständigen Patienten" insbesondere bei dem „Wie" der Patientenaufklärung

---

[429] *Ehlers*, Die ärztliche Aufklärung, S. 7: "... kann kein Jurist mit hundertprozentiger Gewissheit dem Arzt vorhersagen, ob er mit seinem durchgeführten Aufklärungsgespräch vor Gericht bestehen wird oder nicht." Es ist auch aus diesem Grund von einem „Lotteriespiel der Arzthaftung" gesprochen worden, vgl. *Schaffer* VersR 1993, 1458 (1460).

[430] *Giebel u.a.*, NJW 2001, 863. Vgl. auch *Damm*, MedR 2002, 375, der auf eine Inkongruenz von Normalität und Normativität hinweist.

[431] *Francke*, Ärztliche Berufsfreiheit und Patientenrechte, S. 180: „Über die Festlegung des im Einzelfall vorzunehmenden Aufklärungsumfanges wird die Grenze zwischen dem Selbstbestimmungsrecht und der ärztlichen Berufsfreiheit gezogen."

[432] *Giesen*, JZ 1982, 391 (401); *Schwalm*, MDR 1960, 722 (723).

[433] *Franzki*, MedR 1994, 171 (176).

[434] BGHZ 29, 46; seitdem u.a. BGH VersR 1973, 244 (245); vgl. zum verständigen Patienten die Ausführungen von *Steffen*, MedR 1983, 88.

[435] *Steffen*, MedR 1983, 88 (89).

[436] *Menter*, Die therapeutische Aufklärung, S. 47.

eine Entlastungsfunktion zu.[437] Mittlerweile findet sich die Figur des „verständigen Patienten" nicht mehr in der Rechtsprechungspraxis des Bundesgerichtshofes. Vielmehr gibt dieser nunmehr zur Bestimmung des Aufklärungsumfanges ausschließlich Kriterien wie die Gefahrentypizität, die Dringlichkeit der Behandlung sowie die Größe des Behandlungsrisikos vor, die auf die jeweilige Situation umgesetzt werden müssen.[438] Maßgeblich ist deshalb nicht der generelle Maßstab, den die Figur des verständigen Patienten festlegt, sondern das individuelle Informationsbedürfnis des Patienten im konkreten Arzt-Patient-Verhältnis.[439] Wenn in Rechtsprechung und Literatur für die Bestimmung des angemessenen Umfanges auf die Kriterien der Gefahrentypizität, der Dringlichkeit der Behandlung sowie die Größe des Behandlungsrisikos Bezug genommen wird,[440] so handelt es sich hierbei um Grundsätze, die der vorausschauenden Betrachtung des Aufklärungsumfanges durch den Arzt als Maßstab der Aufklärungspflicht im Einzelfall dienen.[441] Zu beachten ist aber, dass der Arzt dem Patienten Informationen schuldet, die **dieser** Patient ausdrücklich oder konkludent zu erhalten wünscht.[442] Deshalb schuldet er „dem Patienten positiv auf jeden Fall (zunächst) das (Mindest-) Maß an Aufklärung, das für jeden anderen in dieser Situation relevant wäre"[443], also „Informationen, die **ein** Patient in dieser Situation typischerweise im Hinblick auf seine Erkrankung, deren Verlauf und deren Behandlungsverlauf und –folgen/wirkungen (positiv wie negativ) vermutlich (= aus Sicht des objektiven Beobachters) für erhaltenswert hält."[444] Es würde dagegen eine Verkürzung des Selbstbestimmungsrechts bedeuten, wenn er das Informationsbedürfnis aus der Sicht des objektiven Betrachters zur Obergrenze der geschuldeten Aufklärung erhebt:[445] „Der erkennbare Aufklärungswunsch des

---

[437] *Steffen*, MedR 1983, 88 (90).

[438] *Giesen*, Arzthaftungsrecht, Rn. 257.

[439] *Brüggemeier*, Deliktsrecht, Rn. 720 f.; *Francke/Hart*, Ärztliche Verantwortung und Patienteninformation, S. 28; *dies.*, Charta der Patientenrechte, S. 128; *Hart*, Arzneimitteltherapie und ärztliche Verantwortung, S. 126; *Katzenmeier*, Arzthaftung, S. 331; *RGRK/Nüßgens*, ,§ 823 Anh. II, Rn. 112.

[440] Vgl. *Brüggemeier*, Deliktsrecht, Rn. 720 f.; *Deutsch/Spickhoff*, Medizinrecht, Rn. 215 ff.; *Giesen*, Arzthaftungsrecht, Rn. 278 ff.; *RGRK/Nüßgens*, § 823 Anh. II, Rn. 113 ff.; *Voll*, Die Einwilligung im Arztrecht, S. 121 ff.

[441] *Giesen*, Arzthaftungsrecht, Rn. 278.

[442] *Hart*, MedR 2003, 603.

[443] *Giesen*, Arzthaftungsrecht, Rn. 278.

[444] *Hart*, MedR 2003, 603.

[445] *Giesen*, Arzthaftungsrecht, Rn. 278; vgl. auch *Steffen*, MedR 1983, 88 (89): „Das Modell des „verständigen Patienten" gibt dem Arzt eine erste Hilfe bis zur besseren Erkenntnis der individuellen Entscheidungs-Präferenzen seines Patienten."; *RGRK/Nüßgens*, § 823 Anh. II, Rn. 112: „...soll diese Leitfigur nicht das Recht kürzen oder gar ersetzen, vielmehr die Umsetzung seines Selbstbestimmungsrechts praktikabel gestalten."

Patienten ... geht vor."[446] Der Inhalt und der Umfang der Aufklärungspflicht des Arztes im Rahmen der Risikoaufklärung ist somit konkret-individuell auf die Behandlungssituation und den zu behandelnden Patienten zuzuschneiden.[447]

4.4.3.1.2 Das konkrete, individuelle Informationsbedürfnis des Patienten

Der Arzt hat dem Patienten alle Informationen mitzuteilen, die **dieser** Patient ausdrücklich oder konkludent zu erhalten wünscht.[448] Auf Fragen des Patienten zu Behandlungsaspekten hat der Arzt daher umfassend und wahrheitsgemäß zu antworten.[449] Wenn zunehmend auch von ärztlicher Seite das zwischen dem Arzt und dem Patienten bestehende Vertrauensverhältnis und die Individualität des Patienten betont wird, so muss sich der Arzt zudem in die Rolle des Patienten hineinversetzen.[450] Es kann ein situationsabhängiges Vorgehen gefordert werden, dass sich an der Persönlichkeitsstruktur des Patienten und der Behandlungssituation, namentlich der Krankheit selbst, ihrem Stadium und ihrer Prognose orientiert.[451] Der Hinweis aus der Ärzteschaft auf zeitliche Praktikabilitätsschwierigkeiten geht insoweit fehl: „Die für die Aufklärung aufgewandte Zeit muss ein Menschenschicksal wert sein."[452]

Da sich die Aufklärung nach dem konkreten Informationsbedürfnis des Patienten richtet, kann der Arzt folgerichtig nicht verpflichtet sein, über diejenigen Dinge aufzuklären, die der Patient schon weiß, er also bereits vorinformiert ist.[453] Derartiges Wissen kann er sich auf die unterschiedlichste Art und Weise angeeignet haben. Grundsätzlich kommt es in Betracht, dass Broschüren, Bücher, eigene Erfahrungen beruflicher Art oder aus früherer Krankheit[454] dem Pa-

---

[446] *Steffen*, MedR 1983, 88 (89).

[447] Vgl. auch *Spann/Liebhardt/Penning*, FS Weissauer, S. 143: „Im Mittelpunkt steht die Frage, welchen Wissensstand ein konkreter Patient bei seiner konkreten Krankheit benötigt, um im Zusammenwirken mit dem behandelnden Arzt frei und kompetent darüber entscheiden zu können, was für ihn in seiner Situation aus seiner Sicht am besten ist."

[448] *Hart,* MedR 2003, 603.

[449] BGH AHRS 5350/2; *Brüggemeier*, Deliktsrecht Rn. 720.

[450] *Kuhnert*, Die vertragliche Aufklärungspflicht des Arztes, S. 58 f.

[451] *Hämmerli*, MMW 1980, 31.

[452] OLG Stuttgart NJW 1973, 560 (561).

[453] BGH VersR 1961, 1036 (1038); 1983, 957 (958); NJW 1984, 1807 (1808); 1990, 2928 (2929); OLG Köln VersR 1995, 1237. *Deutsch/Spickhoff*, Medizinrecht, S. 146; *Katzenmeier*, Arzthaftung, S. 333; *Laufs/Uhlenbruck*, Handbuch des Arztrechts, § 64 Rn. 15; *Lepa*, FS Geiß, S. 449 (452).

[454] Derartige Erfahrungen müssen indes dazu geführt haben, dass der Patient eine bestimmte Gefahr oder die generelle Risikobehaftetheit einer bestimmten Therapie kannte, *Laufs/Uhlenbruck*, Handbuch des Arztrechts, § 64 Rn. 15; *Katzenmeier*, Arzthaftung, S. 333.

tienten die notwendigen Informationen vermittelt haben.[455] Im Rahmen der Beurteilung, ob der Patient angemessen vorinformiert war, ist aber darauf abzustellen, ob eine den Aufklärungspflichten des Arztes vergleichbare Wissensdarstellung bzw. -vermittlung stattgefunden hat.

Die Rechtsprechung macht den Umfang der Aufklärung zum Teil von den für den Arzt erkennbaren Merkmalen des Patienten wie eine aktive Beteiligung am Gespräch, den Beruf oder Bildungsstand abhängig. Danach soll gegenüber Angehörigen differenzierter Berufe, überdurchschnittlich intelligenten und Menschen mit höherem Bildungsgrad, die sich insbesondere bereits intensiv mit der Krankheit auseinandergesetzt haben, in der Regel ein allgemeiner Hinweis auf den Stellenwert der Krankheit und der Risiken ausreichend sein, der weitergehende Informationen den Fragen des Patienten anheim stellt.[456] Hiermit ist das Prinzip der Stufenaufklärung angesprochen. Auch die rein mündliche Aufklärung[457] kann danach in zwei Aufklärungsphasen erfolgen. Zunächst erhält der Patient eine sog. Basisaufklärung. Der Patient muss dort derart informiert werden, dass er sich allgemein darüber im klaren ist, dass die ins Auge gefasste Behandlung beträchtliche Folgen haben kann.[458] Einzelhinweise sind erforderlich bei überraschenden oder schwerwiegenden Risiken. *Giesen* beschreibt diesen Ansatz als „eine vom individuellen Informationsbedürfnis abrufbare schrittweise Stufenaufklärung." [459]

Nach der Rechtsprechung braucht der Arzt zudem nicht über Gefahren aufzuklären, die jeder Operation anhaften, etwa über die Gefahr von Embolien, Wundinfektionen, Narbenbrüche oder Thrombosen. [460] Diese darf er im Regelfall bei seinem Patienten als bekannt voraussetzen, da er davon ausgehen kann, dass dieser genauso wie die Allgemeinheit ein entsprechendes medizinisches Basiswissen besitzt.[461] Sofern der Patient aber den Eingriff erkennbar für ganz ungefährlich hält, ist auch darüber näher aufzuklären.[462] So ist der behandelnde Arzt

---

[455] *Laufs/Uhlenbruck*, Handbuch des Arztrechts, § 64 Rn. 15; *Giesen*, Arzthaftungsrecht, Rn. 275, Fußnote 405; *Katzenmeier*, Arzthaftung, S. 333; *RGRK/Nüßgens*, § 823 Anh. II Rn. 93.

[456] BGH NJW 1976, 363 (364); NJW 1979, 1933; NJW 1980, 1333 (1334); OLG Hamm VersR 1998, 323; *Giesen*, Arzthaftungsrecht Rn. 275; *Katzenmeier*, Arzthaftung, S. 334.

[457] Vgl. zur Form der Aufklärung und insbesondere zu den Möglichkeiten des Gebrauchs von Aufklärungsformularen 4.5. und 5.5.

[458] *Giesen*, Arzthaftungsrecht, Rn. 272.

[459] *Giesen*, Arzthaftungsrecht, Rn. 272.

[460] BGH NJW 1986, 780; NJW 1992, 743; NJW 1996, 788; OLG Köln VersR 1995, 543; OLG Oldenburg VersR 1998, 769.

[461] BGH NJW 1992, 743.

[462] *Katzenmeier*, Arzthaftung, S. 330 f.

über Komplikationen aufklärungspflichtig, die sich für den medizinischen Laien in eine überraschende Richtung entwickeln und ihn schwer belasten können.[463]

Die Rechtsprechung beschränkt die Aufklärungspflicht des Arztes also zum einen, wenn der Patient Kenntnis von den Risiken der medizinischen Behandlung hat. Mit der Beschränkung der Aufklärungspflicht mit Hilfe der für den Arzt erkennbaren Patientenmerkmale oder bei „allgemein bekannten" Risiken greift der BGH zudem auf „Kenntnis-Indizien" zurück, die zu einem „Kennenmüssen" führen.[464] Diese Einschränkung der Selbstbestimmungsaufklärung ist der Praktikabilität und Vorhersehbarkeit für den Arzt geschuldet und stellt dem Selbstbestimmungsrecht des Patienten dessen Eigenverantwortlichkeit zur Seite. Richtig an diesem Ansatz ist, dass sich in modernen Gesellschaften in allen gesellschaftlichen Teilbereichen eine Verselbständigung und Individualisierung des einzelnen abzeichnet und sich das Individuum in der Folge einer wachsenden Selbstverantwortung gerade auch im Gesundheitssystem und in der einzelnen Arzt-Patient-Beziehung gegenübersieht.[465] Es wird betont, dass der Patient für seine Gesundheit selbst verantwortlich ist und er von dieser Eigenverantwortung auch durch die verschiedenen Berufspflichten nicht befreit ist.[466] Kann man aber die Kenntnis des Aufklärungsinhaltes bzw. einzelner Punkte voraussetzen? Gibt es Kriterien, die eine derartige Aufklärungsbegrenzung rechtfertigen? Zu beachten ist insoweit, dass personenbezogene Differenzierungen in Form des selbstsicheren und klugen Patienten oder des Angehörigen eines differenzierten Berufes nicht unproblematisch sind und zudem immer die individuelle Situation der Krankheit im Auge behalten werden muss. Dies soll nicht allgemeingültig, sondern allein für den Bereich der Arzneimitteltherapie bzw. von Routinemaßnahmen untersucht werden.[467]

Grundsätzlich wird der Umfang der ärztlichen Aufklärung im Einzelfall durch die Kriterien der Gefahrentypizität, der Dringlichkeit der Behandlung sowie der Größe des Behandlungsrisikos bestimmt.[468] Diese Merkmale stehen in einer „komparativen Wechselbeziehung" zueinander,[469] d.h. bei der Bestimmung des Aufklärungsumfanges im konkreten Fall sind alle in einer Gesamtbetrachtung in Beziehung zueinander gesetzt werden.

---

[463] BGHZ 116, 379 (382).

[464] *Giesen*, Arzthaftungsrecht, Rn. 276.

[465] Vgl. *Hurrelmann/Leppin*, Moderne Gesundheitskommunikation, S. 9 (12).

[466] *Francke*, Ärztliche Berufsfreiheit und Patientenrechte, S. 158.

[467] Vgl. 5.5.

[468] *Brüggemeier*, Deliktsrecht, Rn. 720 f.;*RGRK/ Nüßgens*, § 823 Anh. II, Rn. 113 ff

[469] *Ermann/Schiemann*, § 823 Rn. 138.

4.4.3.2 Typische Gefahren bzw. eingriffsspezifische Risiken

Der Arzt muss seinen Patienten nicht über alle Risiken einer ärztlichen Behandlung informieren. Es ist vor allem über die typischen Gefahren einer Behandlung aufzuklären.[470] Typische Gefahren sind solche, die mit der Behandlung verbunden zu sein pflegen und mit deren Eintreten nach dem Stande ärztlicher Erfahrung und Wissenschaft gerechnet werden muss.[471] Ursprünglich fügte der BGH diesem Merkmal der typischen Gefahr den Moment der Komplikationsdichte hinzu. Danach brauchte der Arzt nicht über die Risiken einer medizinischen Behandlung aufzuklären, die nur selten wirklich eintreten.[472] Das bedeutete im Prozess die Feststellung einer statistischen Wahrscheinlichkeit des Eintritts von Komplikationen aufgrund von empirischen Untersuchungen.[473] Es ist auf den ersten Blick bestechend, den Umfang der Aufklärung mit einer zahlenmäßigen Grenzziehung unter Zuhilfenahme statistischer Durchschnittszahlen zu bestimmen. Die Rechtsprechung hat aber erkannt, dass Risikostatistiken für den Einzelfall nur einen begrenzten Aussagewert haben und generell für den Umfang der Aufklärung nur einen geringen Wert besitzen. Dies ist in diesem Rahmen bereits für die Nebenwirkungen von Arzneimitteln erläutert worden.[474] Im weiteren Verlauf der Rechtsprechungspraxis ist das Element daher weggefallen. So hat der BGH in einem Urteil aus dem Jahre 1975 ausgesprochen, dass eine Aufklärung auch über extrem seltenen Zwischenfallrisiken (1:1000 oder 1:2000) notwendig ist, um die Entscheidungsfreiheit des Patienten zu wahren.[475] Es gilt daher der Grundsatz, dass auch eine Aufklärungsverpflichtung über seltene Risiken besteht, wenn sie als typische Gefahren zu qualifizieren sind und darüber hinaus bei Verwirklichung die Lebensführung des Patienten schwer belasten:[476] „Entscheidend für die ärztliche Hinweispflicht ist nicht ein bestimmter Grad der Risikodichte, insbesondere nicht eine bestimmte Statistik. Maßgebend ist vielmehr, ob das betreffende Risiko dem Eingriff spezifisch anhaftet und es bei sei-

---

[470] Vgl. *Brüggemeier*, Deliktsrecht, Rn. 723; *RGRK/Nüßgens*, § 823 Anh. II, Rn. 124 f.; *Wussow*, VersR 2002, 1337 (1340).

[471] BGHZ 29, 46 (58); 29, 176 (181).

[472] BGHZ 29, 46 (60) formuliert: „Auch über typische Schäden einer Behandlung bedarf es keiner Belehrung, wenn sie nur in entfernt seltenen Fällen auftreten und anzunehmen ist, dass sie bei einem verständigen Patienten für seinen Entschluss, in die Behandlung einzuwilligen, nicht ernsthaft ins Gewicht fallen." BGH NJW 1963, 393 (394); VersR 1969, 135.

[473] *Brüggemeier*, Deliktsrecht Rn. 724; *Francke/Hart*, Ärztliche Verantwortung und Patienteninformation, S.27; *dies.*, Charta der Patientenrechte, S. 129.

[474] Vgl. 2.2.2.

[475] BGH NJW 1976, 363; vgl. auch OLG Hamm VersR 1992, 610: Danach muss vor einer Injektion in das Kniegelenk eines Patienten über das Infektionsrisiko trotz großer Seltenheit (1:100.000) aufgeklärt werden.

[476] BGH NJW 1980, 633; KG Berlin AHRS 5350/101.

ner Verwirklichung die Lebensführung des Patienten besonders belastet...“[477]
Mit dem Verweis auf die Lebensführung wird der Vorgabe Rechnung getragen, dass es auf die individuelle – beruflich wie private - Situation des Patienten und dessen Prioritäten und Wertvorstellungen ankommt. Danach besteht auch dann eine Pflicht zur Aufklärung über das Risiko einer Nervenverletzung vor der Extraktion eines Weisheitszahnes, wenn die Wahrscheinlichkeit der Verwirklichung dieses Risikos bei unter 0,1 bzw. 1 % liegt, da es sich hierbei um typische Risiken handelt, deren Kenntnis bei einem Durchschnittspatienten ohne medizinische Vorbildung und ohne besondere Erfahrung mit einer spezifischen Krankheitsgeschichte nicht vorausgesetzt werden kann und deren Folgen der Verwirklichung nicht untergeordneter Natur sind.[478]

4.4.3.3 Größe des Behandlungsrisikos

Bei der „Größe des Behandlungsrisikos“ handelt es sich um einen qualitativen Risikoaspekt.[479]„Je schwerwiegender die Folgen des Eingriffs, desto strenger und umfassender ist die Aufklärungspflicht.“[480] Eine ausführliche Aufklärung ist daher immer dann geboten, wenn aufgrund der Behandlung Dauerschäden zu erwarten sind.[481] Dagegen reduzieren sich die Aufklärungserfordernisse bei einer nur vorübergehenden Beeinträchtigung.

4.4.3.4 Indikationslage der Behandlung

Zudem besteht ein Zusammenhang zwischen der Aufklärungspflicht des Arztes und der jeweiligen Indikationslage des Eingriffs, also der „Dringlichkeit des Eingriffs“. Der Umfang der Aufklärung nimmt dabei umgekehrt proportional zur Dringlichkeit des Eingriffs ab.[482] Je weniger dringend sich die Indikation darstellt, desto höhere Anforderungen werden an das Maß und die Genauigkeit der Aufklärung gestellt.[483] Umgekehrt wird daraus der Schluss gezogen, dass der Aufklärungsumfang geringer ist, wenn die ärztliche Behandlung dringlich ist.[484] Der Begriff der Dringlichkeit umfasst eine sachliche und eine zeitliche Dimen-

---

[477] BGH NJW 2000, 1884 (1885).

[478] OLG Düsseldorf VersR 1989, 290; vgl. auch BGH VersR 1994, 682.

[479] *Brüggemeier*, Deliktsrecht Rn. 726.

[480] BGH NJW 1981, 633; NJW 1988, 1514 (1515); OLG Köln VersR 1988, 1049 (1050); *Giesen*, Arzthaftungsrecht, Rn. 284.

[481] *Voll*, Die Einwilligung im Arztrecht, S. 125.

[482] *Geiß/Greiner*, Arzthaftpflichtrecht, S. 222.

[483] BGH NJW 1980, 1333; AHRS 5350/8- Verkürzungsosteotomie; *Francke/Hart*, Charta der Patientenrechte, S. 130.

[484] *Voll*, Die Einwilligung im Arztrecht, S. 123.

sion, wobei sich die sachliche auf die Art der Indikation bezieht.[485] In der ärztlichen Praxis besteht ein Spektrum möglicher Indikationsstufen, angefangen von der niedrigen Indikationsstufe einer medizinisch nicht indizierten Behandlung über die relative Indikation (angezeigte, aber nicht notwendige Behandlung) und die absolute Indikation (zwingender Grund für eine Behandlung) bis zur vitalen Indikation (zwingender Grund für eine Behandlung wegen Lebensgefahr).[486] Üblicherweise wird als Beispiel für eine medizinisch nicht indizierte Behandlung die kosmetische Operation genannt.[487] Dort bedarf es daher einer umfassenden und schonungslos offenen Aufklärung (Totalaufklärung) über das mögliche Operationsergebnis, über Verschlechterungen und das Risiko des Misslingens.[488] Generell hat der Arzt auch über ganz seltene Risiken zu informieren. Gleiches gilt für neuartige Behandlungsmethoden[489] und diagnostische Eingriffe ohne therapeutischen Eigenwert[490] sowie für irreversible Eingriffe.[491] Dagegen sind bei vital indizierter Behandlung die Anforderungen an die Aufklärungspflicht verringert.[492] Dies bedeutet indes nicht, dass das Selbstbestimmungsrecht des Patienten bei Krankheiten, die das Leben des Kranken akut bedrohen und einen unaufschiebbarer Eingriff, der sich zudem ohne Alternative darstellt, notwendig machen,[493] zurücktritt. Vielmehr muss auch unter diesen Bedingungen das Selbstbestimmungsrecht gewahrt bleiben: „Auch bei vitaler Indikation eines Eingriffs verlangt das Selbstbestimmungsrecht des Patienten, dass sein Arzt ihm die Möglichkeit lässt, über den Eingriff selbst zu entscheiden und ihn gegebenenfalls abzulehnen, auch wenn solcher Entschluss medizinisch unvernünftig ist."[494] Deshalb kann zwar insbesondere aus Gründen des Zeitmangels der Aufklärungsumfang reduziert sein, gleichwohl muss der Arzt dem Patienten unverzüglich alle Informationen vermitteln, die für seinen Entschluss wesent-

[485] *Brüggemeier*, Deliktsrecht Rn. 727. Die zeitliche Dringlichkeit wird wohl immer nur bei absoluten und vitalen Indikationen eine Rolle spielen, vgl. *Brüggemeier*, Deliktsrecht Rn. 728.

[486] Vgl. *Pschyrembel*, Klinisches Wörterbuch, Stichwort Indikation.

[487] Vgl. BGH NJW 1972, 335; OLG München VersR 1993, 1529 ff; *Francke/Hart*, Charta der Patientenrechte, S. 132; *Roßner*, Begrenzung der Aufklärungspflicht des Arztes, S. 93; *RGRK/Nüßgens*, § 823 Anh. II Rn. 118: Schulbeispiel eines Sachverhalts am Ende der Dringlichkeitsskala.

[488] *Voll*, Die Einwilligung im Arztrecht, S. 122.

[489] *Katzenmeier*, Arzthaftungsrecht, S. 328.

[490] BGH VersR 1968, 558; 1979, 720 (721).

[491] BGH NJW 1981, 633; NJW 1988, 1514; OLG Köln VersR 1988, 1049; *Francke/Hart*, Charta der Patientenrechte, S. 132; *Giesen*, Arzthaftungsrecht, Rn. 283.

[492] BGH NJW 1959, 825; NJW 1966, 1856; *Giesen*, Arzthaftungsrecht Rn. 279; *Francke/Hart*, Charta der Patientenrechte, S. 132.

[493] So die herrschende Definition einer vitalen Indikation, vgl. *Giesen*, Arzthaftungsrecht Rn. 279; *Voll*, Die Einwilligung im Arztrecht, S. 124.

[494] BGHZ 90, 103 (105f.) = JR 1985, 65 (66).

lich sind, damit er in möglichst kurzer Zeit eine Entscheidung über die Behandlung treffen kann. Hierzu können auch seltene Risiken gehören. So muss der Patient vor einer vital indizierten Herzoperation auf offenbar ernsthaft in Betracht zu ziehende, schwerwiegende und außerordentlich belastende, wenn auch seltene, Komplikationen hingewiesen werden.[495]

4.4.3.5 Behandlungsalternativen

Eine wichtige Komponente der Selbstbestimmungsaufklärung stellt die des Bestehens unterschiedlicher Behandlungsmethoden dar. Zur Debatte steht hierbei der Konflikt zwischen dem Selbstbestimmungsrecht des Patienten und seinem daraus resultierenden Informationsbedürfnis als Voraussetzung einer eigenverantwortlichen Entscheidung über die zu wählende Behandlungsart und dem Interesse des Arztes an der Erhaltung seiner haftungsrechtlichen Therapiefreiheit und der darin enthaltenen Freiheit der Methodenwahl.[496] Die Selbstbestimmungsaufklärung hat sowohl unter dem Aspekt der Verlaufs- als auch unter dem Aspekt der Risikoaufklärung Behandlungsalternativen innerhalb einer Behandlungsform[497] oder zwischen verschiedenen Behandlungsformen[498] zu berücksichtigen.[499] Zwar ist die Wahl der Therapiemethode Sache des Arztes.[500] Dies bedeutet grundsätzlich, dass er unter verschiedenen Therapiemethoden seine konkrete Anwendungsmethode frei wählen darf und den Patienten ungefragt seine Methodenwahl nicht erläutern muss, solange sie dem medizinischen Standard entspricht.[501] Um das Selbstbestimmungsrecht des Patienten zu wahren, ist es aber in bestimmten Fällen erforderlich, ihn über alternative Behandlungsmethoden aufzuklären. Entscheidend ist dabei der Umstand, dass im Rahmen der Aufklärung dem Patienten bewusst gemacht werden muss, dass in seiner Lage nicht eine Behandlungsmethode die ultima ratio ist, sondern dass sie eine durch-

---

[495] BGH VersR 1990, 1010.

[496] *Francke/Hart*, Ärztliche Verantwortung und Patienteninformation, S. 36; vgl. ferner *Schelling/Erlinger* MedR 2003, 331.

[497] Ein neueres Beispiel aus dem operativen Bereich für verschiedene Behandlungsmethoden innerhalb einer Behandlungsform ist die Wahl zwischen der operativen Versorgung eines Fingers mit der Nahlappenmethode oder der Fernlappenmethode, vgl. OLG Dresden VersR 2002, 440; in der Anästhesie besteht die Möglichkeit einer Vollnarkose oder einer Periduralanästhesie, vgl. BGH NJW 1974, 1422 (1423).

[498] In der Chirurgie stehen sich bspw. die konservative Behandlung oder die Operation gegenüber, vgl. BGH NJW 2000, 1788 (1789).

[499] Vgl. insgesamt *Schelling/Erlinger,* MedR 2003, 331; *Francke/Hart*, Ärztliche Verantwortung und Patienteninformation, S. 35ff.

[500] BGH NJW 1982, 2121; BGHZ 102, 17; BGH NJW 1988, 1516; NJW 1989, 1538; VersR 1998, 766; OLG Nürnberg MedR 2001, 577; MedR 2002, 29; OLG Dresden VersR 2002, 440.

[501] BGH NJW 1982, 2121.

aus ernstzunehmende Alternative hat.[502] Es müssen also an sich gleichwertige Behandlungsmethoden alternativ zur Verfügung stehen. Sofern sich diese hinsichtlich ihres Risikoprofils unterscheiden, ist es erforderlich, den Patienten darüber aufzuklären, welche anderen Behandlungsmöglichkeiten in Betracht kommen (Aspekt der Risikoaufklärung).[503] Auf der anderen Seite muss der Patient aber auch darüber informiert werden, wenn bei seiner Krankheit unterschiedliche Behandlungsmaßnahmen in Betracht kommen, die sich hinsichtlich des Behandlungs- und Krankheitsverlaufes unterscheiden, die also unterschiedliche Belastungen und Erfolgschancen aufweisen, damit er selbst entscheiden kann, was er im Hinblick auf eine mögliche Genesung in Kauf nehmen will (Aspekt der Verlaufsaufklärung). So bedarf es insbesondere einer Aufklärung, wenn eine konservative Behandlung mit einem chirurgischen Eingriff konkurriert.[504] Dem Patienten muss sich dabei insgesamt eine echte Wahlmöglichkeit eröffnen, die vorliegt, wenn im Behandlungszeitpunkt zur beabsichtigten Maßnahme eine konkret verfügbare und im Einzelfall durchführbare Alternative besteht.[505]

4.4.3.6 Untermaß-/Übermaßaufklärung

Der Arzt kann seine Aufklärungspflicht zum einen dadurch verletzen, dass er eine Aufklärung leistet, die hinter den skizzierten Anforderungen zurückbleibt, indem bspw. benennungsbedürftige Risiken unerwähnt bleiben (Untermaßaufklärung). Mit der Vorgabe der Rechtsprechung einer Aufklärung „im großen und ganzen" soll dem Patienten aber insgesamt ein zutreffendes Bild darüber vermittelt werden, wie es um ihn steht, was ohne und was mit der geplanten Behandlung auf ihn zukommt und worauf er sich bei der medizinischen Behandlung einlässt. Daher kann eine Aufklärungspflichtverletzung auch dann vorliegen, wenn eine Aufklärung geleistet wurde, die im Ergebnis bei dem betreffenden Patienten ein falsche Vorstellung über die Krankheit oder die medizinische Behandlung erweckt.[506] So dürfen die Risiken durch den behandelnden Arzt nicht verharmlosend dargestellt werden.[507] Auch muss dem Patienten eine zutreffende Vorstellung über die Dringlichkeit des Eingriffs und damit der Bedeu-

[502] LG Hannover NJW 1981, 1320 (1321).

[503] BGH NJW 1984, 1810; OLG Frankfurt NJW 1983, 1382.

[504] BGH NJW 2000, 1788.

[505] BGH NJW 1982, 2121 (2122); NJW 1983, 2630; VersR 1992, 314 (315f.); OLG Nürnberg MedR 2002, 29.

[506] BGH NJW 1984, 1397 (1398).

[507] BGH AHRS 5350/2; VersR 1980, 1145; NJW 1981, 1319; 1984, 1397; *Francke*, Ärztliche Berufsfreiheit und Patientenrechte, S. 180; *Katzenmeier*, Arzthaftung, S. 337; *Laufs/Uhlenbruck*, Handbuch des Arztrechts, § 66 Rn. 4; *Steffen/Dressler*, Arzthaftungsrecht, Rn. 398.

tung des Zeitfaktors vermittelt werden.[508] Angesichts der komplexen und sich in der Vergangenheit ausdehnenden Aufklärungsrechtsprechung besteht in der Medizin zwecks haftungsrechtlicher Absicherung die Tendenz, den Patienten über jedwede Fakten der Behandlungssituation aufzuklären.[509] Hierzu gehört bspw. die Aufzählung sämtlicher Laborwerte und eine Fülle körperlicher Nebenbefunde im Rahmen der Diagnoseaufklärung, die Erörterung sämtlicher denkbarer Behandlungsalternativen oder die Schilderung aller erdenklichen Risiken.[510] Auch dieses „Mehr an Informationen", also ein Informationsüberangebot, ist bedenklich. Es ist zu beachten, dass der Wissensstand eines Patienten nicht allein dadurch gekennzeichnet ist, was dem einzelnen an Informationen dargestellt wurden bzw. er optisch, akustisch und intellektuell aufgenommen hat, sondern insbesondere durch das, „was er innerlich verarbeitet hat, was er emotional so akzeptieren kann, dass seine Entscheidung nicht mehr durch überschießende Gefühle geprägt ist."[511] Daher stellt auch die reine Darstellung aller erdenklicher Komplikationen keine angemessene Aufklärung dar und kann haftungsrechtlich dieselben Konsequenzen nach sich ziehen wie eine unterbliebene Aufklärung. Insbesondere eine totale Risikoaufklärung ohne entsprechende Gewichtung oder mit falscher Gewichtung bleibt hinter den Anforderungen der Rechtsprechung an die Aufklärungspflicht des Arztes zurück, da derartige Informationen nicht angemessen verarbeitet werden können.[512] Auch muss der Arzt die Risiken der Behandlung ins Verhältnis zur Bedeutung des Eingriffs setzen. Auf eine Kurzformel gebracht kann und soll der Arzt bei seinen Formulierungen Rücksicht nehmen „auf den Stellenwert des Risikos gegenüber den Folgen einer Nichtbehandlung, das Verhältnis irreversibler gegenüber reversiblen Folgen ...; nur darf er Risiken nicht verharmlosen oder durch Verschweigen der beschränkten Erfolgsaussichten des Eingriffs oder Dramatisieren seiner Dringlichkeit die Bedeutung der Risiken für die Entscheidung des Patienten in ein falsches Rangverhältnis rücken."[513]

---

[508] BGH NJW 1989, 2318; VersR 1991, 547; VersR 1992, 747; OLG Köln VersR 2000, 361; OLG Hamm VersR 1985, 577.

[509] Es wird zum Teil darauf verwiesen, dass der Arzt sich angesichts der zivil- und strafrechtlichen Sanktionen zu einer Totalaufklärung gezwungen sehe, *Weißauer*, Ärztliche Aufklärungspflicht aus rechtlicher Sicht, S. 13 (17).

[510] *Spann/Liebhardt/Penning*, FS Weissauer, S. 145 f.

[511] *Illhardt*, Medizinische Ethik, S. 129.

[512] *Deutsch/Spickhoff*, Medizinrecht, Rn. 253; *Jacob*, Jura 1982, 529 (532) ; *Katzenmeier*, Arzthaftung, S. 337; *Kern*, Der Internist 2001, M 128 (129); *MK/Mertens*, § 823 Rn. 435.

[513] *Steffen/Dressler*, Arzthaftungsrecht, Rn. 398.

4.4.3.7 Erkenntnisstand des Aufklärungsinhaltes zum Zeitpunkt der Aufklärung

Den Arzt trifft eine fortwährende Pflicht zur beruflichen Fortbildung[514], da sich die medizinischen Erkenntnisse stetig erneuern[515]: „Nur der Arzt, der die neuen Errungenschaften und Risiken in seinem Fachgebiet verfolgt, kann seinem Beruf gerecht werden."[516] Sie stellt nicht nur eine berufsrechtliche[517], sondern auch eine haftungsrechtliche Pflicht dar.[518] Die haftungsrechtlichen Anforderungen, die in diesem Zusammenhang an den Mediziner gestellt werden, sind seit jeher hoch. Die im Sinne des Haftungsrechts angemessene Behandlung und Aufklärung setzt die Kenntnis des für die Behandlung notwendigen Fortbildungswissens voraus. Es muss verlangt werden, dass jeder Arzt durch kontinuierlichen Wissenserwerb den neuesten Stand der Wissenschaft kennt. Der Arzt hat sich bis an die Grenze des Zumutbaren über die Erkenntnisse und Erfahrungen der Wissenschaft unterrichtet zu halten.[519] Diese Pflicht bezieht sich dabei auf das jeweilige Fachgebiet des einzelnen Arztes.[520] Als Minimum wird von dem Arzt erwartet, dass er die jeweils neueste Auflage eines medizinischen Lehrbuches benutzt[521] und regelmäßig die einschlägigen Fachzeitschriften des eigenen Fachgebietes liest.[522] Danach ist der Arzt haftungsrechtlich verpflichtet, der Risikoaufklärung des Patienten den jeweils neuesten (fach-)öffentlich zugängli-

---

[514] *Giesen*, Arzthaftungsrecht, Rn. 77 ff.; *Steffen/Dressler*, Arzthaftungsrecht, Rn. 398.

[515] Der *SVRKAiG* JG 2000/2001, Band II Tz. 54 konstatiert, dass sich das medizinische Wissen innerhalb eines Jahrzehnts verdoppelt, wobei dies zwar nicht immer Kenntnisse betreffe, die für jegliche ärztliche Tätigkeit versorgunsrelevant wären. Dennoch würden sich die Auffassungen von und die Anforderungen an die „gute ärztliche Praxis" deutlich innerhalb weniger Jahre verändern.

[516] *Laufs/Uhlenbruck*, Handbuch des Arztrechts § 11 Rn. 1.

[517] Standesrechtlich ist in den Berufsordnungen der Ärzte die Pflicht zur Fortbildung festgeschrieben, vgl. § 4 MBO.

[518] Neuerdings ist parallel zu den haftungsrechtlichen Anforderungen und den berufsrechtlichen Normierungen durch das GMG auch in § 95 d SGB V eine entsprechende Pflicht für den Bereich der gesetzlichen Krankenversicherung aufgenommen worden, wonach der Vertragsarzt verpflichtet ist, sich in dem Umfang fachlich fortzubilden, wie es zur Erhaltung und Fortentwicklung der zu seiner Berufsausübung in der vertragsärztlichen Versorgung erforderlichen Fachkenntnisse notwendig ist. In § 95 II b SGB V ist festgehalten, dass ein Vertragsarzt alle 5 Jahre gegenüber dem Zulassungsausschuss den Nachweis erbringen muss, dass er seine Fortbildungspflicht nach § 95 d SGB V erfüllt hat. Kann er diesen Nachweis nicht oder nicht vollständig erbringen, wird eine Nachfrist von einem Jahr gewährt und danach die Zulassung gegebenenfalls entzogen. Zielsetzung dieser Fortbildungspflicht ist die Qualitätssicherung in dem Bereich der gesetzlichen Krankenversicherung, namentlich durch das Qualitätskriterium der Sicherung einer permanenten ärztlichen Kompetenzentwicklung, vgl. BtDrs. 15/1170, S. 84f.

[519] BGH VersR 1968, 2761; 77, 546; OLG Saarbrücken VersR 1991, 1289.

[520] *Laufs/Uhlenbruck*, Handbuch des Arztrechts § 11 Rn.5.

[521] *Laufs/Uhlenbruck*, Handbuch des Arztrechts § 11 Rn. 9.

[522] BGH VersR 1991, 469; OLG Hamm VersR 1965, 1108.

chen Stand der Kenntnisse über die Risiken der medizinischen Behandlung zugrundezulegen.[523] Ein Übersehen wichtiger Entwicklungen kann dementsprechend zur Verurteilung wegen einer Aufklärungspflichtverletzung führen.

4.4.4 Zeitpunkt

Zur ordnungsgemäßen Aufklärung gehört es nicht nur, dass sie inhaltlich richtig, im gebotenem Umfang und in der richtigen Weise erfolgt, sondern auch, dass die Aufklärung zum richtigen Zeitpunkt stattfindet. Der Bundesgerichtshof geht davon aus, dass „der Patient vor dem beabsichtigten Eingriff so rechtzeitig aufgeklärt werden muss, dass er durch hinreichende Abwägung der für und gegen den Eingriff sprechenden Gründe seine Entscheidungsfreiheit und damit sein Selbstbestimmungsrecht in angemessener Weise wahren kann."[524] Im Grundsatz gilt daher, dass die Aufklärung so frühzeitig wie möglich zu erfolgen hat,[525] um den Patienten zeitlich nicht unter Entscheidungsdruck zu setzen[526], ihm noch eine angemessene Überlegensfrist für die Willensbildung bis zum erforderlichen Entscheidungszeitpunkt verbleiben zu lassen[527] und ihm die Möglichkeit zu geben, das Für und Wider des Eingriffs etwa in Gesprächen mit seiner Familie oder sonstigen Vertrauenspersonen zu besprechen.[528] Daraus folgert der BGH, „dass ein Arzt, der einem Patienten eine Entscheidung über die Duldung eines operativen Eingriffs abverlangt und für diesen Eingriff bereits einen Termin bestimmt, ihm schon in diesem Zeitpunkt auch die Risiken aufzeigt, die mit diesem Eingriff verbunden sind."[529] Er begründet das Erfordernis einer umfassenden Risikoaufklärung schon anlässlich des Vorgesprächs damit, dass der Patient andernfalls psychische Barrieren aufbauen könnte, die es ihm im später schwer machen würden, eine einstmals erteilte Operationseinwilligung zu widerrufen, wenn er beispielsweise erst am Tag vor der Operation über deren Risiken aufgeklärt werde.[530] Zu berücksichtigen sei, dass sich unter anderem der Umstand auswirken könne, dass Patienten schon deshalb, weil sie durch die stationäre Aufnahme in den Krankenhausbetrieb eingegliedert worden seien, Hemmungen hätten, sich noch gegen den Eingriff zu entscheiden.[531]

---

[523] *Hart*, Arzneimitteltherapie und ärztliche Verantwortung, S. 133.

[524] BGH NJW 2003, 2012 (2013).

[525] Vgl. BGH NJW 1992, 2351.

[526] *Giesen*, Arzthaftungsrecht Rn. 235; *Katzenmeier*, Arzthaftung, S. 343.

[527] BGH NJW 1992, 2351 (2352); OLG Stuttgart NJW 1979, 2355; *Giesen*, Arzthaftungsrecht Rn. 235.

[528] *Giesen*, Arzthaftungsrecht Rn. 235.

[529] BGH NJW 2003, 2012 (2013).

[530] BGH NJW 1992, 2351 (2352).

[531] BGH NJW 1994, 3009 (3011).

Obwohl der Bundesgerichtshof damit zunächst grundsätzlich feststellt, dass eine Risikoaufklärung bereits während eines Vorgesprächs vor einer Operation erfolgen müsse, geht er sodann davon aus, dass auch eine später erfolgte Aufklärung noch rechtzeitig sein könne. Die Wirksamkeit einer nach einer späten Risikoaufklärung aufrecht erhaltenen Operationseinwilligung hängt nach seiner Ansicht davon ab, ob der Patient noch Gelegenheit hat, sich innerlich frei zu entscheiden.[532] Dies verdeutlicht, dass sich auch der richtige Zeitpunkt für die Aufklärung nicht generell, sondern nur unter Berücksichtigung der im Einzelfall gegebenen Umstände bestimmen lässt.[533] Der erkennende Senat hat zur Bestimmung des im einzelnen Fall noch rechtzeitigen Zeitpunktes Maßstäbe entwickelt. Danach ist u.a. zwischen stationären, ambulanten und diagnostischen Eingriffen, zwischen kleineren bzw. risikoarmen und schwierigeren bzw. risikoreicheren Behandlungen zu differenzieren.

Bei stationären Eingriffen wird eine Aufklärung erst am Tag der Behandlung grundsätzlich als nicht rechtzeitig angesehen.[534] Begründet wird diese Auffassung damit, dass sich der Patient bei einer Aufklärung erst auf dem Operationstisch oder einer Aufklärung, die zu einem Zeitpunkt erfolge, an dem der Patient bereits auf die Operation vorbereitet wurde und unter dem Einfluss von Medikamenten stehe, nicht mehr innerlich frei entscheiden könne.[535] Regelmäßig ist zudem eine Aufklärung am Vorabend des stationären Eingriffs verspätet. Dies gilt jedenfalls dann, wenn der Patient für ihn überraschend von gravierenden Risiken erfährt, die seine persönliche Lebensführung beeinträchtigen können.[536] Vor solchen schweren Operationen können mehrere Unterredungen notwendig sein, bei denen der Entschluss in einem „Prozess gemeinsamen Bemühens" heranreifen kann.[537] Bei einer Aufklärung über die Narkoserisiken des Eingriffs soll dagegen im allgemeinen eine Aufklärung am Vorabend ausreichend sein, da der Patient zu diesem Zeitpunkt noch normale Narkoserisiken abzuschätzen und zwischen den unterschiedlichen Risiken der einzelnen Narkoseverfahren abzuwägen weiß.[538] Eine Aufklärung am Vortag der Operation kann bei stationären Eingriffen noch rechtzeitig sein.[539] Bspw. steht bei Notoperationen oder bei an-

---

[532] BGH NJW 1992, 2351 (2352); NJW 2003, 2012 (2013).

[533] BGH NJW 1992, 2351; *Deutsch* NJW 1979, 1905 (1907); *Francke/Hart*, Charta der Patientenrechte, S. 159 *Giesen*, Arzthaftungsrecht, Rn. 236; *RGRK/Nüßgens* § 823 Anh. II Rn. 100;*Tempel* NJW 1980, 609 (615).

[534] BGH NJW 1998, 2734; OLG Stuttgart VersR 1998, 1111; OLG Bamberg VersR 1998, 1025.

[535] BGH NJW 1974, 1422; NJW 1992, 2351 (2352).

[536] BGH NJW 1992, 2351 (2352).

[537] *Laufs/Uhlenbruck*, Handbuch des Arztrechts § 66 Rn. 6.

[538] BGH NJW 1992, 2351 (2352).

[539] BGH NJW 1994, 3009 (3011).

deren Eingriffen, bei denen die für die Operationsindikation entscheidenden Voruntersuchungen nicht früher vorliegen, ein früherer Aufklärungszeitpunkt überhaupt nicht zur Verfügung.[540] Auch bei planbaren einfachen Eingriffen sowie bei solchen mit geringen Risiken wird einem Patient im allgemeinen auch am Tag vor der Operation noch genügend Zeit bleiben, um Nutzen und Risiken des Eingriffs abzuwägen, so dass er nicht wegen der in der Klinik bereits getroffenen Operationsvorbereitungen unter einen unzumutbaren psychischen Druck gerät.[541]

Viele Eingriffe erfordern indes keinen Krankenhausaufenthalt mehr, da die Fortschritte in der Medizin es möglich gemacht haben, dass Operationen heutzutage auch ambulant vorgenommen werden können, die früher nur in Kliniken möglich waren. Da ambulante Eingriffe für das Gesundheitssystem kostengünstiger sind, gleichzeitig der Genesungsprozess häufig schneller als nach stationären Eingriffen verläuft, hat in den Operationsgebieten, in denen es möglich ist, eine weitgehende Verlagerung von stationären auf ambulante Eingriffe stattgefunden. Der BGH hat auch zu diesem empirisch wichtigen Feld Stellung genommen. Bei ambulanten und diagnostischen Eingriffen differenziert der BGH zwischen großen ambulanten und diagnostischen Eingriffen mit beträchtlichen Risiken und normalen Eingriffen.

Während bei großen ambulanten und diagnostischen Eingriffen mit beträchtlichen Risiken eine Aufklärung am Tag der Behandlung verspätet sein soll, zumal gewöhnlich bereits vorher Untersuchungen stattfinden, in deren Rahmen die Aufklärung bereits erteilt werden könnte, trägt bei normalen Eingriffen eine Aufklärung am Tag der Behandlung den organisatorischen Möglichkeiten des Krankenhausbetriebes Rechnung.[542] Auch in solchen Fällen muss jedoch dem Patienten bei der Aufklärung verdeutlicht werden, dass diese ihm eine eigenständige Entscheidung darüber ermöglichen soll, ob er den Eingriff durchführen lassen will, und ihm zu einer solchen Entscheidung Gelegenheit gegeben wird.[543] Es muss sichergestellt sein, dass die eigenständige freie Entscheidung des Patienten für oder gegen die Operation in Ruhe und ohne psychischen Druck möglich bleibt.[544] Das Aufklärungsgespräch muss daher von der operativen Phase „zeitlich abgesetzt" sein.[545] In jedem Fall wird auch bei ambulanten und dia-

---

[540] BGH NJW 1992, 2351 (2352).
[541] BGH NJW 1985, 1399; BGH NJW 1992, 2351 (2352).
[542] BGH NJW 1994, 3009 (3011).
[543] BGH NJW 1994, 3009 (3011).
[544] BGHZ 144, 1 (12); BGH NJW 1994, 3009; 1995, 2410; OLG Oldenburg VersR 1998, 769.
[545] *Hoppe*, NJW 1998, 782 (783).

gnostischen Eingriffen eine Aufklärung an der Tür des Operationssaales als verspätet angesehen.[546]

Bedenklich erscheint die von dem Bundesgerichtshof eingeführte Unterscheidung zwischen Vorabend und Vortag insoweit, als dass sie von ihm nicht durch eine genaue Grenzziehung präzisierbar und greifbar und damit plausibel gemacht wurde.[547] Auch ist unklar, inwiefern bei ambulanten Eingriffen zwischen einfachen und größeren Eingriffen unterschieden werden kann. Die Literaturkritik richtete sich des Weiteren auf die Annahme des Bundesgerichtshofes, dass der Patient so frühzeitig wie möglich aufzuklären sei. Es wird geltend gemacht, dass zwischen der Information, der Einwilligung und dem Eingriff ein gewisses Maß an zeitlicher Nähe notwendig sei,[548] da bei einem zu großen zeitlichen Abstand die ursprünglich erteilte Einwilligung „entaktualisiert" sei.[549] Ein Abstand von mehreren Wochen zwischen Einwilligung und Eingriff gerate daher zu lang, als dass man noch von einer Informiertheit des Patienten im Zeitpunkt des Eingriffs sprechen könne.[550] Einige Stimmen sind überdies der Ansicht, dass allzu frühe Aufschlüsse dem Patienten eine erhebliche seelische Belastung aufzubürden vermögen.[551] Der Patient könnte sich im Laufe der Zeit in Angstzustände hineinsteigern und verunsichert werden.[552] Mit einem Urteil aus dem Jahr 2003[553] hat der BGH erneut den gegen die frühere Erklärung erhobenen Einwand, der Patient werde durch die Kenntnis der Risiken über einen längeren Zeitpunkt in unzumutbarer Weise psychisch belastet,[554] nicht anerkannt. Seine Argumentation wird unterstützt durch psychologische Studien, die ergeben haben, dass Patienten am Vortage der Operation im allgemeinen nicht imstande sind, ein erhebliches Maß neuer Informationen aufzunehmen oder gar weitreichende Entscheidungen zu treffen. Überlastungen führten zum Abblocken oder zu einem Zustand gesteigerter Beunruhigung und Ratlosigkeit. Aus psychologischer Sicht wird daher die Schlussfolgerung gezogen, so viel Informationen wie möglich auf frühere Zeitpunkte zu verlegen.[555] Auch sprechen weitere Erwägungen für eine frühe Aufklärung. Bereits im Rahmen des Vorgesprächs soll

---

[546] BGH NJW 1994, 3009.

[547] *Giesen*, JZ 1993, 315 (317).

[548] *Laufs/Reiling*, Anm. zu BGH LM § 823 (Aa) BGB Nr. 139.

[549] *Deutsch*, NJW 1979, 1905 (1907); *Hoppe*, NJW 1998, 782 (785); *Katzenmeier*, Arzthaftung, S. 364.

[550] *Katzenmeier*, Arzthaftung, S. 364.

[551] *Laufs/Reiling*, Anm. zu BGH LM § 823 (Aa) BGB Nr. 139; *Deutsch*, NJW 1979, 1905 (1907); Katzenmeier, Arzthaftung, S. 364.

[552] Hoppe, NJW 1998, 782 (785).

[553] *BGH* NJW 2003, 2012.

[554] *Wertenbruch*, MedR 1995, 306 (307).

[555] *Baumann/Kimmel/Pfeiffer*, Zur Analyse anästhesiologischer Aufklärungsgespräche, S. 43 (44).

sich Patient für den Eingriff entscheiden. Bei dessen Abwägung für oder gegen den Eingriff kommt es entscheidend auf die Kenntnis von den Eingriffsrisiken an. Außerdem muss der Patient im Vorfeld des Eingriffs nach Festlegung des Operationstermins bereits bestimmte Dispositionen treffen, um seine Berufs- und Alltagsplanung mit dem Eingriff abzustimmen.[556]

Es wurden außerdem Bedenken gegen eine Aufklärung bereits im Rahmen des Vorgesprächs geäußert, weil die nötigen Befunden, aus denen sich Indikation und Risiken sicher ableiten lassen, regelmäßig erst in der Klinik erhoben werden können und oft erst am Vortage vorliegen, sowie auch der Operations- und Narkoseplan meist erst dann feststeht, so dass Operateur und Anästhesist des nächsten Tages den Patienten aufsuchen, ihn informieren und seine Fragen beantworten können.[557] Dieses Argument überzeugt indes nicht, da der BGH selbst in seinen Entscheidungen die Verpflichtung des Arztes zu einer Aufklärung im Rahmen des Vorgesprächs davon abhängig macht, ob bereits zu diesem Termin die wesentlichen Informationen vorliegen und der Eingriff nicht von dem Vorliegen wichtiger Untersuchungsbefunde abhängig gemacht wird.[558] In derartigen Fällen, in denen eine umfassende Aufklärung das Vorliegen von Befunden erfordert, die erst in der Klinik erhoben werden, hat die Aufklärung erst nach Befunderhebung umfassend zu erfolgen. Zudem sieht er es als ausreichend an, wenn über die Narkoserisiken am Vorabend unterrichtet wird.

4.5 Form der Sicherungs- und der Selbstbestimmungsaufklärung

Es besteht sowohl für die Aufklärung als auch für die auf ihrer Grundlage abzugebende Einwilligung kein Schriftformerfordernis.[559]

4.5.1 Das mündliche Gespräch

Nach allgemeiner Ansicht gebietet sich zwischen dem aufklärenden Arzt und dem aufzuklärenden Patienten das Gespräch als angemessene Form der Aufklärung.[560] Der BGH tritt nachhaltig dafür ein, „dass sich die Aufklärung selbst wie

---

[556] Vgl. hierzu *Giesen*, JZ 1993, 315 (316).

[557] *Katzenmeier*, Arzthaftung, S. 363.

[558] BGH NJW 1992, 2351 (2352); BGH NJW 2003, 2012 (2013).

[559] BGH NJW 1976, 1790 (1791); *Deutsch/Spickhoff*, Medizinrecht Rn. 235; *Jungbecker*, MedR 1990, 173 (174); *Kern/Laufs*, Die ärztliche Aufklärungspflicht, S. 44; *Katzenmeier*, Arzthaftung, S. 342; *Laufs*, Stichwort Einwilligung, in: Rieger, Lexikon des Arztrechts, Rn. 2; *Laufs/Uhlenbruck*, Handbuch des Arztrechts, § 66 Rn. 14; *Tempel*, NJW 1980, 609 (615); *Voll*, Die Einwilligung im Arztrecht, S. 118; vgl. aber §§ 40 II, 41 Nr. 6 AMG, § 6 TFG, § 8 II TPG.

[560] BVerfG NJW 1979, 1925; BGH VersR 1973, 244; BGH NJW 1985, 1399; OLG Düsseldorf AHRS 5350/111; OLG Oldenburg ArztR 2000, 75 (76); OLG Saarbrücken VersR 1994,

auch die Verständigung über die sie betreffenden Wünsche des Patienten nicht in festgelegten rechtsgeschäftlichen Formeln, sondern im Rahmen eines verständnisvollen Arztgesprächs vollzieht."[561] In einer anderen Leitentscheidung führt er dazu präzisierend aus: "Allein entscheidend bleiben muss das vertrauensvolle Gespräch zwischen Arzt und Patienten. Es sollte möglichst von jedem bürokratischen Formalismus, zu dem auch das Beharren auf einer Unterschrift des Patienten gehören kann, frei bleiben."[562] Da Fragen der angemessenen Kommunikation in der Arzt-Patient-Beziehung einer rechtlichen Regulierung nur schwer zugänglich sind, steht die Art und Weise, wie der Arzt das Aufklärungsgespräch zu führen hat, nach der Rechtsprechung in seinem pflichtgemäßen Ermessen:[563] „Ein Gespräch ist nicht normierbar."[564] Wichtig ist allein, dass sich der Arzt stets die Schutzzwecke der Sicherungs- und Selbstbestimmungsaufklärung vor Augen hält. Der Schutz der Gesundheit und Sicherheit des Patienten und dessen Autonomie soll nicht allein durch den Inhalt, Umfang oder den Zeitpunkt, sondern auch im Rahmen der Form der Patientenaufklärung gewahrt werden. Der Gebrauch von Formularen neben oder in Unterstützung des mündlichen Gesprächs wird dagegen kritisch beurteilt.[565] Die Skepsis gegenüber einer (auch) schriftlichen Aufklärung liegt darin begründet, dass die Aufklärung des Patienten im Rahmen einer bestehenden Arzt-Patient-Beziehung stattfindet, zu deren Gelingen in besonderem Maße ein intaktes Vertrauensverhältnis zwischen Arzt und Patient beiträgt,[566] was wiederum Voraussetzung für einen positiven Behandlungsverlauf ist.[567] Das Vertrauensverhältnis indes entsteht nach medizinsoziologischer Erkenntnis über den in einem angemessenem Rahmen stattfindenden persönlichen Austausch.[568] Das oberste Prinzip der Kommunikation

---

1427; *Deutsch/Spickhoff*, Medizinrecht, Rn. 235; *Francke/Hart*, Ärztliche Verantwortung und Patienteninformation, S. 30; *Lepa*, FS Geiß, S. 449 (453); *Muschner*, Die haftungsrechtliche Stellung ausländischer Patienten, S. 21; *RGRK/Nüßgens*, § 823 Anhang II, Rn.95; *Rehborn*, MDR 2000, 1101 (1106); Vgl. zur Selbstbestimmungsaufklärung auch § 8 S. 2 MBO: "Der Einwilligung hat grundsätzlich die erforderliche Aufklärung im mündlichen Gespräch vorauszugehen."

[561] BGH VersR 1973, 244 (246).

[562] BGH NJW 1985, 1399.

[563] BGHZ 90, 103 (108); BGH NJW 1984, 2629; 1990, 2928; In BGHZ 29, 176 (184 f) führt der BGH aus: „Dabei das richtige Wort zu finden, ist auch hier seine ärztliche Aufgabe."

[564] *Giebel/Wienke/Sauerborn/Edelmann/Menningen/Dievenich*, NJW 2001, 863 (867).

[565] BGHZ 90, 103 (110); BGH NJW 1985, 1399; OLG Düsseldorf AHRS 5350/111; OLG München VersR 1988, 1136; *Katzenmeier*, Arzthaftung, S. 342; *Deutsch/Spickhoff*, Medizinrecht Rn. 235; *Laufs/Uhlenbruck*, Handbuch des Arztrechts § 66 Rn. 14; *Wachsmuth/Schreiber*, Der Chirurg 1982, 594.

[566] *Jacob*, Jura 1982, S. 529 (530); *Laufs/Uhlenbruck*, Handbuch des Arztrechts, § 66 Rn. 14; *RGRK/Nüßgens*, § 823 Anhang II, Rn.95; *Voll*, Die Einwilligung im Arztrecht, S. 118.

[567] Vgl. *Katzenmeier*, Arzthaftungsrecht, S. 9 f. m.w.N.

[568] *Hurrelmann/Leppin*, Moderne Gesundheitskommunikation, S. 9 (12). Vgl. bereits 3.

zwischen Arzt und Patient ist dabei grundsätzlich deren Verständlichkeit. Der Patient muss das Gesagte auch verstehen und verarbeiten können.[569] Der Arzt hat daher eine den Verständnismöglichkeiten des Patienten angepasste Gesprächsführung zu wählen.[570] Das bedeutet einmal, dass der Arzt die Wahl seiner Worte auf die Fähigkeiten des Patienten einzurichten hat. Es bedarf dementsprechend inhaltlich keines medizinischen Fachvortrages, sondern einer Übersetzung des aufklärungspflichtigen Inhaltes in die Laiensphäre, d.h. einer Aufklärung in verständlicher Umgangssprache unter Vermeidung der Fachsprache.[571] Der Arzt hat sich auch auf die individuelle intellektuelle Aufnahmefähigkeit des Patienten einzustellen, welche wesentlich durch dessen Persönlichkeit,[572] aber auch durch seine Krankheit[573] beeinflusst wird.[574] Er sollte zudem auf eine wechselseitige Unterredung achten, die auch Gelegenheit zu Rückfragen bietet.[575] So kann er die für die Aufnahmefähigkeit maßgeblichen Faktoren und ihre Auswirkung auf das Verständnis des Patienten ertasten.[576] In einem derartigen Dialog kann sich der Arzt auch vergewissern, ob er sich auf die Fähigkeiten des Patienten richtig eingestellt hat, d.h. ob der Patient die geleistete Aufklärung auch verstanden hat und weiß, worum es geht.

4.5.2 Standardisierte Patientenaufklärung

Den Wünschen der Ärzte und von Krankenhausträgern[577] entsprechend sind in der Praxis neben oder in Unterstützung des mündlichen Gesprächs verschiedene

---

[569] Vgl. *Giesen*, Arzthaftungsrecht, Rn. 261; *Kern*, Der Internist 2001, M 128: „ Hinweise, die der Patient nicht verstehen und verarbeiten kann, nützen nichts."

[570] BGH NJW 1971, 1887; NJW 1974, 1422 (1423); NJW 1983, 333; *Giesen*, Arzthaftungsrecht, Rn. 330; *Kern/Laufs*, Die ärztliche Aufklärungspflicht, S. 45; *Kern*, Der Internist 2001, M 128.

[571] BGH MedR 1996, 129 (130); OLG München MedR 1988, 187 (188f); OLG Saarbrücken VersR 1994, 1427 (1428); *Kern*, Der Internist 2001, M 128.

[572] Die Persönlichkeit des Patienten setzt sich aus verschiedenen Komponenten wie dessen Alter und Bildungsgrad zusammen.

[573] So kann bei einer schweren Erkrankung, die womöglich noch mit starken Schmerzen einhergeht, der Patient in seiner Konzentrationsfähigkeit derart beeinträchtigt sein, dass es ihm unmöglich ist, einem komplexen und längerandauerndem Gespräch zu folgen.

[574] *Kern*, Der Internist 2001, M 128.

[575] BVerfG NJW 1979, 1925 (1932); *Kern/Laufs*, Die ärztliche Aufklärungspflicht, S. 45; *Kern*, Der Internist 2001, M 128; *Laufs*, NJW 1981, 1289 (1292); *Voll*, Die Einwilligung im Arztrecht, S. 118.

[576] *RGRK/Nüßgens*, § 823 Anh. II Rn. 95.

[577] In der klinischen Praxis existieren häufig Dienstanweisungen des Krankenhausträgers zum Gebrauch von schriftlichen Aufklärungs- bzw. Einwilligungsformularen. Es sind bspw. von der Deutschen Krankenhausgesellschaft Muster solcher Dienstanweisungen entworfen worden, vgl. den Vorschlag der Deutschen Krankenhausgesellschaft vom 23.06.1980, in: Das Krankenhaus 1980, 307 ff.

Formen der standardisierten schriftlichen Aufklärung des Patienten üblich.[578] Sie kommen in erster Linie im klinischen operativen Behandlungsgeschehen zur Anwendung, werden aber auch in ärztlichen Einzelpraxen eingesetzt.[579]

4.5.2.1 Formen der standardisierten Patientenaufklärung

So sehr sich derartige Aufklärungs- bzw. Einwilligungsformulare eingebürgert haben, so wenig haben sich bislang einheitliche Formen durchsetzen können. Es lassen sich verschiedene Arten der schriftlichen Patientenaufklärung unterscheiden. Die Palette der verwendeten Formulare reicht von Vordrucken, auf denen der Patient mit seiner Unterschrift erklärt, dass er von dem Arzt aufgeklärt worden ist und in die entsprechende Behandlung einwilligt, über mehr oder weniger detailliert ausformulierte Aufklärungsblätter, die den Patienten darüber hinaus kurz über die aufklärungsbedürftigen Tatsachen informieren sollen, bis hin zu Broschüren, die häufig einen enormen Aufklärungsumfang haben und dem Patienten längerfristig ausgehändigt werden.

4.5.2.2 Funktionen der standardisierten Patientenaufklärung

Die vorgenannten Formulare sollen unterschiedliche Funktionen erfüllen. Es müssen dabei mehrere Aspekte voneinander unterschieden werden. So sollen Vordrucke allein den Zweck verfolgen, eine bereits stattgefundene Aufklärung zu dokumentieren, während Aufklärungsblätter und Broschüren auch der Aufklärung selbst dienen und mittlerweile in der Praxis die Vordrucke verdrängen. Daher soll in diesem Rahmen nur auf sie näher eingegangen werden.

Die Aufklärungsblätter und Broschüren beruhen auf dem Prinzip der Stufenaufklärung.[580] Hier werden schriftliche und mündliche Aufklärungselemente in zwei Stufen miteinander kombiniert. Als Basisinformation dienen kurzgehaltene Aufklärungsbögen, die eine Beschreibung der Krankheit, des vorgeschlagenen Eingriffs, der Behandlungsalternativen, der Erfolgsaussichten und der Risiken leisten sollen. Daneben erfolgt zudem ein ausdrückliche Hinweis, dass es weitere seltene Risiken gibt, nach denen der Patient im anschließenden Aufklärungsgespräch fragen solle, wenn sie ihn interessierten. In diesem System bleibt ein

---

[578] *Bodenburg*, NJW 1981, S. 601; *Giesen*, Arzthaftungsrecht, Rn. 333; *Katzenmeier*, Arzthaftung, S. 333; *Laufs/Uhlenbruck*, Handbuch des Arztrechts, § 66 Rn. 15; *Ratzel/Lippert*, MBO § 8 Rn. 9; *RGRK//Nüßgens*, § 823 Anh. II, Rn. 98.

[579] *Jacob*, Jura 1982, 529; *Kuhnert*, Die vertragliche Aufklärungspflicht des Arztes, S. 137; *Weyers*, Gutachten 52. DJT, A 1 (A 25). Vgl. bspw. die Aufklärungsformulare des Perimed-Verlages.

[580] Vgl. dazu bereits 4.4.3.1.2. und ausführlichst unter 5.5.5. Das Konzept der hier vorgestellten Stufenaufklärung beruht auf *Weißauer*, Das Konzept einer Stufenaufklärung, S. 31; *ders.*, Ärztliche Aufklärungspflicht aus rechtlicher Sicht, S. 14.

Aufklärungsgespräch zwischen Arzt und Patient als zweite Stufe der Aufklärung unentbehrlich. Nach dem Aufklärungsgespräch bestätigt der Patient im Dokumentationsteil des Merkblattes dessen Lektüre und das Aufklärungsgespräch. Abschließend kann der Patient auf dem Merkblatt seine Einwilligung zum Eingriff erklären oder diese verweigern.

Die Vorteile einer derartigen Stufenaufklärung werden darin gesehen, dass sie der „Flucht des Mediziners in die Totalaufklärung" entgegenwirken[581] und diesem die Beweisführung sichern sollen.[582]

Hinter den Aufklärungsblättern steht in Bezug auf ihre Aufklärungsfunktion der Anspruch, den durch die Ausweitung der Aufklärungspflichten stark gestiegenen Zeitaufwand für die Aufklärung verkürzen[583] und die Qualität der Patientenaufklärung mittels Aufklärungsblättern verbessern zu wollen.[584] Sie können dem aufklärenden Arzt als Gedächtnisstütze dafür dienen, worüber er informationspflichtig ist.[585] Zugleich bieten sie ihm die Möglichkeit, dem Patienten die Aufklärung anschaulicher zu machen, etwa wenn die Aufklärungsblätter bildliche Darstellungen oder Skizzen des Operationsfeldes enthalten.[586] Auch sollen sie helfen, medizinische Sachverhalte dem medizinischen Laien gegenüber ein einer einfachen und klaren Sprache verständlich auszudrücken.[587]

Der verstärkte Gebrauch von Aufklärungsblättern lässt sich aber besonders mit einer stark ansteigenden Zahl von Prozessen wegen Aufklärungsversäumnissen von Ärzten erklären. Eine bis in kleinste Verästelungen ausgefeilte Judikatur stellt hohe Anforderungen an die ärztliche Aufklärungspflicht. Ärzte stehen diesem Zustand unsicher gegenüber. Unter diesem Druck sucht die Ärzteschaft nach einer möglichst vollkommenen haftungsrechtlichen Absicherung. Aufklärungsblätter sollen in diesem Zusammenhang der Dokumentation von Aufklärung und Einwilligung und damit der Beweisvorsorge des Arztes dienen.[588] Der

---

[581] Vgl. zur Problematik der Totalaufklärung bereits 4.4.3.6.

[582] *Weißauer*, Das Konzept einer Stufenaufklärung, S. 31.

[583] Eine Untersuchung aus dem Jahre 1983 ergab bei gründlicher Aufklärung eine zeitliche Mehrbelastung um gut ein Drittel der Arbeitszeit, Maiwald, Möglichkeiten zur Aufklärung der Patienten vor bauchchirurgischen Operationen

[584] *Weißauer*, Das Konzept einer Stufenaufklärung, S. 31; *Kuhnert*, Die vertragliche Aufklärungspflicht des Arztes, S. 138; *Giesen*, Arzthaftungsrecht Rn. 334. *Niebling*, MDR 1982, 193.

[585] *Jacob*, Jura 1982, 529 (530); *Kern/Laufs*, Die ärztliche Aufklärungspflicht, S. 50.

[586] *Jacob*, Jura 1982, 529 (530).

[587] *Voll*, Die Einwilligung im Arztrecht, S. 118.

[588] *Laufs/Uhlenbruck*, Handbuch des Arztrechts, § 66 Rn. 15; *Jacob*, Jura 1982, 529 (530); *Katzenmeier*, Arzthaftung, S. 342; *RGRK/Nüßgens*, § 823 Anhang II, Rn.95 f; *Wachsmuth/Schreiber*, Der Chirurg 53 (1982), 594. BGH NJW 2000, 1784 (1787): „Derartige

Arzt trägt im Streitfall die Beweislast für eine ordnungsgemäße Selbstbestimmungsaufklärung[589] nicht hingegen nach indes umstrittener Auffassung auch für die Sicherungsaufklärung.[590] Das von dem Patienten unterschriebene Aufklärungsblatt soll aus Sicht der Ärzteschaft vor Gericht den Beweis dafür erbringen, dass eine angemessene Aufklärung stattgefunden hat. In der Rechtsprechung wird ein vom Patienten unterzeichnetes Aufklärungsformular zum Teil als Privaturkunde im Sinne des § 416 ZPO angesehen.[591] Überwiegend nimmt die Rechtsprechung jedoch an, dass durch die Vorlage eines unterzeichneten Aufklärungsformulars im Rechtsstreit „einiger Beweis" für ein stattgefundenes Aufklärungsgespräch erbracht wird, was gemäß § 448 ZPO die Parteivernehmung des Arztes erlaubt.[592] Der Existenz eines unterschriebenen Aufklärungsformulars bzw. einer Einwilligungserklärung kann insofern lediglich eine indizielle Bedeutung dafür zukommen, dass vor der Unterzeichnung überhaupt ein Aufklärungsgespräch über die Behandlung und deren möglichen Folgen geführt worden ist.[593] Generellen Pauschalerklärungen im Sinne einer einfachen Zustimmung kommt indes noch nicht einmal ein derartiger Beweiswert zu.[594] Die Unterzeichnung allgemein gehaltener Aufklärungsblätter beweist auch für sich allein nicht, dass der Patient sie gelesen und verstanden hat, geschweige denn, dass ihr Inhalt angemessen mit ihm erörtert worden ist.[595] Der Arzt hat sie daher mit handschriftlichen, individuell auf den konkreten Fall bezogenen Zusätzen zu versehen.[596] Der Beweiswert von Aufklärungsblättern ist daher insgesamt als gering einzustufen, zumal dem Arzt der Nachweis ordnungsgemäßer Aufklärung auch ohne Formulare möglich sein muss: „Auch dem Arzt, der auf Formulare

---

schriftliche Hinweise sind heute weitgehend üblich und haben den Vorteil einer präzisen und umfassenden Beschreibung des Aufklärungsgegenstandes sowie der für den Arzt wesentlichen Beweisbarkeit." Vgl. umfassend zur Dokumentationspflicht des Arztes Wendt, Die ärztliche Dokumentation

[589] Vgl. 4.4.1.1.

[590] Vgl. 4.3.1.

[591] OLG Frankfurt, VersR 1994, 986; OLG Saarbrücken, OLG-Report 1997, 286; vgl. auch *Oehler,* VersR 2000, 1078 (1081).

[592] BGH VersR 1999, 190; OLG Oldenburg, VersR 1994, 1348, OLG Oldenburg MDR 1997, 684. Voraussetzung für eine Parteivernehmung nach § 448 ZPO ist, dass das Ergebnis der Verhandlungen und einer etwaigen Beweisaufnahme nicht ausreicht, um die Überzeugung des Gerichts von der Wahrheit oder Unwahrheit einer zu erweisenden Tatsache zu begründen. Das Gericht kann aber nur dann die Vernehmung einer Partei anordnen, wenn für die zu beweisende Behauptung eine bestimmte Anfangswahrscheinlichkeit besteht, also bereits „einiger Beweis" für die zu beweisende Behauptung erbracht wurde. BGH NJW 97, 3230; NJW 1998, 814.

[593] BGH NJW 1985, 1399; OLG Karlsruhe AHRS 5350/115.

[594] Vgl. *Giesen,* Arzthaftungsrecht, Rn.336.

[595] BGH NJW 1985, 1399; OLG München VersR 1988, 1136; *Giesen,* Arzthaftungsrecht Rn. 335.

[596] OLG Celle VersR 1982, 500 ; OLG Köln AHRS 5350/113.

verzichtet und keine Zeugen zur Verfügung hat, muss eine faire und reelle Chance zur Beweisführung gegeben werden."[597]

Gegen Aufklärungsblätter wurden vielfältige Bedenken erhoben. Im Ergebnis wird die Befürchtung geäußert, dass durch die Aufklärungsblätter nicht der „Standard wie bei einem persönlichen Aufklärungsgespräch eingehalten werden könne."[598] Daneben wird die Kombination von Aufklärung und Beweissicherung kritisiert. Da hinter der Stufenaufklärung vorrangig der Gedanke der Beweissicherung stehe, diene sie eben nicht der Erfüllung der Aufklärungspflicht.[599] Ein Handeln zur Erfüllung der Aufklärungspflicht und ein gleichzeitiges Handeln zur Beweissicherung vertrage sich grundsätzlich nicht.[600] Eine derartige formale Absicherung könne beim Patienten Misstrauen erwecken und damit dem Aufbau eines Vertrauensverhältnisses entgegenwirken.[601]

4.6 Die ärztliche Pflichtverletzung

Die zivilrechtliche Arzthaftung ist haftungsrechtlich bislang in Rechtsprechung und Literatur hauptsächlich unter dem Blickwinkel des Deliktsrechts gesehen worden, als Dienstleistungshaftung kann die Verletzung von ärztlichen Berufspflichten aber auch im vertraglichen Bereich Schadensersatzansprüche auslösen. Der Anspruch des Patienten auf Schadensersatz wegen schuldhafter Verletzung einer Pflicht aus dem Arztvertrag ergab sich vor In-Kraft-treten des Gesetzes zur Modernisierung des Schuldrechts vom 26.11.2001[602] am 01.01.2002 aus den Grundsätzen der gewohnheitsrechtlich anerkannten sog. positiven Vertrags- oder Forderungsverletzung (pVV). Tatbestandliche Voraussetzung eines Schadensersatzanspruches nach den Grundsätzen der pVV ist die schuldhafte Verletzung einer Pflicht aus einem bestehenden Schuldverhältnis. Die Aufklärungspflicht ist neben der Behandlungspflicht Hauptpflicht des Behandlungsvertrages.[603] Das Schuldrechtsmodernisierungsgesetz führte mit § 280 I BGB eine Zentralnorm für Schadensersatzhaftungen bei zu vertretenen Forderungsverletzungen im Schuldverhältnis ein. Von dem Haftungstatbestand des § 280 I BGB sollten laut

---

[597] OLG München AHRS 5100/104; vgl. auch BGH NJW 1985, 1399; 1990, 2929.

[598] *Francke/Hart,* Charta der Patientenrechte, S. 150. Vgl. hierzu ausführlich 5.5.4. ff.

[599] *Kern/Laufs,* Die ärztliche Aufklärungspflicht, S. 46.

[600] *Fischer,* JR 1981, 501 (502).

[601] *Kern/Laufs*, Die ärztliche Aufklärungspflicht, S. 50.

[602] BGBl. I S. 3138.

[603]Umstritten. Die Ansicht, dass es sich bei der Behandlungs- und der Aufklärungspflicht um zwei gleichwertig nebeneinander stehende Hauptpflichten handelt, vertreten: *Francke/Hart,* Ärztliche Verantwortung und Patienteninformation, S. 23; *Hart,* Arzneimitteltherapie und ärztliche Verantwortung, S. 67, Fußnote 73; *Hollmann,* NJW 1973, 1393; Der Auffassung, dass die Aufklärungspflicht eine vertragliche Nebenpflicht ist, sind: *Kern/Laufs*, Die ärztliche Aufklärungspflicht, S. 8; *Kuhnert,* Die vertragliche Aufklärungspflicht des Arztes, S. 39.

Gesetzesbegründung die Fälle der von der Rechtsprechung entwickelten pVV, cic und in Verbindung mit seinen Absätzen 2 und 3 sowie den §§ 281 bis 283 und 286 BGB weitere Störungen im Schuldverhältnis wie die Verzögerung der Leistung, die endgültige Nichterbringung der (möglichen) Leistung, die Unmöglichkeit der Leistung und der Sach- oder Rechtsmangel erfasst werden.[604]

4.6.1 Pflichteninhalt

Kernstück der Norm ist der Terminus der „Pflichtverletzung". Gemäß § 280 I 1 BGB kann der Gläubiger Schadensersatz verlangen, wenn der Schuldner eine Pflicht aus dem Schuldverhältnis verletzt hat. Dies gilt gemäß § 280 I 2 BGB nicht, sofern der Schuldner die Pflichtverletzung nicht zu vertreten hat. Mit § 280 I 2 BGB schuf der Gesetzgeber eine für alle Leistungsstörungen[605] geltende Beweislastregelung, wonach der Schuldner darzulegen und zu beweisen hat, dass er die Pflichtverletzung nicht zu vertreten hat.[606]

In der Schuldrechtskommission und während des Gesetzgebungsverfahrens wurde der Begriff der „Pflichtverletzung"[607] neben anderen Begriffen wie dem der „Nichterfüllung"[608] als Oberbegriff im Rahmen des § 280 I BGB diskutiert.[609] Es wird vornehmlich für den Bereich der Behandlungsfehlerhaftung diskutiert, wie der Begriff der Pflichtverletzung dort auszufüllen ist. Insbesondere stellt sich in diesem Zusammenhang die Frage, worin der Unterschied zwischen der Pflichtverletzung und dem Vertretenmüssen besteht. Der Begriff der Pflichtverletzung soll laut Gesetzesbegründung rein objektiv zu verstehen sein[610] und mittels eines Vergleiches zwischen dem Gesollten und dem tatsächlich Erbrachtem festgestellt werden können. Danach stellt jede rein objektive Verfehlung des durch das Schuldverhältnis begründeten und geschützten Leistungsinteresses

---

[604] Vgl. BtDrs. 14/6040, S. 135 ff.

[605] Bisher bestand unmittelbar lediglich für die Unmöglichkeit der Leistung eine Haftung für vermutetes Verschulden gemäß § 282 BGB a.F. Für den Arztvertrag haben das RG, der BGH und ein überwiegender Teil der Literatur eine entsprechende Anwendung des § 282 BGB a.F. abgelehnt, vgl. RGZ 78, 432 (435); BGH VersR 1969, 310 (312); 1977, 546 (547); NJW 1978, 1681; 1980, 1333; 1981, 2002 (2004); 1999, 860 (861).

[606] *Palandt/Heinrichs*, § 280, Rn. 34.

[607] Der Begriff der Pflichtverletzung geht auf Diederichsen zurück, vgl. *Diederichsen*, AcP 182 (1982), 101 (117 ff.).

[608] Vgl. *Huber*, Empfiehlt sich die Einführung eines Leistungsstörungsrechts nach dem Vorbild des einheitlichen Kaufgesetzes?, S. 647 (699 f.).

[609] Vgl. die ablehnende Haltung einiger Autoren gegenüber diesem Terminus: *Holm*, ZIP 2001, 184 ff.; *Schapp*, JT 2001, 583 ff.; *Schmidt/Brüggemeier*, Zivilrechtlicher Grundkurs, S. 149.

[610] Bt-Drs. 14/60, S. 135; vgl. ferner *Hart*, MedR 2003, 603; *MK/Ernst*, § 280 Rn. 12; *Schmidt/Brüggemeier*, Zivilrechtlicher Grundkurs, S. 149; *Wilmosky*, JuS 2002, Beilage zu Heft 1, S. 3.

bereits eine Pflichtverletzung dar. Durch welches Verhalten es zu dieser Pflichtverletzung gekommen ist, soll nicht an dieser Stelle, sondern erst im Rahmen des Vertretenmüssens relevant werden.[611] Der Gesetzgeber ist bei Entwicklung dieser Vorschrift vom Leitbild der Kauf-, Werk- und Mietverträge ausgegangen, er hat sich also an güterbezogenen Verträgen orientiert.[612] Dort kann man klar zwischen einer objektiven Verfehlung bzgl. des Leistungserfolges (=Pflichtverletzung) und einem daraufgerichteten Verhalten (=Verschulden) trennen. Bspw. ist nicht der Umstand, dass eine Leistung nicht pünktlich erbracht wird (=Pflichtverletzung), auch zugleich der unmittelbare Gegenstand des Verschuldensurteils, sondern das Schuldnerverhalten selbst, das zu der verspäteten Leistung geführt hat.[613] Dienstleistungsverträge sind dagegen rein verhaltensbezogene Verträge ohne Gegenstandsbezug bzw. Erfolgsbetonung. Die Pflichten, die sich aus einem Dienstleistungsvertrag ergeben, sind reine Tätigkeitspflichten, bei denen der Schuldner die üblichen Standards einhalten muss, ohne zugleich ein bestimmtes Ergebnis seiner pflichtschuldigen Bemühungen zu garantieren.[614] Der Arzt schuldet im Rahmen seiner Behandlungspflicht ein fachgerechtes Bemühen um Heilung, er hat den Patienten standardgemäß zu behandeln. Hierdurch soll die Qualität der ärztlichen Behandlung garantiert werden.[615] Der Behandlungsfehler als negative Abweichung vom medizinischen Standard stellt zugleich die Pflichtwidrigkeit im Sinne des §280 I 1 BGB dar. Das Vertretenmüssen in § 280 I 2 BGB bestimmt sich nach der im Verkehr erforderlichen Sorgfalt, § 276 I BGB. § 276 BGB knüpft indes ebenfalls an einen objektiven, berufsspezifischen Sorgfaltsmaßstab an.[616] Aus diesem Grund ist man sich weitgehend einig, dass die Pflichtverletzung im Rahmen der Behandlungsfehlerhaftung jedenfalls zum erheblichen Teil identisch ist mit der Verletzung der im Verkehr erforderlichen Sorgfalt.[617] Unterschiedlich beurteilt wird hingegen, inwieweit sich noch graduelle Unterschiede bestimmen lassen. Aufgegriffen wird insoweit der Versuch, zwischen äußerer und innerer Sorgfalt zu differenzieren

[611] *Schmidt/Brüggemeier*, Zivilrechtlicher Grundkurs, S. 149.

[612] *Hart*, MedR 2003, 603; *Schmidt/Brüggemeier*, Zivilrechtlicher Grundkurs, S. 242; *Spickhoff*, NJW 2002, 2530.

[613] *MK/Ernst*, § 280 Rn. 27; vgl. auch Bt-Drs. 14/6040 S. 136: Dort wird im Rahmen des Verzuges ein Beispiel angeführt, wonach die Verletzung der verkehrsüblichen Sorgfalt darin erblickt werden könnte, dass der Schuldner die geschuldete Ware nicht frühzeitig genug auf den Weg gebracht hat, obwohl mit einem Eisenbahnerstreik zu rechnen war.

[614] *Esser/Schmidt*, Schuldrecht I Teilband 2 8. Aufl. 2000, § 29 III 5 b.

[615] *Regenbogen*, Ärztliche Aufklärung und Beratung in der prädikativen genetischen Diagnostik, S. 220.

[616] *Hirte*, Berufshaftung, S. 33.

[617] *Deutsch/Spickhoff*, Medizinrecht, Rn. 129; *Deutsch* JZ 2002, 288; *Hart*, MedR 2003, 603; *Katzenmeier*, VersR 2002, 1066; *Spickhoff*, NJW 2002, 2530; *ders.* NJW 2003, 1701; *Schmidt*, Das Schuldverhältnis, Rn. 193.

und allein die innere Sorgfalt dem Vertretenmüssen zuzuschlagen.[618] Diese Unterscheidung ist bereits vielfach kritisiert worden[619] und ist auch nach neuem Recht nicht tragfähig.[620] Des Weiteren wird zwischen einer Sorgfalt im Höchstmaß und einer situationsbezogenen Sorgfalt unterschieden.[621] Derartige Abgrenzungsversuche sind indes abzulehnen. Es ist zu beachten, dass Verhaltensstandards immer abstrakt-rollenbezogen und konkret-situationsspezifisch sind, wobei aber die subjektiven Eigenschaften des Handelnden außer Betracht zu bleiben haben.[622] Auf den medizinischen Alltag übertragen bedeutet dies, dass es keinen übergeordneten, generalisierten Standard gibt, sondern nur das verlangt werden kann und verlangt wird, was der Angehörige des betreffenden Verkehrskreises in der konkreten Situation erkennen und erfüllen konnte: „Die Notfallsituation erfordert einen anderen Standard als die ´Normalsituation´."[623] Diese Struktur gilt ebenso im Bereich der Aufklärungspflichtverletzung: Der Behandlungsfehler und die Aufklärungspflichtverletzung sind identisch mit der Pflichtverletzung, wobei die Pflichtverletzung von dem Vertretenmüssen nicht zu trennen ist.[624]

4.6.2 Beweislast

Hinsichtlich der Pflichtverletzung als anspruchsbegründendem Merkmal ist grundsätzlich der Gläubiger darlegungs- und beweisbelastet.[625] Im Konfliktfall hätte danach der Patient die Beweislast dafür, dass ein Behandlungsfehler oder eine Aufklärungspflichtverletzung vorliegt. Für den Behandlungsfehler entspricht diese Struktur den hergebrachten Grundsätzen. Anders liegt es im Fall der Aufklärungspflichtverletzung. Dort könnte die Systematik des § 280 I BGB die insoweit einheitliche Lehre und Rechtsprechung umkehren. Bislang musste, sofern ein Patient seine Klage auf ein Aufklärungsversäumnis stützt, der Arzt darlegen und beweisen, dass der Patient angemessen aufgeklärt wurde und wirksam eingewilligt hat. Diese Beweisbelastung des Arztes ergibt sich im Rahmen der deliktischen Haftung, sofern man der Körperverletzungsdoktrin der Rechtsprechung folgt, daraus, dass die informierte Einwilligung des Patienten einen Rechtfertigungsgrund darstellt und der Arzt als Inanspruchgenommener für einen Rechtfertigungsgrund als Einwendung grundsätzlich die Darlegungs- und

[618] *Deutsch,* JZ 2002, 588; *Spickhoff,* NJW 2002, 2530.
[619] Vgl. nur *Brüggemeier,* Prinzipien des Haftungsrechts, S. 76; *Wendt,* Die ärztliche Dokumentation, S. 156 ff.
[620] Instruktiv *Hart,* MedR 2003, 603.
[621] *Deutsch,* JZ 2002, 588; *Spickhoff,* NJW 2002, 2530.
[622] *Brüggemeier,* Prinzipien des Haftungsrechts, S. 64.
[623] *Hart,* MedR 2003, 603.
[624] *Hart,* MedR 2003, 603.
[625] Vgl. *MK/Ernst,* § 280 Rn. 30.

Beweislast zu tragen hat, da ihr Vorliegen einen für den Arzt günstigen Umstand darstellt. Zu einer Beweisbelastung des Patienten im Rahmen der Selbstbestimmungsaufklärung wird es indes wohl aus Sachgründen nicht kommen. Wenn man die Diskussionen zur Schuldrechtsmodernisierung verfolgt, ist nicht erkennbar, dass eine derartige Auswirkung überhaupt erkannt oder insofern eine Veränderung gewollt wurde. So erkennt der Gesetzgeber bspw. in der Gesetzesbegründung hinsichtlich der Beweislastverteilung bzgl. der Verletzung von Schutzpflichten im Sinne von § 241 II BGB, dass der Gläubiger rein formal die Beweislast trage, da es sich um den Tatbestand der Pflichtverletzung handele, ein Abweichen von dieser Beweislastverteilung unter dem Gesichtspunkt der Sphärentheorie aber möglich sei.[626] Das Arzthaftungsrecht nimmt zudem gerade bzgl. des Beweisrechts eine besondere Stellung ein, da der Patient oftmals Schwierigkeiten in der Beweisführung ausgesetzt ist und in Beweisnot gerät. Daher hat die Rechtsprechung im Bereich der Behandlungsfehlerhaftung die Rechtsstellung des Patienten durch immer weitergehende Beweiserleichterungen ausgebaut.[627] Im Rahmen der Selbstbestimmungsaufklärung bestand bislang für die Rechtsprechung nicht die Notwendigkeit, die allgemeinen Regeln zu überdenken, da sich die für den Patienten günstige Beweisbelastung des Arztes ohne weitere Begründung rein formal ergab. Dagegen hatte sich die überwiegende Lehre, die die Verletzung der Pflicht des Arztes zur Selbstbestimmungsaufklärung deliktsrechtlich als Verletzung des allgemeinen Persönlichkeitsrechts qualifiziert, schon früh mit der Frage der Beweislast zu befassen, da die Konsequenz dieser sog. „Persönlichkeitsrechtsdoktrin"[628] eigentlich in der Beweisbelastung des Patienten bestehen müsste. Hiergegen werden indes Bedenken dahingehend erhoben, dass dem Patienten die Führung des Nachweises einer unangemessenen Aufklärung erhebliche Schwierigkeiten bereiten könne.[629] Es ist dem Patienten nahezu unmöglich, Umstände darzulegen und zu beweisen, welche in der Sphäre und Verantwortung des Arztes liegen.[630] Dem Arzt stehen die Beweismittel zur Verfügung. Er verfügt über die Dokumentationsmöglichkeit und -pflicht.[631] Die Rechtsprechung lässt der Dokumentation bspw. in Form von schriftlichen Auf-

---

[626] Bt-Drs. 14/6040, S. 136.

[627] *Katzenmeier*, Arzthaftung, S. 121.

[628] *Hart*, FS Heinrichs, S. 291 (317).

[629] *Katzenmeier*, Arzthaftung, S. 502. Wobei aber nicht deutlich wird, ob Katzenmeier die Beweislast generell beim Patienten lässt und wieweit er ihm Beweiserleichterungen zubilligt.

[630] *Hart*, FS Heinrichs, S. 291 (297, 317); *Brüggemeier*, Deliktsrecht, Rn. 701.

[631] *Hart*, Arzneimitteltherapie und ärztliche Verantwortung, S. 163. Die Pflicht des Arztes zur Dokumentation des Behandlungsgeschehens ist sowohl eine vertraglich als auch deliktisch begründete Pflicht. Zunächst wurde von der Rechtsprechung eine derartige Pflicht verneint und die Dokumentation lediglich als Gedächtnisstütze für den Arzt angesehen, vgl. BGH NJW 1963, 389 ff., mittlerweile ist sie eine echte Verpflichtung, die sich auch im Hinblick auf die Pflicht des Arztes zur Information des Patienten über die Behandlung, vgl. BGHZ 72, 132 (138); BGH NJW 1989, 2330.

zeichnungen im Krankenblatt anlässlich des Aufklärungsgespräches in Zusammenhang mit der Feststellung, dass der Arzt sich generell um eine sachgemäße Aufklärung bemüht, eine Indizwirkung für ein Aufklärungsgespräch zukommen.[632] Zudem entwickeln sich allein in seinem Gefahrenbereich eventuelle Fehler.[633] Letztlich lässt sich die Zuweisung der Beweislast bzgl. der Aufklärungspflicht an den Arzt daher gut mit Beherrschbarkeits- und Risikosphärenüberlegungen rechtfertigen.[634] Darüber hinaus ist die Beweisbelastung des Arztes „europäischer Standard" und unterstützt den Zweck der Selbstbestimmungsaufklärung: den Schutz der Entscheidungsfreiheit des Patienten.[635]

4.6.3 Ersatzfähiger Schaden

Auf der Rechtsfolgenseite stellt sich die Frage, welcher Schaden im Rahmen einer Aufklärungspflichtverletzung ersatzfähig ist. Grundsätzlich kommen insoweit alle materiellen und immateriellen Schäden in Betracht, die vom Schutzbereich der Aufklärungspflicht umfasst sind.[636] Die höchstrichterliche Rechtsprechung lässt bislang deliktsrechtlich nicht nur die aus der Verwirklichung des aufklärungsbedürftigen Risikos entstandenen Schäden ersetzen, sondern alle mit einem Aufklärungsfehler ursächlich verbundenen Schadensfolgen.[637] Einzelheiten der Haftungsausfüllung sind dabei insbesondere in der Literatur höchst umstritten.[638] Dies betrifft zum einen die Frage nach dem Schadensersatz für Schäden, die aus nicht aufklärungsbedürftigen Risiken resultieren[639] und den Schadensersatz für eingetretene Schäden aus aufklärungsbedürftigen und mitgeteilten Risiken, sofern andere aufklärungsbedürftige Risiken nicht mitgeteilt wurden.[640] Es wird vor allem die Frage nach dem Ersatz von immateriellen Schäden in der Form von Schmerzensgeld im Rahmen der Vertragshaftung nach neuem Recht

---

[632] BGH NJW 1985, 1399; 1986, 2855; 1990, 2929; *Katzenmeier,* Arzthaftung, S 497.

[633] *Hart,* Arzneimitteltherapie und ärztliche Verantwortung, S. 163 für die therapeutische Aufklärung.

[634] *Deutsch/Spickhoff,* Medizinrecht, Rn. 132; *Hart,* MedR 2003, 603; *ders.* FS Heinrichs, 291 ff, 317; *Müller,* MedR 2001, 487 (494); *Spickhoff,* NJW 2002, 2530 (2534); *ders.* NJW 2003, 1701 (1707).

[635] *Spickhoff,* NJW 2002, 2530 (2534).

[636] BGHZ 90, 96 (101); 106, 391 (395 ff); *Hart,* FS Heinrichs, S. 291 (316).

[637] BGHZ 90, 96; 106, 391; BGH NJW 1996, 777. Dies ist die Konsequenz aus der Körperverletzungsdoktrin der Rechtsprechung, da der Patient ja gerade vor der Verletzung der Rechtsgüter Körper- und Gesundheit geschützt werden soll.

[638] Vgl. zusammenfassend *Hart,* FS Heinrichs, S. 219 (315 ff.); zuletzt *Katzenmeier,* Arzthaftung, S. 344 ff.

[639] *Hart,* FS Heinrichs, S. 219 (315 ff.); zuletzt *Katzenmeier,* Arzthaftung, S. 366

[640] Vgl. zuletzt BGHZ 144, 1 (7f.): „ Hat sich (...) gerade dasjenige Risiko verwirklicht, über das aufgeklärt werden musste und tatsächlich auch aufgeklärt worden ist, so spielt es regelmäßig keine Rolle, ob bei der Aufklärung auch andere Risiken der Erwähnung bedurften."

kontrovers diskutiert. Ein Kernstück des am 01.08.2002 in Kraft getretenen Zweiten[641] Gesetzes zur Änderung schadensersatzrechtlicher Vorschriften[642] ist die Verankerung eines allgemeinen Schmerzensgeldanspruchs in die Schadensvorschriften des allgemeinen Schuldrechts.[643] Dem bisherigen § 253 BGB wurde ein zweiter Absatz hinzugefügt, der eine Regelung für den Ersatz immaterieller Schäden bei Verletzung besonderer, enumerativ aufgeführter Rechtsgüter enthält. Der deliktsrechtliche Schmerzensgeldanspruch nach § 847 BGB a.F. wurde gestrichen. Danach kann nunmehr unter bestimmten Voraussetzungen immaterieller Schadensersatz nicht mehr allein im Rahmen der Delikts-, sondern auch im Rahmen der Vertrags- und Gefährdungshaftung gewährt werden.[644] Da in

---

[641]Bereits 1967 entstand ein Referentenentwurf für ein Erstes Gesetz zur Änderung und Ergänzung schadensersatzrechtlicher Vorschriften (Bundesministerium der Justiz, Referentenentwurf für ein Erstes Gesetz zur Änderung und Ergänzung schadensersatzrechtlicher Vorschriften, 1967). Sowohl darin enthaltene Vorschläge zur Reform der Schmerzensgeldhaftung als auch diesbezügliche Vorschläge in einer überarbeiteten Version von 1975 (Entwurf eines Gesetzes zur Änderung schadensersatzrechtlicher Vorschriften vom 19.12.1975 , BR-Drs. 777/75) sind im Ersten Gesetz zur Änderung schadensersatzrechtlicher Vorschriften vom 16.08.1977, BGBl. I 1577 nicht umgesetzt worden. Eingehend dazu *Köndgen,* Haftpflichtfunktionen, S. 13ff; *Kötz,* FS v. Caemmerer, S. 389 ff; vgl. zur damaligen Diskussion auch *Dürr/Schubert,* ZRP 1975, 225. 1998 wurde von der damaligen Bundesregierung ein zweiter Entwurf erarbeitet (Entwurf eines Gesetzes zur Änderung schadensersatzrechtlicher Vorschriften vom 21.04.1998, BT-Drs. 13/10435), der dem Regierungswechsel in der 14. Legislaturperiode zum Opfer fiel. Vgl. zum Vorgängerentwurf *Deutsch,* ZRP 1998, 291; *Müller,* ZRP 1998, 258; *Steffen,* ZRP 1998, 147.
[642] Gesetz vom 19.07.2002, BGBl. I 2674. Das Zweite Gesetz zur Änderung schadensersatzrechtlicher Vorschriften wird im Folgenden als Schadensersatzrechtsänderungsgesetz abgekürzt.
[643] Daneben hat der Gesetzgeber die Arzneimittelhaftung verschärft, eine Regelung der Haftung gerichtlicher Sachverständiger eingeführt, die Sachschadensabrechnung geändert und die rechtliche Position von Kindern im Straßenverkehr gestärkt. Gleichzeitig ändern sich weitere Vorschriften im Straßenverkehrsrecht. Mit der Reform setzen sich auseinander: Übersichtsaufsätze von *Däubler,* JuS 2002, 625; *Karczewski* VersR 2001, 1070; *Wagner,* NJW 2002, 2049; speziell zur Regulierung von Personenschäden: *Jahnke,* ZfS 2002, 105; speziell zum Schmerzensgeldanspruch: *Deutsch,* ZRP 2001, 351; *Katzenmeier,* JZ 2002, 1029; *von Mayenburg,* VersR 2002, 278; speziell zur Auswirkung der Schmerzensgeldregelung auf die Arzthaftung: *Bruns,* ArztRecht 2002, 316; *Deutsch,* JZ 2002, 588; *Katzenmeier,* VersR 2002, 1066; *Ratzel,* AnwBl. 2002, 485; *Spickhoff,* NJW 2002, 2530.
[644] Bt-Drs. 14/7752, S. 11, 14 f. Die Ausweitung des Ersatzes immaterieller Schäden auf die Vertragshaftung ist insofern überraschend, als dass die bereits genannten Entwürfe lediglich die Gewährung von Schmerzensgeld nach Gefährdungs-, nicht aber nach Vertragsrecht vorsahen. Auch in der Literatur gab es nur wenig Stimmen, die einen solchen Ersatz forderten. Grundlegend : *Braschos,* Der Ersatz immaterieller Schäden im Vertragsrecht, S. 40 f., 125 ff., 229 ff., 252 f.; *Thüsing,* VersR 2001, 285 ff.; dagegen: *Canaris,* in: 2. FS Larenz, S. 27 (109 f.); Vgl. auch den Beschluß des 60. Deutschen Juristentages 1994, in dem der Ersatz immaterieller Schäden im Rahmen der Vertragshaftung mit deutlicher Mehrheit abgelehnt wurde, in: NJW 1994, 3075, Beschluß II.7.

§ 253 II BGB die Rechtsgüter Körper und Gesundheit aufgeführt sind, wird dem Bundesgerichtshof die vertragsrechtliche Schmerzensgeldgewährung für eine Behandlung keine argumentatorischen Schwierigkeiten bereiten, zumal für ihn bereits nach altem Recht eine Verletzung der Rechtsgüter Körper und Gesundheit eine weitere Voraussetzung für die Zuerkennung eines vertraglichen Schmerzensgeldanspruches gewesen ist.[645] Problemlos lässt sich § 253 II BGB auch bzgl. der Aufklärungspflichtverletzung in die bisherige Systematik der höchstrichterlichen Rechtsprechung integrieren, wonach in der Aufklärungspflichtverletzung auch eine deliktische Verletzung der körperlichen Integrität zu sehen ist. Da § 253 II BGB unabhängig von den Strukturen des Haftungsgrundes des Vertragsrechts ist, welcher sich an der Verletzung von Vertragspflichten orientiert, wird der BGH, in Anlehnung an seine deliktische Rechtsprechungspraxis, Schmerzensgeld aufgrund einer Aufklärungspflichtverletzung sowohl im Rahmen des Deliktsrechts als auch aus vertragsrechtlicher Sicht zubilligen.[646] Die Rechtsprechung muss sich aber der Aufgabe stellen, stärker als im bisherigen Maße die Aufklärungspflicht des Arztes als eigenständige Pflicht aus dem Arztvertrag hervorzuheben und in das neue System des § 280 I BGB zu integrieren. Problematisch wird dagegen eine vertragsrechtliche Schmerzensgeldgewährung aufgrund einer Aufklärungspflichtverletzung, wenn man der dargestellten Argumentationslinie folgt, dass die Aufklärungspflichtverletzung eine Verletzung des allgemeinen Persönlichkeitsrechts sei. In § 253 II BGB wird das allgemeine Persönlichkeitsrecht (aPR) nicht erwähnt. Der Gesetzgeber sah keine Notwendigkeit, einen Anspruch auf Geldentschädigung wegen Verletzung des allgemeinen Persönlichkeitsrechts zu kodifizieren. Er begründet seine Entscheidung damit, dass es sich bei einem solchen Anspruch um ein vom Schmerzensgeld nach § 847 BGB zu unterscheidendes Recht handele, das auf den Schutzauftrag aus Art. 1 und 2 Abs. 1 GG zurückgehe. Da der Anspruch insofern unabhängig von den §§ 847, 253 BGB sei, könnten deren Veränderungen ihn auch nicht berühren.[647] Danach kann eine Schmerzensgeldgewährung weder ausdrücklich noch auf eine analoge Anwendung des § 253 II BGB gestützt werden, da der Gesetzgeber das allgemeine Persönlichkeitsrecht bei Entwicklung des § 253 II BGB vor Augen hatte und sich gegen eine Kodifizierung des Schmerzensgeldanspruches wegen Verletzung der Persönlichkeit entschieden hat. Zur Diskussion steht daher die Frage, ob lediglich der deliktsrechtliche Schmer-

---

[645] BGH NJW 1987, 705 (706).

[646] *Katzenmeier*, JZ 2002, 1029 (1032); VersR 2002, 1066 (1072 f.) hat die Bedeutung des § 253 II BGB für das Vertragsrecht wie folgt formuliert: „Es wird nicht der Vertragsbruch (die Pflichtverletzung) als solcher mit Schmerzensgeld sanktioniert, sondern lediglich die (deliktstypische) Verletzung bestimmter Rechtsgüter auch nach Vertragsrecht für ersatzfähig erklärt."[646] Daher ist die Verwendung des Begriffes „Schmerzensgeldanspruch" nach § 253 II BGB n.F. missverständlich.

[647] BtDrs. 14/7752, S.25.

zensgeldanspruch nach § 823 I BGB i.V.m. Art. 1 I, 2 I GG bleibt, [648] oder ob zukünftig ein Entschädigungsanspruch nach Art. 1 I, 2 I GG auch im Vertragsrecht besteht.

---

[648] Dieser würde allerdings nicht durch § 253 II BGB verdrängt werden, da § 253 II BGB laut oben dargelegter Gesetzesbegründung nicht als allumfassende Schmerzensgeldregelung im Bereich des Vertrags- und Deliktsrechts zu verstehen ist, die andere, bereits entwickelte Institute ausschließt.

5 Die Aufklärungspflicht des Arztes im Rahmen einer Arzneimittelbehandlung

5.1 Anwendbarkeit der allgemeinen Grundsätze

Die Arzneimitteltherapie ist eine Erscheinungsform medizinischer Heilbehandlung. Die höchstrichterlichen Rechtsprechungsgrundsätze zur Aufklärungspflicht des Arztes haben sich überwiegend aus Urteilen aus dem Bereich der operativen Fächer entwickelt, einschlägige obergerichtliche Urteile zur ärztlichen Aufklärungspflicht anlässlich einer Arzneimitteltherapie finden sich indes kaum.[649] Die entwickelten Grundsätze sind aber grundsätzlich in allen medizinischen Fachgebieten und auf alle Behandlungsarten anwendbar.[650] So hat der behandelnde Arzt auch im Rahmen einer Arzneimitteltherapie den Patienten sowohl eine adäquate Sicherungs- als auch eine adäquate Selbstbestimmungsaufklärung zukommen zu lassen, welche sich in ihren Inhalten und ihren Grenzen grundsätzlich nach den Regeln richten, die unter 4. entwickelt wurden. Nun ist die Arzneibehandlung durch verschiedene Besonderheiten gekennzeichnet, welche es notwendig machen, sachspezifische Anforderungen an den Inhalt, den Umfang und die Form der Aufklärung anlässlich einer Arzneimitteltherapie zu stellen. Es geht in erster Linie um die Ambivalenz der Patienten und Ärzte gegenüber einem Arzneimittel,[651] um die Kommunikation in der Arzt-Patient-Beziehung als Erfolgsvoraussetzung der Arzneibehandlung[652] und um Besonderheiten, die sich aus der Produkteigenschaft des Arzneimittels ergeben.[653]

Die Sicherheit der ärztlichen Dienstleistung meint bei der Arzneimitteltherapie die Anwendungssicherheit von Arzneimitteln.[654] Auf eine prägnante Kurzformel gebracht bedeutet Anwendungssicherheit in der Arzneimitteltherapie, dass „nur „sichere" und das heißt wirksame und unbedenkliche ... Arzneimittel durch den Arzt angewandt werden dürfen, dass die Anwendung indiziert sein und auch

---

[649] *Hart,* Arzneimitteltherapie und ärztliche Verantwortung, S. 2; *ders.,* MedR 1991, 300 (303); *Madea,* Rechtliche Aspekte der Arzneimittelbehandlung, S. 28 (40); *Madea/Staak,* FS Steffen, S. 303 (310f.). Vgl. auch *Seehafer,* Der Arzthaftungsprozess in der Praxis, S. 5 ff., der lediglich 5 Fälle aufführt, in denen eine fehlerhafte Arzneimitteltherapie (Infusionen/Injektionen) die Anspruchsgrundlage bildete, wobei es in 2 Fällen zu einer Verurteilung wegen Verletzung der Aufklärungspflicht kam.

[650] OGH JBl. 1991, 316; *Düsing/ Düsing/ Von der Heyden-Karas/ Vetter,* Aufklärung aus internistischer Sicht, S. 22 (27); *Kuhnert,* Die vertragliche Aufklärungspflicht des Arztes, S. 98.

[651] Vgl. 2.3.2.1.2.

[652] Vgl. 2.3.2.1.3.2. und 3.1.

[653] Vgl. hierzu 5.5.

[654] *Hart,* MedR 1991, 300.

sonst lege artis erfolgen muss.[655] Der Arzt muss insofern ein umfassenderes Wissen aufweisen als bei anderen Behandlungen, nämlich nicht nur das medizinische Wissen um die Behandlung, sondern auch das pharmakologische Wissen über das Arzneimittel,[656] wie dessen Wirkung, die Dosis-Wirkungs-Beziehungen, das Wirkungsprofil, die Variabilität der Wirkungen und dessen Risiken.[657] Im folgenden Kapitel sind daher die allgemein entwickelten arzthaftungsrechtlichen Grundsätze im Bereich der Sicherungs- und Selbstbestimmungsaufklärung auf die Besonderheiten der Arzneimitteltherapie einzustellen.[658]

Bevor auf die Aufklärung des Patienten im Rahmen einer Arzneimitteltherapie eingegangen wird, sollen zunächst kurz mögliche Behandlungsfehlersachverhalte dargestellt werden, da im besonderen in der Arzneimitteltherapie der Umfang und Inhalt der Aufklärung nur in Abgrenzung zum Behandlungsfehler bestimmt werden kann. Bei der Frage, welche Risiken der Arzneimitteltherapie einen aufklärungsbedürftigen Umstand im Sinne der Risikoaufklärung darstellen, ist die Pflicht des Arztes zur lege artis Behandlung von seiner Pflicht zur Risikoaufklärung abzugrenzen. Erst dort, wo die Anwendung des Arzneimittels an sich noch nicht fehlerhaft war, stellt sich die Frage, ob und über welche Risiken aufzuklären ist, da die Risikoaufklärung nicht die vermeidbaren Risiken einer Behandlung betrifft.

5.2 Behandlungsfehler

Die Auswahl eines Arzneimittels stellt einen wesentlichen Teil der Aufgabe des Arztes dar, die von ihm diagnostizierte Krankheit zu heilen oder zu lindern.[659] Ziel einer rationalen Arzneimitteltherapie ist dabei die Nutzenoptimierung bei Minimierung des Risikos.[660] Der Arzt hat vor dem Hintergrund des individuellen Krankheitsbildes, der angestrebten therapeutischen Wirkung des Arzneimittels und seinem Risikoprofil eine hinreichende individuelle Nutzen-Risiko-Analyse vorzunehmen: "Die Anwendung des (ausgewählten) Arzneimittels ist nur dann begründet, wenn das therapeutische Risiko im Verhältnis zum Krankheitsrisiko geringer erscheint oder der therapeutische Nutzen trotz des größeren therapeuti-

---

[655] *Hart*, Arzneimitteltherapie und ärztliche Verantwortung, S. 47.

[656] Vgl. *Giesen*, Arzthaftungsrecht, Rn. 264.

[657] *Hart*, Arzneimitteltherapie und ärztliche Verantwortung, S. 74.

[658] Die Darstellung konzentriert sich dabei auf die zahlenmäßig am häufigsten stattfindenden ambulanten und stationären „Standardtherapien", während nicht auf den Heilversuch, die Außenseiterbehandlung sowie den Einsatz von Arzneimitteln im Rahmen der klinischen Erprobung eingegangen wird.

[659] *Pieck*, FS Küchenhoff, S. 617 (632); vgl. auch OLG München, NJW-RR 1992, 738.

[660] *Hart*, MedR 1991, 300 (301).

schen Risikos das Krankheitsrisiko bei weitem überwiegt."[661] Sofern mehrere Medikationen mit voraussichtlich gleichwertigem therapeutischen Erfolg zur Auswahl stehen, ist zu prüfen, welche Arzneimitteltherapie die noch tragbarste Gefahr schädlicher Nebenwirkungen mit sich bringt.[662] Behandlungsfehlersachverhalte bei der Arzneimitteltherapie werden häufig anhand der realen in der Praxis auftretenden Fehler folgendermaßen klassifiziert: Verordnung eines falschen Medikaments[663] oder Medikamentenverwechslung, fehlerhafte Dosierung, insbes. Überdosierung, falsche Applikationsart, Nichtbeachtung oder nicht rechtzeitige Erkennung individueller Gegenanzeigen (Kontraindikationen) oder Arzneimittelwechselwirkungen, Nebenwirkungen des Arzneimittels nicht (rechtzeitig) erkannt.[664]

5.2.1 Indikationsfehler

Die Indikation ist der medizinisch-fachlich allgemein anerkannte Grund für eine medizinische Betreuungsmaßnahme.[665] In der Arzneimitteltherapie meint Indikation dementsprechend die Eignung des Arzneimittels zur Behandlung.[666] Generell wird von der Rechtsprechung eine strenge Indikationsstellung gefordert.[667] Wählt der Arzt ein nicht indiziertes Arzneimittel aus, handelt es sich bei dieser Sachverhaltskonstellation um einen Behandlungsfehler.[668] So stellt die Verordnung eines ersichtlich falschen Arzneimittels, also, wenn der Name des indizierten Arzneimittels mit einem ähnlich klingenden Arzneimittel verwechselt wurde, einen groben Behandlungsfehler dar.[669] Auch ist bei einer Mumpserkrankung eine Behandlung mit Penicillin wirkungslos, überflüssig und wegen der möglichen Komplikationsgefahr grob fehlerhaft.[670]

---

[661] *Hart*, Arzneimitteltherapie und ärztliche Verantwortung, S. 10; vgl. auch BGH AHRS 2705/4 – Kanamycin-Behandlung, wonach eine schwere lebensbedrohliche Erkrankung eines Patienten auch eine sehr riskante Therapie rechtfertigen kann; OLG Bamberg AHRS 2705/108 – Verordnung von Neo-Gilurytmal; *Bergmann*, Die Haftung des Arztes als Anwender, S. 105 (116).
[662] BGH AHRS 2705/4 – Kanamycin-Behandlung; OLG Bamberg AHRS 2705/108 – Verordnung von Neo-Gilurytmal.
[663] Vgl. OLG Frankfurt AHRS 2705/7 – Novojekt-Injektion; OLG Köln AHRS 2705/111 – Trisequens-Verordnung.
[664] *Bergmann*, Die Haftung des Arztes als Anwender, S. 105 (116); *Madea/Staak*, FS Steffen, S. 303 (307).
[665] *Zetkin/Schaldach*, Lexikon der Medizin, Stichwort Indikation.
[666] *Hart*, Arzneimitteltherapie und ärztliche Verantwortung, S. 88.
[667] Vgl. OLG Frankfurt AHRS 2705/9 – Sigma-Elmedal-Injektion.
[668] Vgl. OLG Frankfurt AHRS 2705/7 – Novojekt-Injektion; *Brüggemeier*, Deliktsrecht, Rn. 652; *Hart*, Arzneimitteltherapie und ärztliche Verantwortung, S. 88.
[669] OLG Köln AHRS 2715/113 – Trisequens-Verordnung.
[670] OLG Frankfurt AHRS 2705/7 – Novojekt-Injektion.

5.2.2 Gegenanzeigen, Wechselwirkungen, Nebenwirkungen

Eine Gegenanzeige ist ein Umstand, bei dem das Arzneimittel kontraindiziert ist.[671] Mit dem Begriff der Kontraindikation werden in der Medizin Situationen umschrieben, die es verbieten, diagnostische oder therapeutische Maßnahmen wegen eines zu hohen Risikos für den Patienten durchzuführen.[672] Kontraindikationen beschreiben, bezogen auf die Arzneimitteltherapie, die körperlichen und seelischen Zustände, bei deren Vorhandensein das Arzneimittel nicht, nur beschränkt oder nur unter besonderen Voraussetzungen oder Bedingungen angewendet werden darf.[673] Beispiele von Gegenanzeigen sind besondere Stadien und Verlaufsformen einer prinzipiell mit dem Mittel behandelbaren Krankheit, bestimmte Begleiterkrankungen oder gleichzeitig bestehende Funktionsstörungen wie Nieren-, Leberfunktionsstörungen oder Stoffwechselerkrankungen, einzelne oder sämtliche Schwangerschaftsperioden.[674] Während einige Gegenanzeigen strikt eingehalten werden müssen (absolute Gegenanzeige), lassen andere dem Arzt einen Handlungsspielraum (relative Gegenanzeige), bei dem der Arzt im Individualfall zwischen dem Nutzen der Arzneimitteltherapie für den Patienten und einem gewissen Gesundheitsrisiko abwägen muss.[675]

Sofern der Patient mehrere Arzneimittel nebeneinander anwendet, kann es auch zu Arzneimittelwechselwirkungen kommen. Wechselwirkungen sind unerwünschte Wirkungen des Arzneimittels, die bei der Verwendung zusammen mit anderen Arzneimitteln oder sonstigen Mitteln auftreten können.[676] Die gewünschte Wirkung des Arzneimittels kann durch die gleichzeitige Therapie mit anderen Medikamenten verringert, aufgehoben, verstärkt oder verlängert sein.[677] Es ist durchaus nicht unüblich, dass sich ein Patient in der Behandlung bei mehreren Fachärzten befindet. Auch gibt es nicht wenig Fälle, in denen Patienten nicht verschreibungspflichtige Arzneimittel in Selbstmedikation einnehmen. Der behandelnde Arzt muss daher immer damit rechnen, dass der Patient bereits andere Arzneimittel einnimmt.

---

[671] *Sander/Epp*, AMG, § 11 Tz. 7.

[672] *Zetkin/Schaldach*, Lexikon der Medizin, Stichwort Kontraindikation.

[673] *Kloesel/Cyran*, AMG, § 11 Tz. 29; vgl. auch die im Ergebnis ähnliche Definition *Liedtke*, Wörterbuch der Arzneimitteltherapie, Stichwort Kontraindikation.

[674] *Kloesel/Cyran*, AMG, § 11 Tz. 29; *Sander/Epp*, AMG, § 11 Tz. 7; vgl. auch OLG Düsseldorf AHRS 2705/13 – Dacron-Bypass zur Kontraindikation von Heparin, Urokinase und Streptokinase bei Magen- und Darmulcera.

[675] Vgl. *Liedtke*, Wörterbuch der Arzneimitteltherapie, Stichwort Kontraindikation.

[676] *Rehmann*, AMG, § 11 Rn. 9; *Kloesel/Cyran*, AMG, § 11 Tz. 31.

[677] Vgl. LG Köln AHRS 2715/4: Verstärkung der Wirkung von Marcumar durch die Kombinationsbehandlung mit Tanderil.

Nebenwirkungen sind alle beim bestimmungsgemäßen Gebrauch eines Arzneimittels auftretenden unerwünschten Begleiterscheinungen. Behandlungsfehlersachverhalte können sich sowohl bei eingetretenen unerwünschten Arzneimittelnebenwirkungen innerhalb als auch außerhalb des pharmakodynamischen Wirkprofils ergeben. Reaktionen innerhalb des pharmakodynamischen Wirkprofils können bei jedem Menschen auftreten und sind dosisabhängig.[678] Sofern sich Nebenwirkungen aufgrund von Wirkstoffspiegeln außerhalb des therapeutischen Bereichs manifestieren, handelt es sich um Überdosierungssachverhalte.[679] Neben arzneimittelbedingten Faktoren können innerhalb des pharmakodynamischen Wirkprofils und vor allen Dingen außerhalb des pharmakodynamischen Wirkprofils auch andere, im Zustand des Patienten liegende Umstände zur Entstehung einer unerwünschten Nebenwirkung beitragen. Hierin liegt die Parallelität zu der Gegenanzeige und den Arzneimittelwechselwirkungen. Unerwünschte Nebenwirkungen können bspw. bei genetisch prädisponierten Personen auftreten.[680] So reagieren manche Menschen infolge einer genetisch bedingten oder erworbenen individuellen Überempfindlichkeit (Intoleranz) gegenüber einer therapeutisch empfohlenen Dosierung des Wirkstoffes mit pharmakologischen Effekten, die bei anderen Menschen erst bei Überdosierungen beobachtet wurden.[681]

Der Arzt ist wegen der Möglichkeit von Gegenanzeigen, Wechselwirkungen und Nebenwirkungen vor Beginn der Arzneimitteltherapie zu einer sorgfältigen (Arzneimittel-)Anamnese verpflichtet. Ihn trifft die Pflicht, zu prüfen, ob individuelle Faktoren des Patienten oder die gleichzeitige Einnahme anderer Arzneimittel absolut gegen die Anwendung des abstrakt zur Behandlung der Erkrankung geeigneten Arzneimittels sprechen. Dies dient der Erkenntnis von Arzneimittelunverträglichkeiten, -resistenzen,[682] Allergien, Wechselwirkungen und Inkompatibilitäten. Eine Verletzung dieser Pflicht stellt einen Behandlungsfehler dar.[683] Wenn keine absoluten, sondern nur relative Gründe gegen die Arzneimittelanwendung bestehen, schuldet der Arzt im weiteren Verlauf der Behandlung die Überwachung der Anwendung des Arzneimittels, also Verlaufskontrolle und

---

[678] *Czechanowski/Weber*, Pathogenese und Klassifikation der unerwünschten Arzneimittelwirkungen, S. 270 (271).

[679] Vgl. BGH VersR 1967, 775.

[680] *Estler*, Grundlagen der Arzneimittelnebenwirkungen, S. 4 ff.

[681] *Czechanowski/Weber*, Pathogenese und Klassifikation der unerwünschten Arzneimittelwirkungen, S. 270 (271).

[682] Vgl. BGH AHRS 2705/1 – Neomycin-Behandlung: Vor dem Einsatz gefährlicher Antibiotika hat der behandelnde Arzt eine bakterielle Untersuchung mit Resistenzbestimmung durchzuführen.

[683] Vgl. *Hart*, Arzneimitteltherapie und ärztliche Verantwortung, S. 109 ff., der einen umfassenden Überblick über die Problematik des Behandlungsfehlers im Rahmen einer Arzneimitteltherapie gibt.

Erfolgsbeurteilung als Teil seiner Behandlungspflicht.[684] Der Arzt hat bei einem solchen Vorgehen den Beginn der Therapie engmaschig zu überwachen und den gewünschten Therapieerfolg fortlaufend zu kontrollieren. Dabei hat er alles ihm Zumutbare zu tun, um die möglichen Schädigungen in ihrem Anfangsstadium zu erkennen und zu vermeiden.[685] Hierzu gehören bspw. laufende Kontrollen des Augeninnendrucks bei der Verordnung von corticoiden Augentropfen, um die Gefahr eines Anstieges des Augeninnendrucks mit der Folge einer Sehnervschädigung vorzubeugen[686] oder die Kontrolle bestimmter Laborwerte wie eine Resistenzkontrolle bei Anwendung eines Antibiotikums über einen langen Zeitraum.[687] Bei dem ersten Anzeichen einer Schädigung hat der Arzt sofort zu reagieren und adäquate Gegenmaßnahmen einzuleiten wie die Behandlung abzubrechen, umzustellen, einen Spezialisten hinzuzuziehen oder ggf. den Patienten in ein Krankenhaus einzuweisen.[688]

5.2.3 Applikation

Eine fehlerhafte Applikation meint entweder eine ungeeignete Darreichungsform oder eine fehlerhafte Applikationsmethode.[689] Nicht nur eine Überdosierung[690] kann enorme negative Auswirkungen auf den menschlichen Organismus haben, sondern auch die Wahl einer ungeeigneten Darreichungsform, da die Wirkung eines Arzneimittels nicht allein durch seine Wirkstoffeigenschaften bestimmt wird, sondern auch durch die Darreichungsform für den Wirkstoff. Arzneistoffe sind in aller Regel schon in sehr geringer Dosis wirksam. Daher müssen sie mit Hilfsstoffen vermischt werden, um Arzneimittel einnahmefähig und herstellbar zu machen.[691] Hilfsstoffe sind die Formgeber eines Medikaments

---

[684] *Hart*, Arzneimitteltherapie und ärztliche Verantwortung, S. 111; BGH AHRS 2705/2 - Osteomyelitis; OLG Bamberg AHRS 2705/3 – Myambutol-Behandlung; OLG Hamm, VersR 1991, 585; OLG Düsseldorf AHRS 2710/100 – Allergische Lid- und Bindehautentzündung; OLG Koblenz AHRS 2715/14 – Zentropilbehandlung; LG Köln AHRS 2715/4 – Kombinationsbehandlung mit Marcumar und Tanderil; *Haaskarl*, Haftung für Arzneimittelnebenwirkungen, S. 24; Vgl. zu den medizinischen Inhalten einer Verlaufskontrolle und Erfolgsbeurteilung der Arzneimitteltherapie *Weber*, Verlaufskontrolle und Erfolgsbeurteilung der Arzneitherapie, S. 343.

[685] OLG Bamberg AHRS 2705/3 – Myambutol-Behandlung.

[686] OLG Hamm, VersR 1991, 585; OLG Düsseldorf AHRS 2710/100 – Allergische Lid- und Bindehautentzündung.

[687] BGH AHRS 2705/2 - Osteomyelitis

[688] *Bergmann*, Die Haftung des Arztes als Anwender, S. 105 (117); vgl. auch BGH NJW 1960, 95 für Röntgenbestrahlung und BGHZ 90, 103 (105 f.) für Strahlentherapie.

[689] *Hart*, Arzneimitteltherapie und ärztliche Verantwortung, S. 108. Typische Fälle einer fehlerhaften Applikationsmethode sind Injektionsfehler, vgl. hierzu *Meinecke*, Haftungskriterien für Injektionsschäden.

[690] Vgl. bereits 2.2.2..

[691] *Kretz/Reichenberger*, Medikamentöse Therapie, S. 35.

und ermöglichen eine bestimmte Applikationsart.[692] Arzneimittel können über verschiedene Wege vom menschlichen Organismus aufgenommen werden. Üblich ist eine Differenzierung der Applikationsarten in Applikationen auf Haut oder Schleimhaut und parenterale Applikationen in das Körperinnere.[693] Die entsprechenden Arzneiformen für Applikationen auf Haut und Schleimhaut können feste Arzneiformen wie Tabletten, Dragees oder Kapseln, halbfeste Arzneiformen wie Salben, Pasten oder Zäpfchen und flüssige Arzneiformen wie Lösungen Tinkturen oder Tropfen sein, während die entsprechenden Arzneiformen für parenterale Applikationen in das Körperinnere Injektionen, Infusionen oder Implantate sind.[694] Die am häufigsten gewählte Arzneimittelform in der ambulanten Praxis ist die Tablette. Eine Variante dieser Arzneimittelform ist die Depot- und Retard-Tablette, welche besondere Miniverkapselungen enthält, damit der Wirkstoff langsam, stufenweise im Verdauungskanal abgegeben werden kann.[695] Die Wahl der Darreichungsform ist also geeignet, den Wirkungseintritt, die Wirkungsdauer und die Wirkungsstärke zu variieren.[696] Mit der Wahl der Applikationsart kann daher die Selektivität eines Arzneimittels erhöht werden, wodurch sowohl eine Wirksamkeitssteigerung als auch die Vermeidung bzw. Verringerung unerwünschter Wirkungen erreicht werden kann.[697] Auch die Hilfsstoffe können unerwünschte Arzneimittelnebenwirkungen auslösen. So kann ein allergischer Patient nicht nur auf den Wirkstoff, sondern auch auf sonstige Inhaltsstoffe eines Medikaments allergisch reagieren.[698] Mit den verschiedenen Applikationsarten können daher unterschiedliche Risiken verbunden sein. Zur Behandlungspflicht des Arztes im Rahmen der Applikationswahl gehört es, für den Patienten vermeidbare unerwünschte Wirkungen auszuschließen, die bspw. auf bekannten Hilfsstoffunverträglichkeiten beruhen und insgesamt die risikoärmste Applikationsart unter den für das Krankheitsbild des Patienten indizierten auszuwählen.[699]

5.3 Umfang und Inhalt der Sicherungsaufklärung

Die Sicherungsaufklärung dient generell, wie bereits dargestellt, dem gesundheitlichen Interesse des Patienten (salus aegroti suprema lex), indem sie ihn einerseits zu therapiegerechtem Verhalten anhalten und andererseits vor bestehenden Gesundheitsrisiken warnen sowie Handlungsanweisungen für ihr Eintreten

---

[692] *List*, Arzneiformenlehre, S.2.

[693] Vgl. *List*, Arzneiformenlehre, S.3.

[694] *List*, Arzneiformenlehre, S.3.

[695] *Groll*, Arzneimittelkompaß, S. 5.

[696] *List*, Arzneiformenlehre, S.2.

[697] *Hart*, Arzneimitteltherapie und ärztliche Verantwortung, S. 108.

[698] Vgl. 5.6.

[699] Vgl. hierzu auch *Hart*, Arzneimitteltherapie und ärztliche Verantwortung, S. 108.

aufzeigen soll. Im Bereich der Arzneimitteltherapie hat die Sicherungsaufklärung die Aufgabe, die Bereitschaft des Patienten zum regelmäßigen und adäquaten Gebrauch des Arzneimittels zu fördern, auch indem sie seine Ängste vor den Nebenwirkungen des Arzneimittels mindert, und zugleich sicherzustellen, dass der Patient beim Auftreten von unerwünschten Wirkungen so früh wie möglich die geeigneten Maßnahmen ergreift.[700]

5.3.1 Förderung der Mitarbeit des Patienten an der Therapie

Die Herstellung von Compliance ist gerade bei der ambulanten Arzneimitteltherapie eine enorme Herausforderung, da der Patient dort verstärkt in die Therapiedurchführung eingebunden ist.[701] Aufklärung zur Mitwirkung des Patienten an der Therapie (Compliance) bedeutet hier, orientiert man sich am Ablauf der medizinischen Behandlung, dass der Arzt dem Patienten mitteilt, wie sich seine Krankheitssituation darstellt, d.h. an welchem Grundleiden er leidet und welche Prognose er für ihn stellt.[702] Weiter bedarf es einer Erörterung der von dem Arzt angestrebten Medikamentenwirkung und dessen Wirkungsweise.[703] Es gehört auch zu seinem Verantwortungsbereich, die adäquate Anwendung des Arzneimittels sicherzustellen, indem er dem Patienten die einzelnen Modalitäten der Arzneimittelbehandlung erläutert. Hierunter fällt insbesondere die Darlegung der Applikationsform,[704] der Dosis,[705] also die Darlegung der Einzeldosierungen, des Einnahmezeitpunktes, der -intervalle sowie der maximalen Gesamtdosierung[706] und der Dauer der Behandlung.[707] Des Weiteren hat der Arzt mit dem Patienten die Begleitmaßnahmen durchzusprechen, welche die Arzneimitteltherapie ergänzen und/ oder unterstützen sollen wie Hinweise auf eine gesunde Lebensführung oder Ernährungsbeschränkungen,[708] auch z.B. wegen einer eventu-

---

[700] *Kloesel/Cyran*, AMG, § 11 Tz. 10.

[701] Vgl. bereits 2.3.2.1.3.2.

[702] *Hart*, Arzneimitteltherapie und ärztliche Verantwortung, S. 117; *Madea*, Rechtliche Aspekte der Arzneimittelbehandlung, S. 28 (41); *Madea/Staak*, FS Steffen, S. 303 (312).

[703] *Deutsch/Spickhoff*, Medizinrecht, Rn. 208; *Giesen*, Arzthaftungsrecht, Rn. 264; *Madea*, Rechtliche Aspekte der Arzneimittelbehandlung S. 28 (41); *Madea/Staak*, FS Steffen, S. 303 (312); *MK/Mertens*, § 823, Rn. 424.

[704] *Madea*, Rechtliche Aspekte der Arzneimittelbehandlung, S. 28 (41); *Madea/Staak*, FS Steffen, S. 303 (312).

[705] *Bergmann*, Die Arzthaftung, S. 103; *Hart*, Arzneimitteltherapie und ärztliche Verantwortung, S. 118; *ders.* MedR 1991, 300 (306); *Kern/Laufs*, Die ärztliche Aufklärungspflicht, S. 184; *Laufs/Uhlenbruck*, Handbuch des Arztrechts, § 62 Rn. 8; *RGRK/Nüßgens*, § 823 Anh. II, Rn. 47.

[706] BGH NJW 1970, 511.

[707] OLG Düsseldorf AHRS 2710/101.

[708] *Hart*, Arzneimitteltherapie und ärztliche Verantwortung, S. 120; *Laufs/Uhlenbruck*, Handbuch des Arztrechts, § 62, Rn.1

elle Wirkungsverstärkung mit und durch Alkohol oder bestimmte Nahrungsmittel.[709] Sofern die Arzneimitteltherapie bzw. ihre Nebenwirkungen mit einer Beeinträchtigung der normalen Lebensführung verbunden ist, muss darauf hingewiesen werden.[710] Zur nachsorgenden Sicherungsaufklärung gehört u.a. der Hinweis auf notwendige Kontrolluntersuchungen.

Die Aufklärungsinhalte und deren Vermittlung sind dabei auf den Bedarf der Situation und den Patienten einzustellen, d.h. situativ und individuell festzulegen. Während es bei kurzfristigen Therapien notwendig ist, aber auch ausreicht, dem Patienten alle Aufklärungsinhalte, die er für die erfolgreiche Durchführung der Therapie benötigt, schon im Rahmen der Verordnung des Arzneimittels darzustellen, da er in der Regel keinen weiteren Kontakt mehr zu seinem Arzt hat, sind im Rahmen von Dauertherapien bei chronischen Krankheiten besondere Maßnahmen zu ergreifen, da auch die Dauer einer Therapie eine wesentliche Ursache für Non-Compliance ist. Hier ist die therapeutische Aufklärung verstärkt im Sinne einer therapiebegleitenden Betreuung aufzufassen.

Da die therapeutische Aufklärung die Mitwirkung des Patienten an der Therapie fördern soll, ist der Umfang der Aufklärung eher weiter als bei der Selbstbestimmungsaufklärung.[711] Es sind alle compliancebeeinträchtigenden Faktoren zu nennen und zu besprechen. In der Compliance-Forschung ist insbesondere nachgewiesen, dass die Compliance in der Arzneimitteltherapie auch durch geringfügige Nebenwirkungen beeinträchtigt werden kann. So können bereits reversible Verfärbungen im Mund oder das Gefühl von Mundtrockenheit zum Absetzen des Medikaments führen, wenn dem Patienten diese Nebenwirkungen, deren Unbedrohlichkeit und Reversibilität sowie angemessene Reaktionsmöglichkeiten wie das gründliche Putzen der Zähne im Falle der Mundverfärbungen oder das Kauen von Kaugummis im Falle der Mundtrockenheit nicht dargestellt werden.[712]

5.3.2 Gefahrenvorsorge

Im Rahmen der Gefahrenvorsorge bei der Arzneimitteltherapie muss der Arzt dem Patienten die unvermeidbaren Risiken vor Augen führen, die dieser trotz Befolgung der Therapieanweisung mit der Einnahme des Mittels eingeht, wie mögliche unvermeidbare Kontraindikationen, Unverträglichkeiten und vertretba-

---

[709] Vgl. *Czechanowski/Weber*, Pathogenese und Klassifikation der unerwünschten Arzneimittelwirkungen, S. 270 (279).

[710] *RGRK/Nüßgens,* § 823 Anh. II, Rn. 47.

[711] *Kern/Laufs*, Die ärztliche Aufklärungspflicht, S. 184.

[712] *Heuer/Heuer/Lennecke*, Compliance in der Arzneimitteltherapie, S. 118 f.

re unerwünschte Wirkungen.[713] Die therapeutische Aufklärung des Arztes soll den Patienten in den Stand versetzen, die für die individuelle Arzneimitteltherapie typischerweise möglichen Grundsymptome von Kontraindikationen, Unverträglichkeiten und Nebenwirkungen zu erkennen und die zu ergreifenden Gegenmaßnahmen einleiten zu können. Mit der Warnung vor den Gefahren ist daher immer eine Verhaltsmaßregel für den Fall ihres Eintretens zu verknüpfen.[714] Eine derart gestaltete Aufklärung ist auch deshalb notwendig, weil es durchaus Patienten gibt, die ihre Beschwerden während der Behandlung negieren bzw. meinen, das müsse so sein, und die ihre Beschwerden dementsprechend gegenüber dem behandelnden Arzt nicht angeben, weil sie nicht wissen, dass es gerade auf diese ankommt.[715] In diesem Bereich fällt auch der notwendige Hinweis des Arztes auf eine verminderte Fahrtüchtigkeit des Patienten infolge einer Arzneimitteltherapie.[716]

Weiter muss der Arzt vor einer unzureichenden Compliance und ihren Folgen warnen, z. B. vor den Gefahren der Nichtbehandlung,[717] vor den Gefahren eines eigenmächtigen Absetzens oder den Gefahren einer nicht dosierungsgerechten Einnahme bzw. sachgemäßen Anwendung des Arzneimittels.[718] Compliance-Fehler haben zum einen negative Auswirkungen auf die therapeutische Wirksamkeit, können aber auch zu unerwünschten Arzneimittelnebenwirkungen führen.[719] Im Rahmen der Gefahrenvorsorge hat der behandelnde Arzt auch der unkontrollierten weiteren (Selbst-) Medikation wegen der Gefahr von Wechselwirkungen Schranken zu setzen. Ihm obliegt es, den Patienten auf typischerweise auftretende Wechselwirkungen mit anderen Medikamenten aufmerksam zu machen. Hierher gehört nicht nur der Hinweis, dass andere Medikamente Auswirkungen auf die in Rede stehende Arzneimitteltherapie haben könnte, sondern auch, dass das vom Arzt verschriebene Arzneimittel zu unerwünschten Wirkungen bei anderen Medikamenten führen kann. So können Antibiotika Einfluss auf die empfängnisverhütende Wirkung von oralen Kontrazeptiva haben.[720]

---

[713] *Ankermann*, FS Steffen, S. 1 (4 ff); *Bergmann*, Arzt und Krankenhaus 2001, S. 81; *Hart*, Arzneimitteltherapie und ärztliche Verantwortung, S. 120; *ders.* MedR 1991, 300 (306); *Giesen*, Arzthaftungsrecht, Rn. 264; *Laufs/Uhlenbruck*, Handbuch des Arztrechts, § 62, Rn.1; *RGRK/Nüßgens*, § 823 Anh. II, Rn. 47.

[714] *Madea/Staak*, FS Steffen, S. 303 (311).

[715] *Kuhnert*, Die vertragliche Aufklärungspflicht des Arztes, S. 99.

[716] *Kern/Laufs*, Die ärztliche Aufklärungspflicht, S. 185.

[717] OLG Hamm RKl März 1998, S. 3; *Deutsch*, VersR 1998, 1053 (1057).

[718] BGH NJW 1970, 511; OLG Düsseldorf AHRS 2710/101; *Hart*, Arzneimitteltherapie und ärztliche Verantwortung, S. 120.

[719] *Linden*, Compliance, S. 324.

[720] Vgl. OLG Frankfurt MedR 1993, 266.

5.4 Umfang und Inhalt der Selbstbestimmungsaufklärung

Der zentrale Zweck der Selbstbestimmungsaufklärung ist, wie bereits dargestellt, der Schutz des Selbstbestimmungsrechts des Patienten, indem ihm eine verantwortliche Beteiligung im Rahmen der Behandlung ermöglicht wird. Für die Arzneimitteltherapie muss eine Aufklärung in diesem Sinne alle Nutzen-Risiko-Gesichtspunkte der Arzneimitteltherapie darlegen, die für seine Entscheidung wesentlich sind.

5.4.1 Verlaufsaufklärung

Die in 4.4.2. genannten Grundzüge gelten entsprechend für die Arzneimitteltherapie. Der Patient muss auch im Rahmen der Arzneimitteltherapie in die Lage versetzt werden, den Nutzen der geplanten Therapiemaßnahme abschätzen zu können. Die Verlaufsaufklärung umfasst daher die Aufklärung über den prognostischen Verlauf der Erkrankung mit und ohne Arzneibehandlung bzw. Behandlungsalternativen, sofern neben der in Rede stehenden Arzneimitteltherapie andere Therapien indiziert sind.[721] So bedarf es insbesondere der Darlegung, inwieweit die Möglichkeit einer Spontanheilung besteht sowie welche Risiken und Folgen es haben könnte, wenn der Patient unbehandelt bliebe.[722] Auch muss der Patient darüber in Kenntnis gesetzt werden, welche sicheren Folgen mit der Behandlung verbunden sind.[723] In der Arzneimitteltherapie bedeutet Information über die Art des Eingriffes Aufklärung über die Applikationsweise des Medikaments und über seine Wirkungsweisen und –folgen, wenn dadurch Veränderungen der Lebensführung erforderlich werden.[724] Bei der Information über Erfolgschancen ist eine Aufklärung über die Wirksamkeit bzw. den Wirksamkeitsgrad eines Arzneimittels erforderlich.[725] Unter dem Aspekt der Verlaufsaufklärung hat der Arzt auch über die unterschiedlichen Verläufe von Behandlungsalternativen aufzuklären. Behandlungsalternativen können zum einen andere Behandlungsformen sein, aber auch ein anderes Arzneimittel kann eine Behandlungsalternative darstellen und einen anderen Behandlungsverlauf bedingen, nämlich sofern es eine andere Applikationsform aufweist.

---

[721] *Francke/Hart*, Charta der Patientenrechte, S. 134.

[722] *Hart*, Arzneimitteltherapie und ärztliche Verantwortung, S. 127.

[723] *Kern/Laufs*, Die ärztliche Aufklärungspflicht, S. 59 .

[724] *Hart*, Arzneimitteltherapie und ärztliche Verantwortung, S. 127; *Francke/Hart*, Charta der Patientenrechte, S. 134.

[725] *Hart*, Arzneimitteltherapie und ärztliche Verantwortung S. 127.

5.4.2 Risikoaufklärung

Auch im Rahmen der Arzneimitteltherapie richtet sich der Aufklärungsumfang nach der Gefahrentypizität, der Indikationslage der Behandlung sowie der Größe des Behandlungsrisikos.

Risikoaufklärung über die typischen Risiken meint im Rahmen der Arzneimitteltherapie Aufklärung über Kontraindikationen, Unverträglichkeiten, schädliche Nebenwirkungen und schädliche Wechselwirkungen.[726] Der Arzt hat dabei differenzierend nicht alle möglichen typischen Risiken, die mit der Einnahme eines Arzneimittels verbunden sind, aufzählen. Ihn trifft vielmehr im Vorfeld der Anwendung des Arzneimittels die (Behandlungs-)Pflicht, zu prüfen, ob individuelle Faktoren des Patienten absolut gegen die Anwendung des abstrakt zur Behandlung der Erkrankung geeigneten Arzneimittels sprechen. Ein Einsatz des Arzneimittels trotz derartiger Kontraindikationen würde einen Behandlungsfehler darstellen, die Risiken eines Behandlungsfehlers sind indes nicht aufklärungspflichtig.[727] Besondere Vorsicht ist bei dem Einsatz hochwirksamer aggressiver Medikamente geboten. Mit der Stärke der Hauptwirkung steigt dort häufig auch die Stärke der Nebenwirkungen. Sofern der Arzt zu einer insgesamt positiven Nutzen-Risiko-Bilanz des Arzneimitteleinsatzes in der individuellen Krankheitssituation kommt, gehört es in diesen Fällen zur notwendigen Aufklärung, den Patienten, wenn auch nur allgemein gehalten, darüber zu unterrichten, welches besondere Risiko er eingeht, wenn er dieses Medikament einnimmt.[728] Grundsätzlich muss er im Rahmen der Risikoaufklärung bei der Arzneimitteltherapie aus der Vielzahl der möglichen Arzneimittelrisiken diejenigen auswählen, die im Rahmen der individuellen Arzneimitteltherapie für den zu behandelnden Patienten mit dessen individuellen Eigenschaften relevant sind. Dabei ist auch über seltene Risiken der Arzneimitteltherapie aufzuklären, sofern sie als typische Gefahren zu qualifizieren sind und bei Verwirklichung die Lebensführung des Patienten, d.h. insbesondere dessen körperliche Befindlichkeit schwer belasten können.[729] So ist der Patient vor der intraarteriellen Injektion eines phenylbutazonhaltigen Präparats über die seltene Gefahr des Auftretens einer Embolia cutis

---

[726] BGH NJW 1963, 393 (394); VersR 1980, 84; VersR 1982, 74 (75); VersR 1982, 147 (148); NJW 1989, 1533 (1534); OLG München VersR 1989, 198; *Francke/Hart*, Charta der Patientenrechte, S. 134; *Hart*, Arzneimitteltherapie und ärztliche Verantwortung, S. 128; *ders.* MedR 1991, 300 (306); *ders.* in: Rieger, Lexikon des Arztrechts, Stichwort 240 Arzneimittelbehandlung Rn. 14; *RGRK/Nüßgens*, § 823 Anh. II, Rn. 47.

[727] Vgl. bereits 4.2.2. und 5.1.zur Grenzziehung zwischen Behandlungs- und Aufklärungsfehler s II 2. sowie 5.2.2. zum Behandlungsfehler beim Einsatz von Arzneimitteln trotz bestehender Kontraindikationen.

[728] BGH VersR 1982, 147; OLG Oldenburg VersR 1986, 69.

[729] BGH NJW 1980, 847; 1982, 147; NJW 1985, 2192; 1989, 1533; OLG Köln VersR 1997, 1491.

medicamentosa mit der Folge der Entstehung von Gewebenekrosen aufzuklären.[730] Dagegen ist es nicht die Aufgabe des Arztes im Rahmen der Risikoaufklärung, den Patienten auf alle nachteiligen typischen Folgen des Arzneimittels bei diesem Patienten hinzuweisen, auch wenn sie häufig auftreten. In die Abwägung, ob über dieses Risiko aufgeklärt werden muss, ist nämlich immer auch der Schweregrad der möglichen Nebenwirkungen einzubeziehen. So ist nicht über jedes geringfügige Risiko aufzuklären, sofern nicht weitere Umstände bspw. im Rahmen der Indikationslage eine Aufklärung rechtfertigen.[731] Die verschiedenen Arzneimitteltherapien erstrecken sich über ein ganzes Spektrum verschieden dringender Indikationslagen, angefangen bei medizinisch nicht indizierten Behandlungen über relative und absolute Indikationen bis zur vitalen Indikation. Beispiele niedriger Indikationslagen bei der Arzneimitteltherapie stellen insbesondere orale Kontrazeptiva dar, da ihnen keine medizinische Indikation zugrunde liegt oder Arzneimittel gegen Schlaflosigkeit, da diese zur Behebung einer relativ geringfügigen Erkrankung eingesetzt werden. Bei der Anwendung von Arzneimitteln ohne medizinische Indikation bzw. zur Behebung relativ geringfügiger Erkrankungen bedarf daher schon ein relativ geringes Risiko von Nebenwirkungen eine Aufklärung.[732] Dort ist auch über fernerliegende Risiken aufzuklären.[733]

Gerade im Rahmen einer Arzneimitteltherapie ist es wichtig, die Risiken der Behandlung nicht nur zu benennen, sondern auch zu bewerten und in ein angemessenes Verhältnis zum Nutzen der Behandlung zu setzen, da die Ablehnung einer indizierten Therapie häufig auf der Angst vor dem Eintreten von Nebenwirkungen beruht.[734]

Die vergleichende Risikoaufklärung betrifft zum einen den Vergleich der Risiken des Arzneimitteleinsatzes mit den Risiken anderer Behandlungsmethoden und den Vergleich der Risiken verschiedener Arzneimittel. Bei ersterem sind keine Besonderheiten zu dem in 4.4.3.5. Ausgeführten zu konstatieren. Sofern im Indikationsbereich mehrere Arzneimittel miteinander konkurrieren, muss unterschieden werden, ob Generika mit Originalpräparaten in Konkurrenz treten[735]

---

[730] OLG Hamm AHRS 4210/4; LG Bochum AHRS 4210/3.

[731] Vgl. auch *Gaisbauer*, JBl. 1991, 756 (758) mit dem Beispiel eines bloßen Trockenheitsgefühls im Mund.

[732] *Madea*, Rechtliche Aspekte der Arzneimittelbehandlung, S. 28 (42).

[733] Vgl. auch *Hart*, MedR 2003, 603, der die Intensivierung der Anforderungen an die Risikoaufklärung bei oralen Kontrazeptiva auch gerade deswegen für geboten hält, weil diese häufig als „life style"-Mittel eingesetzt werden und zugleich ein Zusatznutzen erreicht werden soll, die Beseitigung menstrueller Beschwerden.

[734] Vgl. bereits 2.3.2.1.3.2.

[735] Vgl. hierzu 5.6.

oder ob es sich um die Konkurrenz von mehreren Originalpräparaten im gleichen Indikationsgebiet aber mit unterschiedlichen Wirkstoffen handelt: Unterschiedliche Wirkstoffe können unterschiedliche Risikoprofile und Nebenwirkungen aufweisen, über die dann aufzuklären ist.[736]

5.5 Die Auswirkungen der Urteile LG Dortmund MedR 2000, 331 und BGH NJW 2000, 1784 auf die Anforderungen an die ärztliche Aufklärungspflicht in der Arzneibehandlung – Versuch einer Zusammenführung von Arzthaftungs- und Arzneimittelrecht

Die Arzneimitteltherapie nimmt in der medizinischen Behandlung einen besonderen Stellenwert ein, da sie nicht nur eine reine Dienstleistung des Arztes darstellt, sondern der Arzt seinerseits ein Arzneimittel anwendet. Arzneimittel sind zwar nach wie vor Heilmittel, zugleich aber auch Massenprodukte. Zur Gewährleistung der Sicherheit von Arzneimitteln bestehen bezüglich deren Herstellung, Inverkehrgabe und Vermarktung verschiedene nationale und europäische rechtliche Regelungsinstrumente. Sie stellen dabei im Verhältnis zu anderen Produkten eine rechtliche Ausnahmeerscheinung dar. Hauptquelle des Arzneimittelrechts ist das Arzneimittelgesetz.[737] Aus Gründen der präventiven Verkehrssicherheit bedürfen Arzneimittel einer Zulassung. Im Rahmen dieser hoheitlichen Entscheidung wird deren Sicherheit anhand der zentralen Kriterien Qualität, Wirksamkeit und Unbedenklichkeit geprüft. Während für Schadensereignisse anderer Produkte die Vorschriften des Produkthaftungsgesetzes[738] gelten, bestimmt sich die Haftung des pharmazeutischen Unternehmers für Arzneimittelzwischenfälle nach § 84 AMG.[739] Eine zusätzliche Besonderheit der Arzneimit-

---

[736] *Hart,* Arzneimitteltherapie und ärztliche Verantwortung, S. 140 f.; *ders.* MedR 1991, 300 (307).

[737] Gesetz über den Verkehr mit Arzneimitteln vom 28.08.1976, BGBl. I S. 2445.

[738] Gesetz über die Haftung für fehlerhafte Produkte vom 15.12.1989 (BGBl. I S. 2198), in Kraft seit dem 01.01.1990. Das Produkthaftungsgesetz hat die EG-Richtlinie Produkthaftung vom 25.07.1985 (85/374/EWG) in nationales Recht transformiert.

[739] Die Arzneimittelhaftung im Rahmen des Produkthaftungsgesetzes wird durch § 15 ProdHaftG geregelt. Gemäß § 15 I ProdHaftG gelten die Vorschriften des Produkthaftungsgesetzes nicht für Schadensereignisse im Sinne des Arzneimittelgesetzes, d.h. in Fällen, in denen infolge der Anwendung eines zum Gebrauch bei Menschen bestimmten Arzneimittels, das im Geltungsbereich des Arzneimittelgesetzes an den Verbraucher abgegeben wurde und der Pflicht zur Zulassung unterliegt oder durch Rechtsverordnung von der Zulassungspflicht befreit wurde, jemand getötet oder an seinem Körper oder seiner Gesundheit verletzt wurde. Diese Formulierung, welche fast den gesamten Wortlaut der arzneimittelgesetzlichen Haftungsnorm des § 84 I 1 AMG in sich aufnimmt, kann zum einen nur so verstanden werden, dass Schadensfälle aus dem Arzneimittelbereich, soweit sie tatbestandsmäßig von § 84 AMG erfasst sind, nicht nach dem Produkthaftungsgesetz ausgeglichen werden können, selbst wenn die Vorschriften des Produkthaftungsgesetzes den Geschädigten besser stellten, vgl. *Besch,* Produkthaftung für fehlerhafte Arzneimittel, S. 98 f. zu den Unterschieden der Haftung nach

teltherapie liegt darin, dass dem Patienten durch das AMG auch eine andere Informationsquelle als die Aufklärung durch den Arzt zur Verfügung steht. Das AMG hält ein differenziertes Instrumentarium an Informationsformen bereit. Gemäß § 11 I AMG ist jedes Arzneimittel grundsätzlich mit einer Gebrauchsinformation (Packungsbeilage) zu versehen, die sich mit ihrem Inhalt an den Verbraucher wendet, um ihm eine sachgerechte Anwendung des Arzneimittels zu ermöglichen.[740]

Es stellt sich daher die Frage, ob ein Arzt im Rahmen einer Arzneimitteltherapie seiner Pflicht zur Aufklärung genügen kann, indem er den Patienten auf die Inhalte der Packungsbeilage verweist (und) ihm eine anschließende Fragemöglichkeit einräumt oder ob die Pflicht zur Aufklärung sogar ganz verzichtbar ist, wenn ein Arzneimittel verschrieben wurde, dessen Packung eine Gebrauchsinformation beigelegt ist, da es für den Patienten zur zumutbaren Selbstverantwortung gehören könnte, diese zur Kenntnis zu nehmen. Das Verhältnis von § 11 AMG zur ärztlichen Aufklärung bedarf deshalb der Klärung. Sicherungs- und Selbstbestimmungsaufklärung werden dabei nicht getrennt voneinander untersucht, da gerade im Bereich der Arzneimitteltherapie beide Aufklärungsarten ineinander greifen und es sich bei beiden Aufklärungsarten empirisch gesehen um dieselben Informationen über die Gefahren der Arzneimittelbehandlung handelt. So verpflichtet bspw. die Sicherungsaufklärung zur Förderung der Mitarbeit des Patienten an der Therapie den Arzt, diesen über die Diagnose und die Notwendigkeit der therapeutischen Maßnahme aufzuklären, gleichzeitig sind diese Informationen auch Teil der Selbstbestimmungsaufklärung in Form der Verlaufsaufklärung, da die Notwendigkeit einer Maßnahme regelmäßig mittels einer Darstellung des Krankheits- und Behandlungsverlaufes erläutert wird.

AMG und ProdHaftG. Insofern hat sich der Gesetzgeber zu einer vorrangigen und exklusiven Geltung der Regelungen des AMG entschieden, vgl. *Hart*, Reform des arzneimittelgesetzlichen Haftungsrechts, S. 701 (711). Hieraus folgt andererseits, dass das Produkthaftungsgesetz auch im Arzneimittelbereich anwendbar ist, sofern § 84 AMG nicht tatbestandsmäßig einschlägig ist, vor allen Dingen in den Fällen, in denen Arzneimittel zum Gegenstand eines Haftpflichtanspruches gemacht werden, die nicht unter § 84 AMG fallen, wie Tierarzneimittel oder Arzneimittel, die nicht der Pflicht zur Zulassung unterliegen. Ob diese Ausgestaltung des Verhältnisses von AMG und ProdHaftG im Bereich der Haftung für Arzneimittelschäden allerdings mit Art. 13 der Produkthaftungsrichtlinie vereinbar ist, erscheint in der Literatur zweifelhaft, vgl. zum Streitstand nur *Besch*, Produkthaftung für fehlerhafte Arzneimittel, S. 95 ff.; *Brüggemeier*, ZHR 152 (1988), S. 511 (532); *Hart/Hilken/Merkel/Woggan*, Das Recht des Arzneimittelmarktes, S. 165 f.; *Wandt* VersR 1998, 1059.

[740] Vgl. die amtliche Begründung zu § 11 AMG, abgedruckt bei *Kloesel/Cyran*, AMG, § 11 AMG; Begründungserwägungen zur Richtlinie des Europäischen Rates über die Etikettierung und die Packungsbeilage von Humanarzneimitteln (Ri 92/27/EWG), abgedruckt bei *Kloesel/Cyran*, AMG, § 11 Tz. 1; *Blasius/ Müller-Römer/ Fischer*, Arzneimittel und Recht, S. 172; *Hart*, Arzneimitteltherapie und ärztliche Verantwortung, S. 59.

Wechselwirkungen bestehen auch dann, wenn der Arzt über die unvermeidbaren Risiken der Arzneimitteltherapie, also über Kontraindikationen, Nebenwirkungen und Wechselwirkungen informiert. Derartige Informationen werden einerseits unter dem Gefahrenvorsorgeaspekt der Sicherungsaufklärung geschuldet, damit der Patient die Grundsymptome dieser Risiken erkennen und sich damit vor nachteiligen Folgen für seine Gesundheit schützen kann. Andererseits sollen sie ihm auch eine informierte Entscheidung ermöglichen.[741] Dort, wo es Unterschiede gibt, werden diese benannt.

Eine weitere Problematik betrifft den Umstand, dass innerhalb der ambulanten hausärztlichen Therapie häufig wiederkehrende Krankheitsbilder mit den entsprechenden Arzneimitteltherapien vorzufinden sind. Es handelt sich hierbei in der Regel um einen Komplex einfacherer, leichterer Behandlungen von Krankheiten mit einem großen Bekanntheitsgrad. Den Arzneimitteleinsatz kann man dort als „Routine" erleben. Das Wort „Routine" ist indes ein problematischer Begriff. Unter „Routine" wird sprachgebräuchlich die handwerkliche Erfahrung und Fertigkeit, aber auch das gewohnheitsmäßige Handeln verstanden.[742] Es scheint mit diesem Begriff also einerseits eine gewisse Häufigkeit, eine gewisse Gepflogenheit und Erfahrung, aber andererseits auch eine daraus resultierende Befähigung zu einem bestimmten Handeln verbunden zu sein. In der medizinischen Fachliteratur selbst gibt es üblicherweise keine eigenständige Definition einer „Routinebehandlung". Der Begriff Routine wird aber bei der Beschreibung von Krankheitsbildern und dem „üblichen", also „routinemäßigem" Vorgehen verwendet. So wird für das Nierenzellkarzinom-Staging ein mehrphasisches Abdomen Spiral-CT und ein Thoraxröntgen als das diagnostische „Routine Work-up" gesehen.[743] Bei der „routinemäßigen" klinischen Untersuchung von Hirntumorpatienten soll die Gefahr bestehen, dass aphasische Störungen übersehen werden, weswegen die Entwicklung eines Screening-Test für aphasische Störungen für erforderlich gehalten wird.[744] Aus diesen Stellungnahmen kann man entnehmen, dass die Medizin unter „Routinebehandlungen" die übliche bzw. anerkannte, zum Teil auch optimale Vorgehensweise bei einem bestimmten Krankheitsbild versteht.

Rechtlich soll der Begriff der Routinebehandlung hier indes innerhalb der dogmatischen Konzepte von Sicherungs- und Selbstbestimmungsaufklärung unter der Fragestellung betrachtet werden, ob im Rahmen einer Arzneimitteltherapie in jedem Fall eine mündliche Aufklärung erfolgen muss, oder ob der Arzt seiner Pflicht zur Aufklärung auch in bestimmten Fällen (Routinebehandlung) durch

---

[741] *Hart,* Arzneimitteltherapie und ärztliche Verantwortung, S. 122.

[742] *Duden Nr. 5, Das Fremdwörterbuch.*

[743] *Szolar/Zebedin/Unger/Pummer/Ranner*, Der Radiologe 1999, 584.

[744] *Wacker/Holder/Will/Winkler/Ilmberger*, Der Nervenarzt 2002, 765.

eine schriftliche Aufklärung genügen und vom Patienten in gewissen Grenzen verlangt werden kann, nach einer schriftlichen Aufklärung Unklarheiten und Bedenken selbst zu äußern. Es soll untersucht werden, ob sich insofern eine taugliche Definition einer Routinebehandlung finden lässt.

Die nachfolgenden Ausführungen sind diesen Problemen gewidmet. Zur Einführung und Veranschaulichung dienen zwei Urteile und deren Begründungserwägungen. Anschließend werden die Aufgaben und Wirkungen von Arzneimittelrecht und Arzthaftungsrecht für das Produkt Arzneimittel und für die ärztliche Behandlung mit Arzneimitteln differenziert betrachtet, da das Verhältnis von der Gebrauchsinformation nach § 11 AMG zur Pflicht des Arztes, den Patienten aufzuklären, nur geklärt werden kann, wenn man sich den Kontext vergegenwärtigt, in dem beide stehen. In einem weiteren Schritt sollen die Auswirkungen dieser Differenzierung für die Aufgaben und die Inhalte der Gebrauchsinformation und der Aufklärung betrachtet werden. Schließlich sollen die gefundenen Ergebnisse mit dem Problem der Verwendung von Merkblättern bei Routinebehandlungen verknüpft werden.

5.5.1 Urteil des Landgerichts Dortmund vom 06.10.1999 – Verweis auf Packungsbeilage

Das LG Dortmund hat in einer aufsehenerregenden Entscheidung[745] festgestellt, dass im dort vorliegenden Fall die Packungsbeilage die Aufklärung durch den Arzt ersetzt.

Die querschnittsgelähmte Patientin litt an Zyklusbeschwerden und einer Blutung in Form einer 1 ½ Wochen anhaltenden Dauerblutung. Sechs Wochen zuvor hatte sie keine Blutung gehabt (Amenorrhoe). Der behandelnde Arzt stellte fest, dass die Gebärmutter der Patientin vergrößert war, und verordnete das Medikament Primosiston, ein Gestagen-Östrogen-Mischpräparat. Er klärte sie nicht über das Risiko einer Venenthrombose auf. Die Patientin las die Packungsbeilage nicht, in der es u.a. hieß: „Die Einnahme von Geschlechtshormonen ist mit einem erhöhten Risiko venöser und arterieller thrombo-embolischer Krankheiten ... zum Beispiel venöse Thrombosen ... verbunden. Dieses Risiko kann durch zusätzliche Faktoren ... erhöht werden ...“ Bei längerer Bettruhe kann die Gefahr einer Blutpfropfbildung (Thrombose) bestehen.“ Nach der Medikationstherapie wurde bei der Patientin eine tiefe Bein- und Beckenvenen-Thrombose festgestellt. Das Landgericht Dortmund hat die Klage der Patientin abgewiesen.

---

[745] LG Dortmund MedR 2000, 331

Das Landgericht Dortmund geht davon aus, dass grundsätzlich über schädliche Nebenwirkungen von Medikamenten aufgeklärt werden müsse. Diese Aufklärungspflicht obliege aber nicht unbedingt dem behandelnden Arzt. Habe der Pharmahersteller dem Medikament gemäß § 11 AMG eine Gebrauchsinformation beigefügt, erfolge die Risikoaufklärung des Patienten durch den Beipackzettel. Die in § 10 I AMG enthaltene Verpflichtung, die Angaben in verständlichem Deutsch abzufassen, wäre entbehrlich, wenn Mediziner Adressaten der Gebrauchsinformation wären. Bei der Verordnung von Medikamenten sei der Arzt damit grundsätzlich nur dann zur Risikoaufklärung verpflichtet, soweit nicht bereits vom Pharmahersteller eine Aufklärung erfolgt sei. Es sei mit der zumutbaren Selbstverantwortung des Patienten nicht zu vereinbaren, den Beipackzettel nicht zur Kenntnis zu nehmen.

5.5.2 Urteil des Bundesgerichtshofes vom 15.02.2000 – Routineimpfung

Der Bundesgerichtshof klärt in dieser Entscheidung[746] das Verhältnis zwischen mündlicher Aufklärung und schriftlichen Aufklärungsblättern unter Hinweis auf seine ständige Rechtsprechung noch einmal grundlegend. Es werden insoweit neue Betonungen gesetzt, als dass der BGH die Verwendung von Merkblättern erstmals grundsätzlich positiv bewertet.

Gut sechs Wochen nach ihrer Geburt erhielt ein Mädchen anlässlich der Kindervorsorgeuntersuchung U 4 eine Grundimmunisierung gegen Diphtherie, Tetanus, Pertussis und Haemophilus Typ B sowie eine erste Schluckimpfung mit einem dreifach-lebend Impfstoffpräparat gegen Kinderlähmung (Poliomyelitis). Zuvor hatte die Mutter von der Sprechstundenhilfe der beklagten Ärztin ein Merkblatt der regionalen Kinderärzte zu den Impfungen erhalten. Hiervon nahm sie im Wartezimmer Kenntnis und gab es anschließend der Arzthelferin wieder zurück, ohne es zu unterschreiben. Als Nebenwirkungen der Schluckimpfung gegen Kinderlähmung war in dem Informationsblatt u.a. dargelegt: „Selten treten fieberhafte Reaktionen auf, extrem selten Lähmungen (ein Fall auf fünf Millionen Impfungen)." Beim Eintritt in das Behandlungszimmer war die Mutter von der Ärztin gefragt worden, ob sie das Merkblatt gelesen habe, was sie bejahte. Nach Untersuchung des Kindes hatte die Ärztin erklärt, wenn die Mutter es wolle, könne man es impfen. Nach der zweiten Schluckimpfung traten bei der Klägerin dauerhafte Lähmungserscheinungen auf, weswegen sie eine Impfschadensrente bei 80 %iger MdE bezieht.

---

[746] BGH NJW 2000, 1784.

Das Landgericht hat die Klage abgewiesen. Das Oberlandesgericht hat ihr unter Zubilligung eines Schmerzensgeldes von DM 80.000,-- im Wesentlichen stattgegeben. Die Revision der Beklagten hatte Erfolg.

Die Aufklärung war nach Ansicht des Bundesgerichtshofes nicht deshalb unzureichend, weil sie nicht in einem persönlichen Gespräch stattgefunden hat. Angesichts der Vorteile derartiger Merkblätter im Hinblick auf die präzise und umfassende Beschreibung des Aufklärungsgegenstandes sowie die für den Arzt wesentliche Beweisbarkeit einer stattgefundenen und hinreichenden Aufklärung lässt er die Verwendung von Merkblättern zur Darstellung der Impfrisiken zu. Dennoch hält er an seiner gefestigten Rechtsprechung fest, wonach Aufklärungsblätter das zum Zwecke der Aufklärung notwendige vertrauensvolle Gespräch zwischen Arzt und Patient nicht ersetzen können, vielmehr fordert er, dass in einem anschließenden Gespräch festgestellt wird, ob der Patient die schriftlichen Hinweise gelesen und verstanden hat. Weiter soll dem Arzt dadurch die Möglichkeit eingeräumt werden, auf die individuellen Belange des Patienten einzugehen und eventuelle Fragen zu beantworten. Für Routinemaßnahmen, zu denen der erkennende Senat auch die Polioimpfung zählt, schränkt er das Erfordernis der gesprächsweisen Aufklärung jedoch dahingehend ein, dass diese nicht notwendig eine tatsächlich durchgeführte mündliche Erläuterung der Risiken voraussetzt. Es soll vielmehr ausreichend sein, dass überhaupt die Möglichkeit zu einer gesprächsweisen weiteren Information angeboten wird. Die vorliegenden Umstände sah der Bundesgerichtshof als ausreichende Gelegenheit der Mutter zu einem Gespräch mit der Ärztin an: „Damit war der Klägerin in ausreichender Weise Gelegenheit gegeben, weitere Fragen zu der bevorstehenden Impfung zu stellen, wenn sie dies gewollt hätte. Bei einer Routineimpfung wie hier durfte die Beklagte bei dem Hinweis, man könne jetzt die Impfung vornehmen, erwarten, dass die Mutter einen etwaigen Wunsch nach weiterer Aufklärung zu erkennen gibt. Umgekehrt durfte sie aus dem Schweigen entnehmen, dass ein derartiges Bedürfnis nicht bestand. Ebenso konnte sie erwarten, dass die Mutter spätestens bei dieser Gelegenheit darauf hinweisen würde, dass sie bei der Lektüre des Merkblattes durch den Säugling auf ihrem Arm, wie das Berufungsgericht verfahrensfehlerfrei feststellt, abgelenkt war."[747]

5.5.3 Produktbezogenes Arzneimittelrecht (Produktsicherheit) und behandlungsbezogenes Arzthaftungsrecht (Dienstleistungssicherheit)

Zu unterscheiden ist zwischen dem Arzneimittelrecht als Produktsicherheitsrecht und dem Arzthaftungsrecht als Dienstleistungssicherheitsrecht. Während das Arzneimittelrecht die Sicherheit des Produktes Arzneimittel zum Gegen-

---

[747] BGH NJW 2000, 1784 (1788).

stand hat, ist das Arzthaftungsrecht im Rahmen der Arzneimitteltherapie auf die Gewährleistung der Anwendungssicherheit von Arzneimitteln ausgerichtet, es betrifft also den sicheren Einsatz eines sicheren Produktes. Damit weisen beide Regelungsbereiche unterschiedliche Ausrichtungen auf: Auf der einen Seite ist das Arzneimittelrecht produktbezogen ausgerichtet, während das Arzthaftungsrecht auf der anderen Seite einen Behandlungsbezug hat. Diese Unterscheidungen sollen durch die folgenden Ausführungen verdeutlicht werden.

5.5.3.1 Produktbezug des Arzneimittelrechts

Der Nutzen, welcher von dem Produkt „Arzneimittel" ausgeht, ist eindeutig belegbar.[748] Gleichwohl bergen Arzneimitteln nicht unerhebliche Risiken in sich, da es bislang trotz sorgfältiger klinischer Prüfungen und penibler Qualitätskontrollen nicht gelungen ist, Arzneimittel zu entwickeln, die ausschließlich die therapeutisch erwünschten Wirkungen im menschlichen Organismus hervorrufen.[749] Faktum ist, dass neue Arzneimittel „unvermeidbar unsicher" sind.[750] Das Produkt Arzneimittel unterliegt deshalb den Regelungen des Arzneimittelgesetzes (AMG), dessen Vorschriften die Sicherheit von Arzneimitteln (auch) im Interesse des Verbraucherschutzes zum Ziel haben[751] und den Produktsicherheitsstandard bestimmen.[752]

Das AMG sucht die Sicherheit von Arzneimitteln insbesondere dadurch zu bewirken, dass es das Inverkehrbringen bedenklicher Arzneimittel verbietet (§ 5 AMG) und den Arzneimittelmarkt sowohl einer präventiven Zulassungskontrolle[753] (§§ 21 ff AMG) als auch einer reaktiven Nachmarktkontrolle (§§ 63 ff AMG) unterwirft. Parallel erlegt es dem pharmazeutischen Unternehmer sowohl vor der Zulassung des Arzneimittels während seiner klinischen Prüfung als auch nach dessen Markteinführung Risikomanagementpflichten wie das Sammeln von Risikoinformationen, das Abschätzen von Risikopotenzialen, sowie das Bewerten von Risiken und Reaktions-, d.h. Entscheidungspflichten auf.[754] Die Entwicklung des Arzneimittelrechts ist dabei insgesamt gekennzeichnet

---

[748] Vgl. bereits 2.2.

[749] Vgl. bereits 2.2.2.

[750] Kloesel, NJW 1976, 1769 (1772).

[751] Hart/Hilken/Merkel/Woggan, Das Recht des Arzneimittelmarktes, S. 18 ff.; Sander/Epp, AMG, § 1 Tz. 1. Vgl. zu den weiteren Funktionen des Arzneimittelrechts, Deutsch, Gesetzliche Voraussetzungen, S. 9; Hohm, Arzneimittelsicherheit, S. 56 ff.

[752] Hart, MedR 2003, 603.

[753] Das aktuelle Sicherheitsrecht ist damit systematisch als präventives Verbot mit Erlaubnisvorbehalt zu bezeichnen, vgl. Deutsch, Gesetzliche Voraussetzungen, S. 9 (10); Di Fabio, Risikoentscheidungen im Rechtsstaat, S. 185.

[754] Vgl. Hart, Die Reform des Arzneimittelhaftungsrechts, S. 47 (57).

durch einen „rechtlichen Perspektivenwechsel von der Gefahr zum Risiko",[755] d.h. von einem rein polizeilichen Gefahrenabwehrrecht zu einem umfassenden Recht der Risikoverminderung und Gefahrenvorsorge. Es steht im Rahmen der staatlichen Entscheidungen im Arzneimittelrecht nicht mehr die klassische Abwehr der Gefahrenabwehr, sondern die rechtliche Handhabung von Risiken im Mittelpunkt.[756] Bei dem begründeten Verdacht unvertretbarer unerwünschter Wirkungen des Arzneimittels haben die Arzneimittelbehörden zu handeln.[757]

Eine der zentralen Fragestellungen des Arzneimittelgesetzes ist die Frage, wann Arzneimittel sicher genug sind, um zugelassen und damit in den Verkehr gegeben werden zu können. Absolute Sicherheit im Sinne eines ausschließlich nutzenstiftenden Arzneimittels bei gleichzeitigem Ausschluss aller Risiken, die mit einem Arzneimittel verbunden sind, ist nicht möglich: „Therapeutisch hochwirksame Arzneien sind scharfe Waffen, und scharfe Waffen können auch verletzen."[758] Die Arzneimittelzulassung stellt sich daher als ein Instrument präventiver, öffentlich-rechtlicher Produktkontrolle dar, die das Ziel verfolgt, die Anwendungs- und Anwendersicherheit und dadurch die Verkehrssicherheit von Medikamenten durch systematisch prozedurale Regelungen und materielle Sicherheitsanforderungen für AM zu gewährleisten und zu optimieren."[759] Eine restriktive und zeitintensive rechtliche Ausgestaltung des präventiven Arzneimittelzulassungsverfahrens würde überdies eine ausreichende Versorgung des Verbrauchers mit Arzneimitteln gefährden, indem es sich auf die Entwicklung von Arzneimittelinnovationen hemmend auswirkte. Das Arzneimittelsicherheitsrecht unternimmt daher den Versuch, sowohl die bestmögliche Versorgung der Bevölkerung mit innovativen Arzneimitteln zu erreichen als auch den Schutz der Bevölkerung vor Arzneimittelrisiken zu gewährleisten.[760] Von grundlegender Natur für die Zulassung von Arzneimitteln ist der Nachweis von Qualität, Unbedenklichkeit und Wirksamkeit, vgl. § 25 II Nr. 3-5 AMG. Der Nachweis der Wirksamkeit und Unbedenklichkeit stellt einerseits hohe Anforderungen an den pharmazeutischen Unternehmer im Rahmen des Zulassungsverfahrens, um Arz-

---

[755] *Hart*, Rechtsgutachten, Bt.-Drs. 12/8591 S. 520.

[756] *Hart*, Zum Management von Arzneimittelrisiken, in: Preuß, Risikoanalysen, S. 165, 175; Di Fabio, Risikoentscheidungen im Rechtsstaat, S. 167 ff.

[757] Der begründete Verdacht ist Ausdruck einer Erweiterung des allgemeinen Gefahrbegriffs über den Gefahrverdachtsbereich hinaus in den Risikobereich.

[758] *Stockhausen* anlässlich der 75. Tagung der Deutschen Gesellschaft für Innere Medizin am 15.04.1969 in Wiesbaden, zit. nach *Günther*, NJW 1972, 309.

[759] *Heitz*, Arzneimittelsicherheit zwischen Zulassungsrecht und Haftungsrecht, S. 46.

[760] *Besch*, Produkthaftung für fehlerhafte Arzneimittel, S. 27; vgl. auch zu den Funktionen des Arzneimittelrechts, eine ordnungsgemäße Arzneimittelversorgung der Bevölkerung sicherzustellen und die Entwicklung neuer Arzneimittel zu fördern, *Deutsch*, Gesetzliche Voraussetzungen, S. 9; vgl. zum Regelungscharakter des Zulassungserfordernisses in bezug auf Art. 2 II 1 GG *Francke*, Ärztliche Berufsfreiheit und Patientenrechte, S. 79 ff..

neimittelrisiken zu vermeiden. Das präventive Zulassungsverfahren hält indes, analysiert man die Beweislastverteilung für den Nachweis von Wirksamkeit und Unbedenklichkeit sowie die rechtliche Ausgestaltung der Arzneimittelprüfung, keine unüberwindbaren Hürden für den pharmazeutischen Unternehmer bereit, damit Arzneimittel unter einem finanziell und zeitlich vertretbaren Aufwand in den Arzneimittelmarkt eingeführt werden können.[761]

Obgleich die Wirksamkeit eines Arzneimittels eine maßgebende Voraussetzung der Arzneimittelzulassung ist, wird der Begriff im AMG selbst nicht definiert.[762] Die heutige Begriffsverwendung in Literatur und Rechtsprechung geht auf eine Definition von Fülgraff zurück.[763] Mit der Wirksamkeit ist danach aus dem Spektrum der Arzneimittelwirkungen die Summe der erwünschten pharmakologischen Wirkungen auf ein bestimmtes Behandlungsziel gemeint.[764] Die Wirksamkeit ist also indikationsbezogen zu begreifen.[765] Bewertet wird damit der therapeutische Effekt, nämlich die Bedeutung des Arzneimittels für den weiteren Krankheitsverlauf und der durch das Arzneimittel erzielte Grad des Erfolges bei einer bestimmten Indikation.[766] Das Behandlungskonzept einer Arzneimitteltherapie kann sich dabei je nach zu behandelnder Erkrankung sowie je nach Erkrankungsstadium unterscheiden.[767]

Dabei ist zu bedenken, dass Arzneimittel in ihrer Anwendung jeweils auf individuelle menschliche Organismen einwirken, die Wirkung eines Arzneimittels also von einem komplexen „Bedingungs- und Beziehungsgeflecht" abhängig ist.[768] Daher bezieht sich die Wirksamkeit, welche in der Regel durch klinische Studien zu belegen ist, nicht auf das konkrete Präparat, sondern auf Arzneimit-

---

[761] *Besch*, Produkthaftung für fehlerhafte Arzneimittel, S. 27.

[762] Vgl. *Hart/Hilken/Merkel/Woggan*, Das Recht des Arzneimittelmarktes, S. 64 zu den Gründen, auf die Legaldefinition zu verzichten.

[763] Vgl. *Fülgraff*, Bundesgesundheitsblatt 1978, 177.

[764] Bay. VG Würzburg, Urt. V. 16.07.1980 – Az. W 1448/78, abgedruckt bei *Kloesel/Cyran*, AMG, E 5; VG Berlin, Urt. V. 07.09.1981 – Az. VG 14 A531.80, abgedruckt bei *Kloesel/Cyran*, AMG, E 7; *Hart*, Arzneimitteltherapie und ärztliche Verantwortung, S. 50; *Kloesel/Cyran*, AMG, § 25 Tz. 27; *Plagemann*, Der Wirksamkeitsnachweis, S. 54 f. *Räpple*, Das Verbot bedenklicher Arzneimittel, S. 106 f.

[765] *Kloesel/Cyran*, AMG, § 25 Tz. 27; *Plagemann*, Der Wirksamkeitsnachweis, S. 31; *Räpple*, Das Verbot bedenklicher Arzneimittel, S. 43, 107; *Rehmann*, AMG, § 25 Rn. 7.

[766] *Fülgraff*, Bundesgesundheitsblatt 1978, 177; *Räpple*, Das Verbot bedenklicher Arzneimittel, S. 107.

[767] Vgl. 2.3.2.1.

[768] *Hart/Hilken/Merkel/Woggan*, Das Recht des Arzneimittelmarktes, S. 65.

telmodelle.[769] § 25 II 2 AMG weist ausdrücklich darauf hin, dass die Zulassung nicht versagt werden darf, weil therapeutische Ergebnisse nur in einer beschränkten Anzahl von Fällen erzielt worden sind. Die durch die Zulassungsentscheidung attestierte „Wirksamkeit" des Arzneimittels ist dementsprechend abstrakt auf das Produkt Arzneimittel ausgerichtet in Form einer „Wahrscheinlichkeitsaussage",[770] die Aussagen über statistische Heilungschancen, also den Nutzen des Arzneimittelmodells für die Allgemeinheit trifft, aber keine Aussage darüber enthält, ob das Arzneimittel in der individuellen Behandlungssituation zum Erfolg führt.[771]

Weiter toleriert der Gesetzgeber die mit der Anwendung von Arzneimitteln verbundenen Risiken dann, wenn sie ein – in Anbetracht des Nutzens – vertretbares Maß nicht überschreiten.[772] Angesprochen ist damit das maßgebende Sicherheitskriterium der Unbedenklichkeit. Die zentralen Vorschriften des AMG untersagen das Inverkehrbringen solcher Arzneimittel, bei denen nach dem jeweiligen Stand der wissenschaftlichen Erkenntnisse der begründete Verdacht besteht, dass sie bei bestimmungsgemäßem Gebrauch unvertretbare schädliche Wirkungen haben (§ 5 II, 25 II Nr. 5 AMG).[773] Vertretbarkeit bzw. Unvertretbarkeit ist das Ergebnis eines Abwägungsprozesses (Nutzen-Risiko-Abwägung), in dessen Verlauf die Begriffe „Schädlichkeit" und „therapeutischer Nutzen" in ihrer wechselseitigen Beziehung geprüft werden.[774] Die rechtswidrige Arzneimittelgefahr soll dadurch von einem zulässigen Restrisiko abgegrenzt werden.[775] Dieses Restrisiko wird um des Vorteils des riskanten Arzneimittels willen als unvermeidlich in Kauf genommen.[776] Es handelt sich bei der Nutzen-Risiko-Abwägung um einen komplexen Bewertungsprozess, für dessen Ablauf es bis-

---

[769] *Henning*, NJW 1978, 1673 (1674); *Hart*, Arzneimitteltherapie und ärztliche Verantwortung, S. 50; *Hart/Hilken/Merkel/Woggan*, Das Recht des Arzneimittelmarktes, S. 65; *Kloesel/Cyran*, AMG, § 25 Tz.. 31.

[770] *Hart/Hilken/Merkel/Woggan*, Das Recht des Arzneimittelmarktes, S. 65, *Sander/Epp*, AMG, § 25 Rn. 7.

[771] Vgl. *Hart/Hilken/Merkel/Woggan*, Das Recht des Arzneimittelmarktes, S. 65, *Hart*, Arzneimitteltherapie und ärztliche Verantwortung, S. 50 f. ; *Hart*, MedR 1991, 300 (302); *Kloesel/Cyran*, AMG, § 25 Tz. 33.

[772] *Schubert*, JuS 1983, 748 (750).

[773] Vgl. auch § 69 I Nr. 4 AMG, der die zuständigen Behörden zum Untersagen des Inverkehrbringens, zur Anordnung eines Rückrufes und zur Sicherstellung der betroffenen Arzneimittel berechtigt, sofern der begründete Verdacht besteht, dass ein Arzneimittel bedenklich ist und § 30 I AMG, der in Verbindung mit § 25 II Nr. 5 AMG die zuständige Behörde zu Rücknahme und Widerruf der Zulassung von bedenklichen Arzneimitteln befugt.

[774] *Kloesel/Cyran*, AMG, § 25 Tz. 54.

[775] *Plagemann*, WRP 1978, 779 (780f.).

[776] *Räpple*, Das Verbot bedenklicher Arzneimittel, S. 105.

lang noch keine allgemein anerkannte Methode gibt,[777] üblicherweise wird das Abwägungsverfahren indes analytisch in zwei Phasen unterteilt. Für einen sinnvollen Abwägungsprozess sind zunächst unter Berücksichtigung der Indikationslage alle verfügbaren Fakten sowohl über den Nutzen, d.h. die Wirksamkeit als auch über das Risiko in qualitativer und quantitativer Hinsicht zusammenzutragen. Das Risiko im Arzneimittelrecht lässt sich wie im technischen Sicherheitsrecht als Produkt aus Schadensgröße und Schadenswahrscheinlichkeit begreifen.[778] Die Schadensgröße wird durch eine Vielzahl von Gesichtspunkten beeinflusst. Es kommt u.a. auf den Schweregrad und die Häufigkeit der unerwünschten Wirkung, die Rückbildungswahrscheinlichkeit sowie mögliche Gegenmaßnahmen an.[779] Im Rahmen der Schadenswahrscheinlichkeit ist nach Wahrscheinlichkeitskriterien zu prüfen, bei wie vielen Patienten mit einer vergleichbaren Indikationslage die schädlichen Arzneimittelwirkungen bislang eingetreten sind bzw. in welcher Größenordnung mit dem Eintritt einer schädlichen Wirkung zu rechnen ist.[780] Im eigentlichen Abwägungsverfahren nach der Analyse der Nutzen-Risiko-Situation werden die einzelnen entscheidungsrelevanten Faktoren gewichtet und gegeneinander abgewogen, um zu einem Ergebnis zu kommen, dass allein vertretbar oder unvertretbar lauten kann. Häufig muss indes ein Urteil getroffen werden, dass auf einer knappen Datenlage beruht, da im Rahmen der klinischen Prüfung nur eine begrenzte Anzahl an Patienten zur Verfügung steht.[781] Zudem ist einerseits bei der Ermittlung von Nebenwirkungsereignissen in der Praxis mit einer hohen Dunkelziffer zu rechnen, zumal Nebenwirkungen häufig nicht als solche erkannt werden,[782] andererseits fehlt insbesondere dann, wenn das Präparat bereits länger auf dem Markt ist, eine realistische Bezugsgröße.[783]

Mit dem Sicherheitskriterium der Unbedenklichkeit eines Arzneimittels wird dem Arzneimittel also eine positive Nutzen-Risiko-Bilanz attestiert als Ergebnis eines Abwägungsprozesses, in dessen Verlauf in einer Gesamtschau der Nutzen des Arzneimittelmodells dessen ermittelte Risiken, die im Rahmen der Prüfung des Arzneimittels festgestellt worden sind, gegenübergestellt wird. Auch hier ist

---

[777] Vgl. *Besch*, Produkthaftung für fehlerhafte Arzneimittel, S. 55; *Letzel/Wartensleben*, PharmaR 1989, 2 (7).

[778] *Räpple*, Das Verbot bedenklicher Arzneimittel, S. 108; *Lewandowski*, PharmaR 1983, 193.

[779] *Kloesel/Cyran*, AMG, § 25 Tz. 56.

[780] *Räpple*, Das Verbot bedenklicher Arzneimittel, S. 108.

[781] Klinische Prüfungen der Phase II werden mit bis zu 200 Probanden durchgeführt, klinische Studien der Phase III mit bis zu 3000, vgl. *Rehmann*, AMG § 40 Rn. 3.

[782] Vgl. bereits 2.2.2.

[783] *Hart/Hilken/Merkel/Woggan*, Das Recht des Arzneimittelmarktes, S. 88; *Räpple*, Das Verbot bedenklicher Arzneimittel, S. 109.

mit der Bewertung des Arzneimittels als unbedenklich noch keine Aussage über dessen Unbedenklichkeit im Anwendungsfall getroffen.

5.5.3.2 Behandlungsbezug des Arzthaftungsrechts

Die Sicherheit der ärztlichen Dienstleistung bestimmt sich dagegen nach den Regelungen des zivilrechtlichen Arzthaftungsrechts.[784] Die Sicherheit der ärztlichen Dienstleistung meint bei der Arzneimitteltherapie die Anwendungssicherheit von Arzneimitteln, sie betrifft also die Sicherheit der Anwendung eines im Sinne des AMG sicheren Arzneimittels innerhalb der medizinischen Behandlung.[785] Die Anwendungssicherheit wird zunächst durch die Sicherheit des Arzneimittels selbst beeinflusst. Dies ist indes nur ein Teilaspekt, da die Zulassungsentscheidung nach dem AMG lediglich eine „administrative Gewährleistung der Produktsicherheit"[786] trifft, mit der über die Wirksamkeit und Unbedenklichkeit des Arzneimittels im Einzelfall noch keine unmittelbare Aussage getroffen wurde. Die durch die Zulassung nachgewiesenen Erfolge wurde im Rahmen von klinischen Studien erzielt. In der Praxis gibt es indes nicht den standardisierten Patienten mit den der Studie zugrundegelegten persönlichen Merkmalen. Die in klinischen Studien enthaltenen allgemeinen Aussagen sind daher häufig nur schwer auf den individuellen, in der Behandlungssituation stehenden Patienten übertragbar. Diese werden, nicht zuletzt aus Kostengründen, unter optimierten Bedingungen im Sinne von bestmöglicher Patientenführung und –auswahl nach zu erwartender Compliance oder im Sinne eines Ausschlusses von Patienten mit Begleiterkrankungen, die das Therapieergebnis beeinträchtigen können, durchgeführt.[787] Daher ist der therapeutische Effekt, der in einer klinischen Studie erreicht werden kann, nicht immer gleichzusetzen mit dem Therapieerfolg, der später in der täglichen Praxis zu erwarten ist,[788] zumal in der medizinischen Praxis für eine rationale Therapieentscheidung auch die klinische Erfahrung, die Verfügbarkeit von Methoden und deren Einsetzbarkeit im medizinischen Alltagsgeschehen eine Rolle spielen.[789] So kann die Einhaltung eines komplizierten oder zeitintensiven Therapieschemas unter Studienbedingungen im Krankenhaus noch gewährleistet werden, in der Praxis unter Alltagsbedingungen lässt sich gerade bei derartigen Therapien ein Effektivitätsverlust feststellen.[790] Nach *Henning*[791] liegt der Aussagewert des Wirksamkeits-

---

[784] Vgl. bereits 4.1.

[785] *Hart,* MedR 1991, 300.

[786] *Hart,* MedR 1991, 300 (303)

[787] *Schiffner/Schiffner-Rohe/Landthaler/Stolz,* Hautarzt 2002, 22.

[788] *Schiffner/Schiffner-Rohe/Landthaler/Stolz,* Hautarzt 2002, 22.

[789] *Lasek/Müller-Oerlinghausen,* Therapieempfehlungen, S. 6.

[790] *Schiffner/Schiffner-Rohe/Landthaler/Stolz,* Hautarzt 2002, 22.

[791] *Henning,* NJW 1978, 1671 (1675).

nachweises für den konkreten Anwendungsfall darin, dass die Wahrscheinlichkeit des Therapieerfolges bei sachgerechter Anwendung des Mittels für den Patienten größer ist, als durch Zufall oder bei Anwendung eines Scheinmedikaments zu erwarten wäre. Wenn indes mit der durch die Zulassungsentscheidung attestierten Sicherheit des Arzneimittelmodells noch keine Sicherheitsentscheidung für den Einzelfall getroffen wurde, so muss die Anwendungssicherheit darauf ausgerichtet sein, eine der individuellen Behandlungssituation angepasste Wirksamkeit von Arzneimitteln bei gleichzeitigem Auschluss bzw. Reduzierung der schädlichen Wirkungen zu erreichen.[792]

5.5.3.3 Standort und Systematik der Gebrauchsinformation (§ 11 AMG) als Teil des Arzneimittelinformationsrechts im System des Arzneimittelrechts

Das Arzneimittel nimmt auch deswegen eine Sonderstellung unter den Produkten ein, weil seine äußere Form keine Schlussfolgerungen über seinen Gebrauch zulässt. Zudem ist es als chemische Substanz von kaum vergleichbarer Komplexität. „Die Bereitstellung umfassender, wissenschaftlich fundierter Informationen zu einem Arzneimittel ist daher besonders wichtig für seine sachgerechte Anwendung."[793]

Die Geschichte der Arzneimittelinformation reicht bis in die Anfänge der Arzneimittelherstellung zurück. Es ist überliefert, dass schon die Ärzte der Antike ihren Patienten mündliche oder schriftliche Anweisungen zur Medikamenteneinnahme gaben.[794] Angesichts der Aufgabenverlagerung der Arzneimittelherstellung vom Arzt zum Apotheker[795] und schließlich in bedeutendem Maße zum pharmazeutischem Unternehmer,[796] sieht sich der Patient heutzutage jedoch mehreren potentiellen Informationsverantwortlichen gegenüber. Das Recht hat auf diese faktischen Entwicklungen zu reagieren und muss sie rechtlich angemessen umsetzen.

Vor Inkrafttreten des ersten Arzneimittelgesetzes von 1961[797] (AMG 1961) gab es keine umfassende gesetzliche Regelung über den Verkehr mit Arzneimitteln, sondern nur vereinzelte und zersplitterte Vorschriften. Quellen des Arzneimittel-

---

[792] Vgl. bereits 1.

[793] *Blasius/Cranz,* Arzneimittel und Recht in Europa, S. 103.

[794] *Kimbel,* Information des Patienten über Arzneimittel, S. 319.

[795] Nachdem 1240 Kaiser Friedrich II. von Hohenstaufen mit den sog. Medizinalparagraphen des „Liber augustalis" den Ärzten und Apothekern des Hohenstaufenreichs getrennte Arbeitsgebiete zuwies, oblag die Arzneimittelherstellung nunmehr allein den Apotheken, vgl. *Herder-Dorneich,* Arzneimittelmarkt, S. 260 (261); *Kimbel,* Information des Patienten über Arzneimittel, S. 319.

[796] Vgl. bereits 2.1.

[797] Gesetz über den Verkehr mit Arzneimitteln vom 16.05.1961 (BGBl. I 1961, S. 533).

rechts waren neben der Gewerbeordnung, einer kaiserlichen Verordnung aus dem Jahre 1901, dem Gesetz über den Verkehr mit Betäubungsmitteln von 1921 sowie der Verordnung über den Verkehr mit Arzneimitteln von 1941 andere polizeiliche Gesetze und Verordnungen der Länder und des Reichs bzw. Bundes.[798] Diese Vorschriften enthielten keine Verpflichtungen des pharmazeutischen Herstellers zur Information des Arzneimittelverbrauchers über das hergestellte Arzneimittel: Der pharmazeutische Hersteller konnte darüber entscheiden, ob und wie er den Verbraucher über die positiven Eigenschaften des Arzneimittels und dessen potentielle Nebenwirkungen unterrichten wollte.[799] Mit dem AMG 1961 strebte der Gesetzgeber eine Vereinheitlichung des Arzneimittelrechts an.[800] Die Herstellung von Arzneimitteln war nur mittels einer Erlaubnis möglich, die an bestimmte Voraussetzungen gebunden war. Zudem bestand eine Pflicht des pharmazeutischen Herstellers zur Registrierung von Arzneimitteln beim (ehemaligen) Bundesgesundheitsamt in Berlin. Die Prüfung von Wirksamkeit und Gefährlichkeit des Arzneimittels war indes nicht vorgeschrieben.[801] Auch enthielt das AMG 1961 keine Vorschriften über eine Haftung bei Schadensfällen aus dem Arzneimittelbereich. Erste, geringe Informationsverpflichtungen des pharmazeutischen Herstellers ergaben sich mittels einer Kennzeichnungspflicht, der Arzneimittel unterlagen: Es mussten u.a. „die Art der Anwendung in deutscher Sprache" und die „arzneilich wirksamen Bestandteile" angegeben werden.[802] Der pharmazeutische Hersteller war aber nicht gesetzlich dazu verpflichtet, auf Risiken, die mit der Anwendung des Arzneimittels verbunden sind, hinzuweisen. Zwar war es in der Praxis im Gegensatz zu den angloameri-

---

[798] Vgl. den Allgemeinen Teil der Amtlichen Begründung zum Entwurf eines Gesetzes über den Verkehr mit Arzneimitteln vom 13.11.1958, abgedruckt in: *Sander/Epp*, AMG, Einführung/AMG 1961 – AI, Tz.1; *Besch*, Produkthaftung für fehlerhafte Arzneimittel, S. 26; *Deutsch/Lippert*, AMG, Einleitung, Rn. 4.

[799] *Kimbel*, Information des Patienten über Arzneimittel, S. 319.

[800] Vgl. den Allgemeinen Teil der Amtlichen Begründung zum Entwurf eines Gesetzes über den Verkehr mit Arzneimitteln vom 13.11.1958, abgedruckt in: *Sander/Epp*, AMG, Einführung/AMG 1961 – AI, Tz.2.

[801] Vgl. den Allgemeinen Teil der Amtlichen Begründung zum Entwurf eines Gesetzes über den Verkehr mit Arzneimitteln vom 13.11.1958, abgedruckt in: *Sander/Epp*, AMG, Einführung/AMG 1961 – AI, Tz.2; *Deutsch/Lippert*, AMG, Einleitung, Rn. 5. Zwar waren an die Anmeldung zur Registrierung verschiedene Bedingungen geknüpft. So musste der Hersteller zwecks Registrierung von Arzneimitteln mit noch unbekannter Wirkungsweise einen Prüfbericht vorlegen, aus dem Art, Umfang und Ergebnisse der pharmakologischen und der klinischen Prüfung hervorgehen mussten. In diesem Rahmen waren auch die Nebenwirkungen des Arzneimittels anzugeben. Insgesamt stand der Prüfungsbehörde aber nur ein formelles Prüfungsrecht bezüglich des Prüfungsverfahrens durch den pharmazeutischen Hersteller zu, eine materielle Überprüfung der in den Berichten gezogenen Schlussfolgerungen bzgl. der Wirksamkeit und Unschädlichkeit wurde ihr indes nicht eingeräumt, vgl. *Köster*, Die Haftung des Arztes für das Verschreiben von Medikamenten, S. 64 ff.; *Schlund*, FS Deutsch, S. 757 (758).

[802] Vgl. § 9 I Nr. 6,7 AMG 1961.

kanischen Ländern weitgehend üblich, einem Fertigarzneimittel eine Gebrauchsinformation beizulegen, gesetzlich vorgeschrieben war sie indes allein für Sera und Impfstoffe gemäß § 19 Abs. 2 der Verordnung für Sera und Impfstoffe in Verbindung mit §§ 19 b und d AMG 1961 in der Fassung vom 14.11.1972. Zudem ergab sich aus § 42 AMG 1961 eine Befugnis der Überwachungsbehörden, eine Packungsbeilage für bestimmte Fertigarzneimittel anzuordnen.

Unter dem Einfluss der Ereignisse in der Contergan-Katastrophe[803] und wegen des Ziels eines einheitlichen europäischen Arzneimittelmarktes durch Harmonisierung der nationalen arzneimittelrechtlichen Vorschriften[804] wurde das Arzneimittelgesetz von 1961 durch das auch heute noch maßgebliche Arzneimittelgesetz aus dem Jahre 1976[805] (AMG 1976) ersetzt.[806] Seitdem existieren auf nationaler Ebene mit dem Täuschungsverbot nach § 8 AMG, der Kennzeichnungspflicht von Fertigarzneimitteln nach § 10 AMG, der Gebrauchsinformation gemäß § 11 AMG sowie seit dem Jahre 1986 mit der Fachinformation gemäß § 11 a AMG Normen im Arzneimittelgesetz, die Informationspflichten des Herstellers statuieren.[807] Zielsetzung dieser Normen ist die Sicherung der Anwendungs-

---

[803] Vgl. hierzu *Besch*, Produkthaftung für fehlerhafte Arzneimittel, S. 26, 114 ff.; *Lang*, Die Packungsbeilage als Haftungstatbestand für pharmazeutische Industrie, Ärzte und Apotheker, S. 1 ff.

[804] Basis der europäischen Gesetzgebung im Arzneimittelsektor und für das AMG 1976 war die Richtlinie Nr. 65/65/EWG vom 26.01.1965, Abl. Nr. L 22 vom 09.02.1965. Sie statuierte die Einführung eines nationalen Zulassungssystems für Arzneimittel, das als präventive Zulassungskontrolle mit Erlaubnisvorbehalt ausgestaltet ist, und bestimmte die Zulassungsvoraussetzungen mit dem Nachweis ihrer Qualität, Wirksamkeit und Unbedenklichkeit. Vgl. auch die Nachweise über die wichtigsten Gemeinschaftsregelungen zur Angleichung von Rechts- und Verwaltungsvorschriften bei *Blasius/Cranz*, Arzneimittel und Recht in Europa, S. 152 ff; *Hart/Reich*, Integration und Recht des Arzneimittelmarktes in der EG, Rn. 4 ff. Eine umfassende Darstellung der gesetzgeberischen Tätigkeit der Europäischen Wirtschaftsgemeinschaft im Arzneimittelsektor findet sich bei *Heitz*, Arzneimittelsicherheit zwischen Zulassungsrecht und Haftungsrecht, S. 47 ff.

[805] Gesetz über den Verkehr mit Arzneimitteln vom 24.08.1976 (BGBl.I S.2445).

[806] Im Einstellungsbeschluss der Strafkammer des LG Aachens im Contergan-Prozess JZ 1971, 507 (517) heißt es: „So muss der Arzneimittelhersteller vor allem klar und deutlich und für den Laien verständlich die Gefahren aufzeigen, welche die Einnahme des Medikaments mit sich bringen kann, damit Arzt und Verbraucher entscheiden können, ob und wie lange sie die Anwendung des Mittels wagen wollen."

[807] Bis zum Jahre 1986 enthielt § 11 AMG unter dem Begriff „Gebrauchsinformation" Ausgestaltungsvorschriften zu einer „Verbraucherinformation", wobei unter dem Begriff des Verbrauchers sowohl der Patient als auch sein behandlendere Arzt zu verstehen war. Dieser Zustand wurde als ungenügend empfunden, weil die hauptsächlich für den Patienten gedachte Gebrauchsinformation durch rein wissenschaftliche Informationen überfrachtet wurde, die nur für Fachkreise von Interesse waren und die Unterrichtung des Patienten beeinträchtigten. Deshalb wurde durch das 2. Änderungsgesetz vom 16.08.1986, in Kraft seit 01.02.1987 (BGBl. I, S. 1296) eine Fachinformation nach § 11 a AMG eingeführt, die sich an den Arzt richtet,

sicherheit des Arzneimittels. Insbesondere § 8 AMG und § 11 AMG dienen dabei dem Verbraucherschutz. § 8 AMG soll den Verbraucher vor qualitativ minderwertigen, unwirksamen, verfallenen oder irreführend deklarierten Arzneimitteln schützen.[808] In der Kennzeichnung, der Gebrauchsinformation und der Fachinformation gemäß §§ 10, 11, 11 a AMG muss der pharmazeutische Unternehmer sicherstellen, dass das Arzneimittel in dem von ihm beabsichtigten Rahmen richtig angewendet werden kann: „Ohne umfassende Information sind Arzneimittel im Einzelfall gefährlich. Erst das Wissen um ihre erwünschten und unerwünschten Wirkungen und ein von daher sinnvoller Gebrauch machen sie zu wertvollen Therapeutika."[809]

Eine besondere haftungsrechtliche Bedeutung entfaltet § 11 AMG im Zusammenwirken mit der arzneimittelrechtlichen Haftung des pharmazeutischen Unternehmers für Schadensfälle aus dem Arzneimittelbereich. Haftungsrecht stellt den Ausgleichs- und Auffangfaktor für sicherheitsrechtliches Versagen dar und ergänzt damit das sicherheitsrechtliche Vorsorgekriterium.[810] Ziel der arzneimittelrechtlichen Haftung im Rahmen des AMG ist es dementsprechend, den Menschen einen ausreichenden wirtschaftlichen Schutz zukommen zu lassen, die trotz aller Vorkehrungen einen Arzneimittelschaden erleiden.[811] Die Haftung des pharmazeutischen Unternehmers bestimmt sich nach § 84 AMG. Nach § 84 I S.2 Nr.2 AMG haftet der pharmazeutische Unternehmer, wenn ein Schaden infolge einer nicht den Erkenntnissen der medizinischen Wissenschaft entsprechenden Kennzeichnung, Fachinformation oder Gebrauchsinformation eingetreten ist, § 84 I S.2 Nr. 2 AMG beinhaltet dementsprechend eine Haftung für Instruktionsfehler. Der ersatzpflichtige Schaden beruht insoweit auf einer unsachgemäßen Anwendung aufgrund mangelhafter Informationen durch den pharmazeutischen Unternehmer: „In Ergänzung der Haftpflicht nach § 84 I Satz 2 Nr.1 AMG erfasst die Haftung für Instruktionsfehler nach Nr. 2 die Fälle, in denen zwar ein fehlerfreies Arzneimittel in den Verkehr gebracht wird, die nach den Erkenntnissen in der medizinischen Wissenschaft indizierte Anwendung des Medikaments jedoch durch mangelhafte Aufklärung über das Medikament selbst (beispielsweise die Kontraindikationen, Zusammensetzung, Wirkweise, Unverträglichkeiten etc.) nicht gewährleistet ist".[812]

---

richtet, während sich die Gebrauchsinformation nunmehr ausschließlich an den Patienten richtet.

[808] *Sander/Epp*, AMG, § 8 Tz. 1.

[809] *Kuhnert*, Die vertragliche Aufklärungspflicht des Arztes, S. 103.

[810] *Damm*, Risikosteuerung im Zivilrecht, S. 85 (136).

[811] Allg. Teil der amtlichen Begründung zum Entwurf des AMG vom 17.07.1974, Bt.-Drs. 7/3060, S. 43.

[812] *Vogler*, MedR 1984, 57; vgl. zur umstrittenen Frage, ob § 84 S. 2 Nr.2 AMG auch eine Haftung für den fehlenden Hinweis des pharmazeutischen Unternehmers auf eine vertretbare

5.5.3.3.1 Zweck

Zweck der als Laieninformation konzipierten Packungsbeilage ist die Gewährleistung einer sachgerechten Anwendung des Arzneimittels auf der Grundlage vollständiger und verständlicher Informationen.[813] Der Informationsgehalt der Gebrauchsinformation hat sowohl eine positive als auch eine negative Seite.[814] Dem Patienten sollen diejenigen Informationen an die Hand gegeben werden, die er einerseits für eine ordnungsgemäße Anwendung des Arzneimittels benötigt und andererseits sollen diejenigen Informationen mitgeteilt werden, die für die mit der Anwendung verbundenen Risiken von Bedeutung sind.[815] Es geht im Kern um die Vermeidung von Gesundheitsgefährdungen durch Information, da die Sicherheit des Produktes Arzneimittel nicht allein durch dessen stoffliche Qualität, sondern auch durch die Qualität der Informationen über das Arzneimittel bestimmt wird.[816] Neben der Arzneimittelinformation als Anwendungsinformation zum Schutz vor vermeidbaren Gesundheitsbeeinträchtigungen betrifft die Risikoinformation aber auch Autonomieaspekte: „Für ihn sichern die Nebenwirkungsinformationen ... die Möglichkeit zur eigenständigen Beurteilung des Arzneimittelrisikos im Verhältnis zu seinem Nutzen."[817] Die Vorschrift des § 11 AMG richtet sich an den pharmazeutischen Unternehmer. Adressat der aus der Vorschrift hervorzugehenden Packungsbeilage ist hingegen der Arzneimittelverbraucher, der pharmazeutische Unternehmer hält die Gebrauchsinformationen für den Patienten bereit. Wenn das Hauptanliegen des AMG die Arzneimittelsicherheit im allgemeinen ist, kann die Packungsbeilage in ihrem Inhalt auch nur produktbezogen auf das Arzneimittelmodell abstellen. Die Packungsbeilage ist dementsprechend eine generell-abstrakte, produktbezogene Information für den Verbraucher.

---

schädliche Wirkung des Arzneimittels im Sinne einer positiven Nutzen-Risiko-Abwägung umfasst *Besch,* Produkthaftung für fehlerhafte Arzneimittel, S. 71 ff; *Hart,* Rechtsgutachten, S. 561; *Hart/Hilken/Woggan/Merkel,* Das Recht des Arzneimittelmarkts, S. 163; *Flatten,* MedR 1993 (463 (465).

[813] Vgl. die amtliche Begründung zu § 11 AMG, abgedruckt bei *Kloesel/Cyran,* AMG, § 11 AMG; Begründungserwägungen zur Richtlinie des Europäischen Rates über die Etikettierung und die Packungsbeilage von Humanarzneimitteln (Ri 92/27/EWG), abgedruckt bei *Kloesel/Cyran,* AMG, § 11 Tz. 1; *Blasius/ Müller-Römer/ Fischer,* Arzneimittel und Recht, S. 172; *Hart,* Arzneimitteltherapie und ärztliche Verantwortung, S. 59; *Rehmann,* AMG, § 11 Rn. 1.

[814] *Deutsch/Lippert,* AMG, § 11 Rn. 1.

[815] Vgl. die amtliche Begründung zu § 11 AMG, abgedruckt bei *Kloesel/Cyran,* AMG, § 11 AMG.

[816] Vgl. *Haaskarl,* NJW 1988, 2265 (2266); *Kloesel/Cyran,* AMG, § 11 Tz. 1.

[817] *Heitz,* Arzneimittelsicherheit zwischen Zulassungsrecht und Haftungsrecht, S. 271.

5.5.3.3.2 Inhalt

5.5.3.3.2.1 Verständlichkeit

Gemäß § 11 I 1 AMG müssen die Angaben in der Gebrauchsinformation allgemeinverständlich in deutscher Sprache und in gut lesbarer Schrift enthalten sein. Hintergrund dieses Erfordernisses ist die Ausrichtung der Gebrauchsinformation an den Patienten und damit an einen medizinischen Laien.[818] Es soll der häufig sachunkundige Verbraucher geschützt werden.[819]

5.5.3.3.2.1.1 In deutscher Sprache

Die Angaben in der Gebrauchsinformation müssen in deutscher Sprache gehalten sein. Dies bedeutet indes nicht, dass medizinische Fachausdrücke, die überwiegend aus dem lateinischen Sprachraum entnommen worden sind, gänzlich ins Deutsche übersetzt werden müssen.[820] Derartige Fachwörter dürfen verwendet werden, wenn die Eindeutschung der Verständlichkeit abträglich ist.[821] Ansonsten bedarf es einer Übersetzung. Bei kurzer und leicht verständlicher Übersetzungsmöglichkeit ist das Fachwort der deutschen Erklärung in Klammern folgend hintenanzustellen, ansonsten muss das Fachwort der deutschen Erklärung vorangestellt werden.[822]

5.5.3.3.2.1.2 Gute Lesbarkeit der Schrift

Während das AMG 1976 zunächst eine „deutlich lesbare" Schrift[823] forderte, wurde diese Formulierung im Rahmen des zweiten Änderungsgesetzes[824] durch die Kennzeichnung der Schrift als „gut lesbar" ersetzt. Als eine „gut lesbare Schrift" wird eine Schrift ab einer Buchstabengröße von 2 mm (Zeitungsdruck) angenommen,[825] wobei sich indes eine bestimmte Schriftgröße nicht ein für allemal festlegen lässt. Ausweislich der Gesetzesbegründung soll die Änderung von „deutlich lesbarer" zu „gut lesbarer" Schrift eine notwendige sprachliche

---

[818] *Blasius/Müller-Römer/Dietrich*, Arzneimittel und Recht in Deutschland, S. 175.

[819] *Hart*, Arzneimitteltherapie und ärztliche Verantwortung, S. 59

[820] *Schlund*, FS Deutsch, S. 757 (762).

[821] *Kloesel/Cyran*, AMG, § 11 Tz. 18.

[822] *Kloesel/Cyran*, AMG, § 11 Tz. 18.

[823] Die Formulierung wurde aus § 9 I AMG 1961 bzgl. der Kennzeichnungspflicht übernommen.

[824] Zweites Gesetz zur Änderung des Arzneimittelgesetzes vom 16. August 1986 (BGBl. I S. 1296).

[825] Vgl. AG Bonn, LD Nr. 10, 1964; *Kloesel/Cyran*, AMG, § 11 Tz. 19; *Schlund*, FS Deutsch, S. 757 (761).

Verbesserung darstellen,[826] weil deutlich zwar eine sinnvolle Charakterisierung einer Schrift, aber keine passende Beschreibung eines Wahrnehmungsvorganges wie des Lesens ist.[827] Soll eine Schrift für den Patienten deutlich erkennbar sein, so kann dies nicht allein vom Schriftgrad abhängig gemacht werden, sondern auch von der Schriftart, der Farbe und dem Kontrast, der Papierqualität sowie der Papieroberfläche.[828] Insgesamt muss daher die Schrift so gestaltet sein, dass sie ohne besondere Konzentration und Anstrengung lesbar ist.[829]

5.5.3.3.2.2 Vollständigkeit

Die Informationen in der Packungsbeilage kann man systematisch in unabdingbare Pflichtinformationen (§ 11 I 1 AMG), diese erläuternde Informationen (§ 11 I 2 AMG) sowie weitere Informationen (§ 11 I 5 AMG) unterteilen. Die Angaben des § 11 AMG müssen im Wortlaut dem Zulassungsantrag beigefügt werden, vgl. § 22 VII 1 AMG.

Die Packungsbeilage muss Angaben enthalten (Pflichtinformationen) über die Herkunft, die Bestandteile, die Darreichungsform, die Anwendungsgebiete, die Gegenanzeigen, die Dosierung, Art und Häufigkeit der Verabreichung, die Nebenwirkungen mit den gegebenenfalls zu ergreifenden Gegenmaßnahmen, die Wechselwirkungen mit anderen Medikamenten, die Warnhinweise und das Datum der letzten Überarbeitung der Packungsbeilage, vgl. § 11 I AMG.

In der Gebrauchsinformation müssen entsprechend der Produktorientierung des Arzneimittelgesetzes zu den jeweiligen vom Gesetz geforderten Abschnitten insofern vollständige Angaben gemacht werden, als dass dort jedwede Möglichkeiten, die sich aus dem Arzneimittelmodell ergeben, aufgezählt werden. Zwar soll nach Ansicht der Zulassungsbehörden bei Arzneimitteln, die in unterschiedlichen Darreichungsformen hergestellt werden können, jeder Darreichungsform eines Arzneimittels in der Regel eine eigene Packungsbeilage mit eigenen Angaben zur Darreichungsform beigelegt werden, die Verwendung einer Packungsbeilage für unterschiedliche Darreichungsformen eines Arzneimittels wird von den Landesaufsichtsbehörden in der Regel jedoch nicht beanstandet,

---

[826] Amtliche Begründung zum Zweiten Gesetz zur Änderung des Arzneimittelgesetzes zu § 11 Abs. 1, abgedr. bei *Sander/Epp*, AMG, § 11.

[827] *Kloesel/Cyran*, AMG, § 11 Tz. 19.

[828] BGH NJW 1988, 766 zu den Anforderungen von „deutlich erkennbar" im Sinne von § 4 V Heilmittelwerbegesetz; *Schlund*, FS Deutsch, S. 757 (761); vgl. auch die Anforderungen der Überwachungsbehörden an die gute Lesbarkeit, abgedruckt in *Sander/Epp*, AMG, § 10 Tz. 3 und die „Guideline on the readability of the label and package leaflet of medical products for human use", abgedruckt in *Sander/Epp*, AMG, Anh. II.

[829] Vgl. BGH NJW 1988, 766.

sofern die übrigen Angaben in der Packungsbeilage für die unterschiedlichen Darreichungsformen sinngemäß identisch sind.[830] Da Arzneimittel nur für bestimmte Anwendungsgebiete (Indikationen), d.h. für diejenigen körperlichen oder seelischen Zustände, die durch das Arzneimittel beeinflusst werden sollen, zugelassen werden, müssen die zugelassenen Anwendungsgebiete auf der Packungsbeilage angegeben sein, andere hingegen dürfen nicht aufgeführt werden, vgl. §§ 21, 96 Nr.5 AMG.[831] Die Dosierungsanleitung hat die Einzel- und Tagesangaben, Maximaldosen sowie die Einnahmezeiten, differenziert nach den persönlichen Verhältnissen des Patienten aufzuführen. So kann die Dosierung abhängig sein vom Alter des Patienten oder von weiteren Erkrankungen. Im Rahmen der Nebenwirkungen, Kontraindikationen und Gegenanzeigen sind sämtliche Risiken anzugeben, die bei der Prüfung des Arzneimittels festgestellt wurden, auch wenn sie nur bei längerer Anwendung oder bei Vorliegen besonderer Umstände (z.B. Alter, individuelle Unverträglichkeit) zu erwarten sind oder sich nur als leichte Beschwerden äußern.[832] Dabei ist die Häufigkeit des Auftretens von Nebenwirkungen wie folgt anzugeben: „sehr häufig" = über 10%, „häufig"= 1%-10%, „gelegentlich" = 0,1%-1%, „selten" = 0,01%- 0,1 % und „sehr selten" = unter 0,01 %.[833] Diese Unterscheidung soll für Laien die tatsächliche Risikodimension erkennen lassen.[834] Dabei empfiehlt das BfArM zur Information des Verbrauchers sowohl die verbalisierte deutsche Form als auch die Zahlenangaben zu verwenden.[835]

Um die Anwendungssicherheit des Arzneimittels in der individuellen Behandlungssituation zu garantieren, war früher der Zusatz „soweit nicht anders verordnet" vorgeschrieben, nunmehr kann dieses Ziel durch folgenden Formulierungen in den „erläuternden Angaben" gemäß 11 I 2 AMG (die unabdingbaren Pflichtinformationen erläuternde Informationen) sichergestellt werden: „Die Dosierung von ...Tabletten richtet sich nach Art und Schwere der Erkrankung. Wie sie ... Tabletten einnehmen sollten, sagt Ihnen ihr Arzt. Er wird sich im allgemeinen an folgenden Empfehlungen orientieren."[836]

[830] *Sander/Epp*, AMG, § 11 Tz. 5b.

[831] Zur Problematik des off-label-use, also zum Gebrauch des Arzneimittels in der medizinischen Praxis außerhalb der zugelassenen Indikation vgl. umfassend *Francke/Hart*, SGb 12/2003, 653.

[832] *Kloesel/Cyran*, AMG, § 11 Tz. 37.

[833] Vgl. Vgl. die SPC-Guideline „Häufigkeitsangaben von Nebenwirkungen" und die Interpretation dieser Richtlinie durch das BfArM unter www.bfarm.de

[834] BGA-Pressedienst Nr. 14/1991.

[835] Vgl. die Darstellung des aktuellen wissenschaftlichen Erkenntnisstandes betreffend die Umsetzung der SPC-Guideline „Häufigkeitsangaben von Nebenwirkungen" durch das BfArM unter www.bfarm.de.

[836] *Sander/Epp*, AMG, § 11 Tz. 11.

5.5.4 Verhältnis von Gebrauchsinformation und Aufklärungspflicht

Die derzeitige Situation im Arzneimittelsicherheitsrecht, wonach dem Verbraucher durch den pharmazeutischen Unternehmer eine Gebrauchsinformation zur Verfügung gestellt werden muss, weist unbestreitbare Vorteile gegenüber dem Rechtszustand vor Inkrafttreten des AMG 1976 auf. So kann das für die Arzneimittelanwendung benötigte Wissen den relevanten Bevölkerungsgruppen bereitgestellt werden, ohne dass sich der Verbraucher darum explizit bemühen müsste.[837] Dieser Umstand könnte dafür sprechen, dass der Arzt den Patienten auf den Beipackzettel verweisen kann, indem man es der Eigenverantwortung des Patienten zurechnet, diesen auch zur Kenntnis zu nehmen. Informationsdefizite, die dadurch entstehen, dass der Patient die Gebrauchsinformation nicht durchliest, wäre dann dem Patienten anzulasten, weil mit der Gebrauchsinformation eine Informationsmöglichkeit besteht, auf die er ohne zusätzliche Mühe zurückgreifen kann. Von zweifelhaftem Wert erscheint die Gebrauchsinformation für die Patientenaufklärung im Rahmen einer Arzneimitteltherapie allerdings im Hinblick darauf, dass die Aufklärung das Ergebnis einer Abwägung aller Umstände des Einzelfalles sein muss, der Inhalt und der Umfang der Aufklärungspflicht des Arztes also konkret-individuell auf die Behandlungssituation und den zu behandelnden Patienten zuzuschneiden sind. Ob dieses Erfordernis durch eine produktbezogene, auf Massenverkehr ausgerichtete Packungsbeilage erfüllt werden kann, scheint fraglich. Zum einen ist es durchaus nicht zwangsläufig, dass sich der Informationsgehalt beider Informationsmöglichkeiten des Patienten deckt. Es bestehen zum anderen Bedenken gegen die Patientenaufklärung durch die Gebrauchsinformation auch deshalb, weil die Informationsvermittlung notwendig schriftlich erfolgt.

5.5.4.1 Eigenverantwortung

Für die Auffassung, dass der Arzt berechtigt ist, den Patienten bzgl. der Aufklärung auf die Inhalte der Packungsbeilage zu verweisen, kann vorgebracht werden, dass den ärztlichen Pflichten nicht allein Rechte des Patienten gegenüberstehen, sondern sich aus dem Arztvertrag eine Quelle von gegenseitigen Verhaltenspflichten ergeben.[838] Patienten haben daher in Grenzen auch eine Kooperati-

---

[837] Vgl. zur Forderung nach qualitätsgesicherten, dem Verbraucher leicht zugänglichen Gesundheitsinformationen unter den Aspekten Patienteneinbindung, Stärkung der Patientenautonomie, Demokratisierung und Nutzensteigerung im Gesundheitssystem *SVRKAiG* 2003, Tz. 279; *Badura/Schellschmidt,* Bürgerorientierung des Gesundheitswesens, sozialwissenschaftlicher Gutachtenteil, S. 39 (52 ff.); *Francke/Hart,* Bürgerorientierung des Gesundheitswesens - rechtswissenschaftlicher Gutachtenteil, S. 135 (142 ff.); Hurrelmann/Leppin, Moderne Gesundheitskommunikation, S. 9 (14f.).

[838] *Hanau,* FS Baumgärtel, S. 121 (136).

ons-Mitverantwortung,[839] zumal die Sichtweise der Arzt-Patient-Beziehung in den vergangenen Jahren einen starken Wandel erfahren hat und zunehmend als Behandlungs- und Entscheidungspartnerschaft aufgefasst wird: „Partnerschaften können nie einseitig sein. Die Aufklärungspflicht des Arztes muss deshalb um ergänzende Pflichten des Patienten ergänzt werden."[840] Aus dieser veränderten Sichtweise heraus muss einer Neuordnung der Verantwortungssphären von Arzt und Patient überlegt werden, die auch ein Überdenken der Informationsverantwortlichkeiten im Rahmen der Aufklärung nötig macht. So könnte der Patient ganz bewusst ein mögliches Aufklärungsdefizit in Kauf nehmen, wenn er die Packungsbeilage nicht durchliest. Ein Aufklärungsdefizit durch die Nichtbeachtung der Packungsbeilage kann der Patient indes nur dann haben, wenn er mit der Packungsbeilage zumindest annähernd der Aufklärung durch den Arzt vergleichbar aufgeklärt worden wäre.

5.5.4.2 Deckungsgleichheit des Informationsgehalts?

Die der Aufklärung bedürftigen Faktoren der Arzneimittelanwendung unterliegen von Krankheitsbild zu Krankheitsbild und von Patient zu Patient erheblichen Schwankungen.[841] Jede einzelne Arzneimitteltherapie hat ihren eigenen Nutzen und ihre eigenen Risiken für den in der Behandlungssituation stehenden Patienten. Dieser Umstand verlangt, dass der Umfang der ärztlichen Aufklärungspflicht bei der Verschreibung von Arzneimitteln nicht generell bestimmt wird, sondern sich auf die Einzelsituation konzentriert, was eine standardisierte Aufklärung per Packungsbeilage fast unmöglich macht. So können zwar die Gefahren eines eigenmächtigen Absetzens und einer nicht dosierungsgerechten Einnahme des Medikaments verallgemeinert dargestellt werden. Auch wird die Medikamentenwirkung und Wirkungsweise durch die Angaben nach § 11 I Nr. 2, 4 AMG erläutert.[842] Die Indikation[843], die angemessene Dosierung[844], die Dauer der Behandlung[845], die angemessene Ernährungsweise sowie notwendige Kontrolluntersuchungen sind aber bereits von Fall zu Fall unterschiedlich und

---

[839] *Steffen*, MedR 1983, 88 (90).

[840] *Hanau*, FS Baumgärtel, S. 121 (135).

[841] Vgl. bereits 4.3.2. und 4.4.3.sowie 5.3. und 5.4.

[842] Ob diese Darstellung auch auf eine der Aufklärungspflicht des Arztes vergleichbaren Weise erfolgt, ist damit indes noch nicht gesagt.

[843] Gemäß § 11I 1 Nr. 6 AMG vermittelt die Packungsbeilage Informationen über die möglichen Anwendungsgebiete, vgl. hierzu bereits ausführlich 5.5.3.3.2.2.

[844] Also die Einzeldosierungen, den Einnahmezeitpunkt, die –intervalle sowie die maximale Gesamtdosierung, vgl. BGH NJW 1970, 511; *Bergmann*, Die Arzthaftung, S. 103; *Hart*, Arzneimitteltherapie und ärztliche Verantwortung, S. 118; *ders.* MedR 1991, 300 (306); *Kern/Laufs*, Die ärztliche Aufklärungspflicht, S. 184; *Laufs/Uhlenbruck*, Handbuch des Arztrechts, § 62 Rn. 8; *RGRK/Nüßgens*, § 823 Anh. II, Rn. 47.

[845] Vgl. OLG Düsseldorf AHRS 2710/101.

müssen an die individuelle Reaktionslage, das Anwendungsgebiet und die Schwere der Erkrankung angepasst werden. So werden in der Packungsbeilage nur allgemeine Angaben zur Dosierung gegeben in Anlehnung an die allgemeinen Therapierichtlinien, welche sich aber von der angewandten Therapie unterscheiden können.[846] Auch finden sich z.T. je nach ärztlicher Diagnose unterschiedliche Angaben zur Dosierung.[847] Der Fachterminus ist dem Patienten aber nicht immer bekannt. Die in der Packungsbeilage enthaltenen Angaben und Werte können daher allenfalls Anhaltspunkte für die üblicherweise notwendige Dosierung, Dauer der Behandlung etc. darstellen. Aber auch andere der Aufklärung bedürftige Verhältnisse sind stark von den Umständen des Einzelfalles abhängig. Dies gilt gerade für die Aufklärung über die Arzneimittelrisiken. So können sowohl die nicht letalen Komplikationen als auch die Arzneimittelletalität stark schwanken.[848] Aus diesem Grund ist es nahezu unmöglich, in einer für eine Vielzahl von Fällen konzipierten Packungsbeilage das Risiko der individuellen Arzneimitteltherapie in Zahlen festzulegen.

Des Weiteren wird der Umfang der ärztlichen Aufklärungspflichten durch das Informationsbedürfnis des Patienten, dessen Vorwissen und seine psychische Situation sowie die Kriterien der Dringlichkeit des Eingriffs, seine Erfolgsaussichten sowie die Größe des Behandlungsrisikos so stark beeinflusst,[849] dass diese veränderlichen Größen die schriftliche Abfassung einer Standardaufklärung in Form einer Packungsbeilage wesentlich erschweren. *Fuchs/Hippius/Schaefer*[850] formulieren: „Den geltenden gesetzlichen Vorgaben zur Gestaltung der Packungsbeilage stehen ... nicht selten anders gerichtete Patientenbedürfnisse gegenüber. Sie reichen vom Wunsch nach inhaltlich verkürzten bis zu ausführlichen Packungsbeilagen, wobei das jeweilige Alter und der Bildungsstand des Patienten von Bedeutung sind. Eine für alle Beteiligten optimale Packungsbeilage kann und wird es daher nicht geben."

Hinzu kommt, dass nicht alle im Rahmen der Sicherungs- und Verlaufsaufklärung geschuldeten Informationen in der Packungsbeilage enthalten sind. So kann die Aufklärung über den Krankheits- und den Behandlungsverlauf[851] nicht über die Packungsbeilage gewährleistet werden. Die Packungsbeilage informiert speziell nicht über den prognostischen Verlauf der Erkrankung mit und ohne Be-

---

[846] *Heuer/Heuer/Lennecke*, Compliance in der Arzneimitteltherapie, S. 95.

[847] *Heuer/Heuer/Lennecke*, Compliance in der Arzneimitteltherapie, S. 95.

[848] Vgl. bereits 2.2.2.

[849] Vgl. bereits ausführlich 4.4.3..

[850] *Fuchs/Hippius/Schaefer*, So wünschen sich Patienten ihre Packungsbeilage.

[851] Die Aufklärung über den Krankheits- und den Behandlungsverlauf ist die Verlaufsaufklärung, einzelne Aspekte werden aber auch im Rahmen der Sicherungsaufklärung geschuldet.

handlung,[852] unterschiedliche Risiken und Verläufe von Behandlungsalternativen, die Möglichkeit einer Spontanheilung sowie über mögliche Risiken und Folgen der Nichtbehandlung.[853]

Dem Arzt muss daher insgesamt eine „Individualisierungsfunktion" bzgl. der allgemein gehaltenen Angaben in der Packungsbeilage übernehmen, indem er diese auf die Behandlungssituation und den zu behandelnden Patienten konkretisiert.[854] Des Weiteren hat er auch eine „Ergänzungsfunktion" inne, indem er die notwendigen, aber nicht in der Packungsbeilage enthaltenen Angaben dem Patienten ergänzend mitzuteilen hat.

5.5.4.3 Problematik der Übermaßaufklärung

In den Packungsbeilagen der einzelnen Arzneimittel werden auch eine Fülle seltener Nebenwirkungen aufgeführt, mit deren Nennung der pharmazeutische Unternehmer sein Haftungsrisiko minimieren möchte. Damit kann die Gebrauchsinformation in den seltensten Fällen das der Sicherheits- und Selbstbestimmungsaufklärung übergeordnete Ziel einer am Patientenwohl orientierten Information gewährleisten. Während die Sicherungsaufklärung unter therapeutischen Gesichtspunkten geboten ist und die zur Sicherstellung des Behandlungserfolges notwendigen Schutz und Warnhinweise zwecks Befolgung ärztlicher Ratschläge, Mitwirkung des Kranken am Heilungsprozess und Vermeidung möglicher Selbstgefährdung beinhaltet,[855] dient die Selbstbestimmungsaufklärung der Verwirklichung des Selbstbestimmungsrechts des Patienten. Sie will dem Patienten den selbständigen Entscheid über die Einwilligung in die Behandlungsmaßnahme ermöglichen, indem ihm die für seine Entscheidung über die Einwilligung notwendigen Informationen vermittelt werden. Das bedeutet nicht, dass dem Patienten jedwede Fakten der Behandlungssituation mitgeteilt werden müssen, er insbesondere nicht mit medizinischem Fachwissen eingedeckt werden soll,[856] sondern bei dem Aufklärungsumfang Rücksicht genommen werden muss auf den Stellenwert des Risikos gegenüber den Folgen einer Nichtbehand-

---

[852] Vgl. zu diesem Erfordernis *Brüggemeier*, Deliktsrecht, Rn. 704; *Francke/Hart*, Charta der Patientenrechte, S. 121; *Hart*, Arzneimitteltherapie und ärztliche Verantwortung, S. 126; *ders.* Jura 2000, 64 (66); vgl. des Weiteren *Deutsch/Spickhoff*, Medizinrecht, Rn. 205; *Katzenmeier*, Arzthaftung, S. 326; *Kern/Laufs*, Die ärztliche Aufklärungspflicht, S. 58; *Laufs/Uhlenbruck*, Handbuch des Arztrechts, § 63, Rn. 16; *RGRK/Nüßgens*, § 823, Anh. II, Rn. 109.

[853] Vgl. zu diesem Erfordernis *Hart*, Arzneimitteltherapie und ärztliche Verantwortung, S. 127.

[854] *Hart*, MedR 2003, 603.

[855] *Katzenmeier*, Arzthaftung, S. 326 f.

[856] BGH NJW 1991, 2346; NJW 1992, 754; NJW 2000, 1784 (1786); OLG Stuttgart AHRS 5350/100; vgl. auch *Schwalm*, MDR 1960, 722 (724).

lung und das Verhältnis irreversibler gegenüber reversibler Risiken.[857] Wenn durch die Gebrauchsinformation mehr als die aufklärungsrechtlich notwendigen Informationen vorgehalten werden, kann dies den Patienten überfordern, da bestimmte, kurzfristige Grenzen der Informationsaufnahme-, Speicherungs- und Verarbeitungskapazität des Individuums bestehen.[858] Eine Totalaufklärung verhindert daher oftmals, dass dem Patienten die relevanten Fakten vermittelt werden, da diese nicht angemessen verarbeitet werden.[859] Sie nimmt ihm den Blick für die behandlungs- und entscheidungserheblichen Tatsachen und trägt insgesamt eher zur Verwirrung und Verunsicherung, denn zur Aufklärung des Patienten bei.[860] So nimmt eine Unterrichtung im Übermaß dem Patienten ebenso die Möglichkeit, selbstverantwortlich eine Entscheidung zu treffen, wie dies ein Mangel an Information tut.[861] Kann der Patient die Vor- und Nachteile einer Behandlungsmaßnahme aber nicht zutreffend beurteilen, so ist seine Einwilligung in den Eingriff unwirksam.[862]

Der Patient kann speziell Schwierigkeiten haben, den Nutzen und die Risiken der Behandlung allein durch die Angaben in der Gebrauchsinformation in eine authentische Beziehung zueinander zu setzen. Erstens ist es nicht sicher, dass der Patient das in der Packungsbeilage mit den Worten „sehr häufig", „häufig" „gelegentlich", „selten" und „sehr selten" dargestellte Gewicht der einzelnen Risiken auch zutreffend deutet.[863] Nicht jeder Patient ist in der Lage, diese Begriffe entsprechend zu interpretieren. Dies ist wesentlich von den jeweiligen Sprachfähigkeiten und dem individuellen Sprachvermögen der Patienten abhängig.[864] Zwar soll durch die Unterscheidung dem Laien die tatsächliche Risikodimension veranschaulicht werden,[865] auch gibt es feststehende Definitionen dieser verbalisierten Begriffe in Zahlenangaben.[866] Das BfArM empfiehlt den pharmazeutischen Unternehmern zur Information der Verbraucher jedoch nur,

---

[857] *Steffen/Dressler,* Arzthaftungsrecht, Rn. 398.

[858] *Hefner/Fritz,* Der alte Mensch und seine Informationsprobleme als Konsument rezeptfreier Medikamente, S. 66.

[859] *Katzenmeier,* Arzthaftung, S. 337; *Deutsch/Spickhoff;* Medizinrecht, Rn. 253; *Spann/Liebhardt/Penning*, FS Weißauer, S. 143 ff.

[860] *Gaisbauer*, JBl. 1991, 756 (760); *Kuhnert,* Die vertragliche Aufklärungspflicht des Arztes, S. 108; *Zuck*, NJW 1999, 1769 (1770).

[861] *Jacob*, Jura 1982, 529 (532).

[862] *Hart*, MedR 2003, 603.

[863] Vgl. die SPC-Guideline „Häufigkeitsangaben von Nebenwirkungen" und die Interpretation dieser Richtlinie durch das BfArM unter www.bfarm.de

[864] *Zuck,* NJW 1999, 1769 (1770).

[865] BGA-Pressedienst Nr. 14/1991.

[866] Vgl. die Darstellung des aktuellen wissenschaftlichen Erkenntnisstandes betreffend die Umsetzung der SPC-Guideline „Häufigkeitsangaben von Nebenwirkungen" durch das BfArM unter www.bfarm.de.

sowohl die verbalisierte deutsche Form als auch die Zahlenangaben zu verwenden. Eine Verpflichtung für den pharmazeutischen Unternehmer zur Erläuterung der Risikogewichtung besteht indes nicht. Zudem kann diese Terminologie nur sukzessiv eingeführt werden und ist dementsprechend noch nicht in allen Packungsbeilagen anzufinden. Wenn man schließlich die alte Risikogewichtung („häufig" = über 10 %, „gelegentlich" = 1 bis 10 %; „selten" = weniger als 1 %, „Einzelfälle") der jetzigen Risikogewichtung („sehr häufig"= über 10%, „häufig"= 1%-10%, „gelegentlich"=0,1%-1%, „selten"= 0,01%- 0,1 % und „sehr selten"= unter 0,01 %) gegenüberstellt, wird augenfällig, dass die verwendeten Begriffe für sich genommen nicht eindeutig sind, wenn zuvor häufig über 10 % der Fälle und neuerdings 1 – 10 % der Fälle meint.

Zudem nehmen die Angaben über die Nebenwirkungen gem. § 11 I Nr. 13 AMG durch die Aufzählung aller erdenklichen Nebenwirkungen im Vergleich zu den anderen Angaben in der Gebrauchsinformation insgesamt einen erheblichen Raum ein. Die Packungsbeilage wird hierdurch erheblich „negativlastig."[867] Je größer die Anzahl der in der Packungsbeilage aufgeführten Nebenwirkungen und Kontraindikationen ist, desto höher ist nach empirischen Untersuchungen die subjektiv durch den Patienten empfundene Informationsmenge.[868] Durch diesen subjektiven Anstieg der Informationsmenge kommt es zu einer subjektiven Überbewertung der Risiken, in deren Folge auch die empfundene Angst des Patienten vor dem Medikament steigt.[869] Diese Angst kann primär dazu führen, dass sich der Patient von vornherein gegen die indizierte Arzneimitteltherapie entscheidet, obwohl die Häufigkeiten von unerwünschten Nebenwirkungen für viele Medikamente tatsächlich gering sind (Aspekt der Selbstbestimmungsaufklärung). Zum anderen besteht die Möglichkeit, dass es, sofern sich der Patient für die Therapie entschieden hat, bei ihm zu einer Kausalattribuisierung kommt, die ihn veranlasst, alles, was er während der Einnahme des Medikaments an sich beobachtet, kausal mit dieser Einnahme in Beziehung zu setzen.[870] Die von Patienten mitgeteilten Beschwerden stehen also häufig gar nicht in ursächlichem Zusammenhang mit der Medikation, können aber der Grund sein für eine mangelnde Compliance des Patienten, bspw. für ein Abset-

---

[867] *Kuhnert*, Die vertragliche Aufklärungspflicht des Arztes, S. 109. Zum Teil werden die Angaben in der Gebrauchsinformation als Horrorkatalog tituliert, vgl. *Madea/Staack*, FS Steffen, 303 (313)

[868] *Schwabe*, Internist 1980, 311 (314); *Seelbach*, Therapiewoche 1979, 4675 (4677); vgl. auch Fuchs/Hippius/Schaefer, So wünschen sich Patienten ihre Packungsbeilage, nach deren Untersuchung von Patienten häufig der enorme Umfang der Packungsbeilage bemängelt wurde.

[869] *Schwabe*, Internist 1980, 311 (314); *Seelbach*, Therapiewoche 1979, 4675 (4677) ; vgl. auch *Zuck*, NJW 1999, 1769 (1770).

[870] *Schwabe*, Der Internist 1980, 311 (314); *Seelbach*, Therapiewoche 1979, 4675 (4677).

zen des Arzneimittels. Nicht unerheblich dürfte in diesem Zusammenhang auch die Anzahl jener Patienten sein, die sich diesen Ängsten gar nicht erst aussetzen wollen und den Beipackzettel einfach ignorieren. Insofern kann der Einschätzung, dass „Angaben in Beipackzetteln vor allem für den Patienten bestimmt sind und in der Offenlegung von schädlichen Nebenwirkungen eine eher schonende Tendenz haben"[871] nicht gefolgt werden.

5.5.4.4 Problematik der informierten Einwilligung

Eine angemessene Selbstbestimmungsaufklärung ist die zentrale Wirksamkeitsvoraussetzung der Einwilligung des Patienten in die medizinische Behandlungsmaßnahme: „Der Arzt darf nicht mit der Behandlung beginnen, bis der einwilligungsfähige Patient freiwillig seine Zustimmung zur Durchführung der betreffenden ärztlichen Maßnahmen gegeben hat und diese Zustimmung auf einer adäquaten ärztlichen Information beruht."[872] Der Gedanke dieser Deduktion, die auch kurz mit dem Begriff der „informierten Einwilligung" bzw. des „informed consent" umschrieben wird, ist, dass nur derjenige wirksam in einen Eingriff einwilligen kann, der sich dessen Bedeutung und Tragweite bewusst ist.[873] Der sich aus dem Einwilligungs- und Informationselement zusammensetzende informed consent des Patienten stellt auch hierzulande die wichtigste Facette des Selbstbestimmungsrechts von Patienten im Medizinrecht dar.[874] In der Normalität des Praxisgeschehens erhält der Patient das verschreibungspflichtige Arzneimittel und damit die der Arzneimittelverpackung beigelegte Gebrauchsinformation hingegen nicht während des Arztbesuches, sondern erst, wenn er das vom behandelnden Arzt ausgestellte Rezept in der Apotheke gegen das Arzneimittel einlöst. De facto willigt der Patient damit während des Arztbesuches durch eine ausdrückliche Zustimmung oder konkludent durch die Entgegennahme des Rezeptes in die angestrebte Arzneimitteltherapie ein, ohne dass er zu diesem Zeitpunkt schon durch die Gebrauchsinformation aufgeklärt werden konnte. Damit beruht die Einwilligung des Patienten indes nicht auf einem informed consent, weil der Arzt den Patienten nicht nur vor dem Beginn der Be-

---

[871] OLG Koblenz MedR 1992, 170.

[872] *Regenbogen*, Ärztliche Aufklärung und Beratung in der prädikativen genetischen Diagnostik, S. 46.

[873] Der Begriff des informed consent wurde im US-amerikanischen Recht geprägt. Im Verlaufe der 50er Jahre erkannten die Gerichte dort das Recht des Patienten an, eine „vernünftige" Entscheidung über die beabsichtigte Maßnahme zu treffen, wobei nur der Patient einen derartigen informed consent abgeben könne, der zuvor angemessen über den Eingriff aufgeklärt worden sei. Seit 1972 wurden die meisten Bundesstaaten auch gesetzgeberisch auf dem Gebiet des informed consent tätig, vgl. zur historischen Entwicklung der Lehre vom informed consent *Glatz*, Der Arzt zwischen Aufklärung und Beratung, S. 80 ff.

[874] *Regenbogen*, Ärztliche Aufklärung und Beratung in der prädikativen genetischen Diagnostik, S. 46.

handlungsmaßnahme, sondern auch vor der Einwilligungserklärung des Patienten entsprechend aufzuklären hat.[875] Auch aus Gründen der Sicherungsaufklärung scheint der zeitliche Ablauf von Arztbesuch und anschließender Aufklärung problematisch. Zwar könnte der Patient, sofern sich ihm aus dem Studium des Beipackzettels Fragen bzgl. der Arzneimittelanwendung ergeben, mit der Einnahme des Arzneimittels zuwarten, bis er in einem von ihm initiierten Gespräch mit dem Arzt die Problematik abgeklärt hat. Diese Möglichkeit ist indes realitätsfremd, da ein erneuter Arzttermin nicht immer innerhalb einer kurzen Frist einzurichten ist, wohingegen ein verordnetes Arzneimittel in der Regel so bald wie möglich einzunehmen ist, wenn es helfen soll.[876]

5.5.4.5 Problematik der Schriftlichkeit

5.5.4.5.1 Gewährleistung einer der gesprächsweisen Aufklärung vergleichbaren Wissensdarstellung bzw. –vermittlung durch die Packungsbeilage

Im Rahmen der Beurteilung, ob der Patient durch die Gebrauchsinformation angemessen aufgeklärt worden ist, muss darauf abgestellt werden, ob eine den Aufklärungspflichten des Arztes vergleichbare Wissensdarstellung bzw. –vermittlung stattgefunden hat. Der Patient müsste den Inhalt der Gebrauchsinformation daher auch gelesen, verstanden und verarbeitet haben bzw. der Inhalt müsste ihm gegenüber zumutbar dargestellt worden sein.[877] Richtig ist, dass die Gebrauchsinformation dazu bestimmt ist, den Verbraucher verständlich über das Arzneimittel und dessen Anwendung zu informieren. In der Praxis zeigt sich jedoch, dass es trotz der durch das Gesetz geforderten Allgemeinverständlichkeit eine Vielzahl von Packungsbeilagen gibt, die diesem Erfordernis nicht entsprechen. Es treten bei der Gestaltung von Gebrauchsinformationen immer wieder Schwierigkeiten im Rahmen der Umsetzung dieses Auftrages auf.[878] So wurde in einer Befragung von Patientenseite zu 51,8 % die schlechte Verständlichkeit von Packungsbeilagen bemängelt.[879] Hauptkritikpunkt waren die in der Gebrauchsinformation enthaltenen Fremdwörter.[880] In der Literatur wird bezweifelt, ob man als Laie die Wirksamkeit eines Arzneimittels anhand seiner Zusammensetzung beurteilen könne. Im Ergebnis werden

---

[875] *Hart*, MedR 2003, 603; *Madea*, Rechtliche Aspekte der Arzneimittelbehandlung, S. 28 (45).

[876] *Diercksen*, MedR 1984, 137.

[877] Vgl. bereits ausführlich 4.5.; BGH NJW 1985, 1399; OLG Karlsruhe AHRS KZA 5350/115.

[878] *Kloesel/Cyran*, AMG, § 11, Tz. 10; *Kuhnert*, Die vertragliche Aufklärungspflicht des Arztes, S. 107 f.; *Schlund*, FS Deutsch, S. 757 (762).

[879] Fuchs/Hippius/Schaefer, So wünschen sich Patienten ihre Packungsbeilage.

[880] Fuchs/Hippius/Schaefer, So wünschen sich Patienten ihre Packungsbeilage.

spezielle Kenntnisse in der Pharmakologie für erforderlich gehalten, weswegen die Angaben über die wirksamen Bestandteile für den Verbraucher unbrauchbar sein sollen.[881] Auch der Umfang der Packungsbeilagen wurde beanstandet.[882] 14,7 % kritisierten die schlechte Lesbarkeit der Packungsbeilage, wobei vorwiegend die zu kleine Schrift gerügt wurde.[883] Einen Schritt zur Verbesserung der Lesbarkeit unternimmt die Richtlinie "A Guideline on the Readability of the Label and Package Leaflet of Medical Products for Human Use III/5218/97". Dort wird die Durchführung von Lesbarkeitstests im Rahmen des dezentralen europäischen Zulassungsverfahrens empfohlen. Einige pharmazeutische Unternehmer haben diese Empfehlungen bereits in Zusammenarbeit mit öffentlichen Apotheken und der ABDA umgesetzt.[884]

Nicht nur der pharmazeutische Unternehmer, sondern auch der Gesetzgeber trägt eine Mitschuld an der mangelnden Verständlichkeit von Gebrauchsinformationen: Diejenigen Informationen, welche den Patienten wichtig sind, wie die Rubriken Anwendungsgebiete, Dosierungsanleitung, Gegenanzeigen, Vorsichtsmaßnahmen und Warnhinweise, Wechselwirkungen, Nebenwirkungen, Hinweise auf Anwendungsfehler[885], müssen nach § 11 AMG eher im hinteren Teil der Packungsbeilage aufgeführt werden. Dagegen finden sich die Abschnitte, die für die Patienten eher unwichtig sind, wie die Informationen über die Stoff- und Indikationsgruppe, den pharmazeutischen Unternehmer sowie über die Darreichungsform und Menge, in der das Arzneimittel im Handel ist, an vorderster Stelle in der Packungsbeilage. Zwar muss es bei der bisherigen Reihenfolge der Angaben in der Gebrauchsinformation bleiben, sofern die Arzneimittelsicherheit tangiert ist. So dürfen die Dosierungshinweise erst dann aufgeführt werden, wenn bereits Angaben zu Gegenanzeigen, Vorsichtsmaßnahmen und Warnhinweise gemacht wurden. Der Patient kann das Arzneimittel nämlich erst dann sicher anwenden, wenn er diese für die Anwendungssicherheit wichtigen Hinweise gelesen hat. Ansonsten könnten die den Patienten wichtigen Hinweise aber durchaus an den Anfang der Gebrauchsinformation gestellt werden, damit er diese auch aufnehmen, speichern und verarbeiten kann. Insgesamt bedarf es daher nicht nur einer angemesseneren Umsetzung der gesetzlichen Vor-

---

[881] *Kuhnert*, Die vertragliche Aufklärungspflicht des Arztes, S. 107 f.

[882] *Fuchs/Hippius/Schaefer*, So wünschen sich Patienten ihre Packungsbeilage.

[883] Vgl. auch *Schlund*, FS Deutsch, 757 (762), der anschaulich darstellt, dass es in der Praxis eine Fülle von Packungsbeilagen gibt, die dem Erfordernis der guten Lesbarkeit nicht entsprechen.

[884] Vgl. *Brockmeyer et al.*, (2001) Testing of the radability of package inserts at a community pharmacy, Pharm. Ind. 63,2, 114; *Fuchs/Hippius/Schaefer*, So wünschen sich Patienten ihre Packungsbeilage.

[885] vgl. hierzu die Ergebnisse von *Fuchs/Hippius/Schaefer*, So wünschen sich Patienten ihre Packungsbeilage.

gaben durch den pharmazeutischen Unternehmer, sondern auch eines Überdenkens der gesetzlichen Grundlage der Gebrauchsinformation. Wenn in Packungsbeilagen sowohl aus Systemgründen als auch durch die mangelhafte Umsetzung der gesetzlichen Vorgaben durch den pharmazeutischen Unternehmer den Patienten die sachgerechten Anwendungshinweise nicht verständlich aufbereitet werden können, so entspricht die Wissensdarstellung und –vermittlung nicht den Anforderungen an die Art und Weise der Patientenaufklärung. Zudem hat die Rechtsprechung das Erfordernis aufgestellt, der Arzt müsse nicht nur aufklären, sondern sich auch vergewissern, ob der Patient durch die Aufklärung hinreichend über die Art und den Umfang des Eingriffs sowie über dessen Risiken informiert ist.[886] Eine derartige Absicherung bzgl. des individuellen Verständnisses der dargebotenen Informationen kann der Arzt nicht leisten, wenn er den Patienten bzgl. der Aufklärung auf die Inhalte der Packungsbeilage verweist.

5.5.4.5.2 Beratungsaspekt

Es ist medizinsoziologisch anerkannt, dass ein quantitativ hohes Maß an Kommunikation und ein qualitativ hochwertiges Kommunikationsniveau zwischen dem Arzt und seinem Patienten für eine erfolgversprechende medizinische Behandlung von großer Bedeutung ist.[887] Rechtlich stellt das von der Spruchpraxis der Gerichte geprägte zivilrechtliche Arzthaftungsrecht patientenbezogene Mitteilungspflichten des Arztes in Form von Aufklärungspflichten bereit. Dabei stehen Sicherungs- und Selbstbestimmungsaufklärung im Zentrum der ärztlichen Informationspflichten an den Patienten. Ob darüber hinaus aus dem Behandlungsvertrag auch eine allgemeine umfassende Pflicht des Arztes folgt, den Patienten beratend zu unterstützen, ist indes nicht eindeutig, da sowohl in der medizinrechtlichen Rechtsprechung als auch in der Literatur nicht immer von ärztlicher Aufklärung gesprochen wird, sondern für das ärztliche Gespräch auch explizit der Begriff der ärztliche Beratung verwendet wird, ohne dass eine begriffliche Klärung vorgenommen wird.

Die Rechtsprechung benutzt den Terminus der ärztlichen Beratung hauptsächlich bei der Sicherungsaufklärung im Rahmen von Informationspflichten des Arztes, die zu einem Verhalten motivieren sollen, dass den Heilungsprozess unterstützt. Es geht insbesondere um die Gewährleistung des therapeutischen Erfolges der Behandlungsmaßnahme durch die Sicherstellung adäquater Nachbehandlung. So sieht der BGH in dem Unterlassen der Information über das Erfordernis einer sofortigen Korrekturoperation bei einem Drehfehler des Beines nach einer Unterschenkelfrakturoperation und in dem Unterlassen einer dement-

---

[886] BGH AHRS Kza 6805/3; OLG München VersR 1988, 523; KG Berlin AHRS Kza 5350/101.
[887] Vgl. bereits ausführlich 3.

sprechenden Beratung über die Dringlichkeit der Maßnahme und die Folgen ihres Unterbleibens einen Verstoß des behandelnden Arztes gegen die Pflicht zur „therapeutischen Beratung".[888] Bezugspunkt der Information in der ärztlichen Beratung ist in diesen Entscheidungen die Sicherung von Wohl und Gesundheit des Patienten. Die ärztliche Beratung wird aus diesem Grund der ärztlichen Behandlung als ein therapeutischer Bestandteil zugeordnet, weswegen dem Patienten bei einer unangemessenen Beratung der Beweis für diese Verletzung der Behandlungspflicht obliegt.[889]

Daneben werden ärztliche Beratungspflichten vor allem in Entscheidungen statuiert, die folgende Sachverhalte haben:
Die Geburt eines aus Gründen der Familienplanung unerwünschten Kindes vor dem Hintergrund eines fehlenden oder unzureichenden Hinweises über die Erfolgs- bzw. Misserfolgsaussichten einer Sterilisationsmethode (Versagerquote).[890]
Einen missglückten, erlaubten Schwangerschaftsabbruch.[891]
Eine unterbliebene, unvollständige oder fehlerhafte pränatale genetische Beratung sowie eine im Rahmen pränataler Diagnostik pflichtwidrig nicht als Möglichkeit eröffnete zulässige Abtreibung.[892]

Der BGH begründete 1981[893] eine ärztliche Beratungspflicht über die Erfolgsaussichten einer geplanten Sterilisationsmethode und grenzte diese aus-

---

[888] BGH NJW 1991, 748; vgl. auch BGH NJW 1987, 705: Unterlassen der Beratung über die Fristgebundenheit einer operativen Frakturbehandlung und die Folgen der Fristversäumnis; BGH NJW 1989, 2320: Unterlassen der Beratung über die Gefahr einer Antikörperbildung bei neuer Schwangerschaft; BGH NJW 1989, 2318: Unterlassen der Beratung bei Reticumzellsarkom; OLG Braunschweig VersR 1980, 853: Weitere Beratungspflichten des Arztes, dem der Patient erklärt, er habe kein Geld, um entsprechend dem ärztlichen Rat einen Spezialisten aufzusuchen.

[889] BGH NJW 1991, 748; BGH NJW 1987, 705.

[890] BGH NJW 1981, 630; BGH NJW 1981, 2002; Nach BGH VersR 1995, 1099 reicht der Hinweis des Arztes auf die Notwendigkeit eines negativen Spermiogramms nicht aus, um dem Patienten mit aller Deutlichkeit zu Bewusstsein zu bringen, dass auch nach Ablauf von 4 Wochen nach dem Eingriff die ernstzunehmende Möglichkeit einer Empfängnis besteht; OLG Düsseldorf MedR 1994, 405 zur Hinweispflicht auf die nicht völlig auszuschließende Gefahr einer weiteren Schwangerschaft nach Tubenresektion des linken Eileiters und Verzicht des Operateurs auf eine Tubenresektion des rechten Eileiters wegen dort vorhandener starker Verwachsungen.

[891] BGH NJW 1985, 2749: Unterlassen der Beratung über die Möglichkeit eines etwaigen Misserfolges eines Schwangerschaftsabbruches.

[892] BGH MedR 1997, 319; OLG München VersR 1988, 523: Hinweispflicht des Arztes auf die Möglichkeit einer Fruchtwasseruntersuchung zur Früherkennung eines Morbus Down und die Voraussetzungen eines Schwangerschaftsabbruches aus eugenischer Indikation bei einer 39 Jahre alten Frau.

drücklich von der Aufklärungspflicht des Arztes ab: „Diese besondere (vertraglich geschuldete) Beratungspflicht kann weithin nicht dem gleichgestellt werden, was typischerweise unter der „Aufklärungspflicht des Arztes" verstanden wird ...“[894] Die Aufklärung meine „eine Information über die Bedeutung eines Eingriffes, der erst dadurch gerechtfertigt wird, weil die Rechtsprechung die Einwilligung eines nicht hinreichend informierten Patienten als nicht wirksam erachtet." Dagegen gehe es in der Entscheidung nicht um „echte Risiken", d.h. um schädlichen Folgen des Eingriffs. Eine Beratung über die Erfolgssicherheit der geplanten Sterilisationsmethode sei vielmehr für ihre Entscheidung darüber unerlässlich gewesen, ob sie sich gegebenenfalls mit der Sicherheitsquote begnügen oder zusätzliche Verhütungsmethoden anwenden wollten. Es scheint, dass der BGH der Beratung einen größeren Umfang als der Sicherungs- oder Selbstbestimmungsaufklärung zugesteht, indem sie sich auf zusätzliche Aspekte bezieht.

Mit den Hinweispflichten des Arztes bei Sterilisationen wird ein sensibler psychologischer und medizinischer Sachverhalt angesprochen, in dem es allgemein um eine Entscheidung hinsichtlich der zukünftigen Lebensführung und –qualität der Patientin geht.[895] In einer weiteren Entscheidung, die im Zusammenhang mit einer Sterilisation steht, wird die ärztliche Hinweispflicht auf die Möglichkeit weiterer Fruchtbarkeit ausdrücklich als Sicherungsaufklärung angesehen.[896] Diese Zuordnung ist indes nicht passgenau, da es bei den angesprochenen Fällen gerade nicht um die Sicherstellung des therapeutischen Erfolges der Behandlungsmaßnahme durch Anweisungen geht, die das therapiegerechte Verhalten des Patienten fördern, sondern um die Gewährleistung des mit dem Eingriff bezweckten Erfolges durch den Hinweis auf den Grad der Verlässlichkeit des angewandten Verfahrens.[897] Beiden Entscheidungen ist gemein, dass sie die ärztliche Beratung ausdrücklich von der Selbstbestimmungsaufklärung abgegrenzt wissen wollen. Allerdings bezieht sich die ärztliche Beratung nach den Entscheidungsgründen auch auf ein elementares Element der Selbstbestimmungsaufklärung, nämlich die Aufklärung über Behandlungsalternativen: Eine Beratung über die Misserfolgsquote bei der geplanten Sterilisationsmethode sei gerade deshalb notwendig gewesen, weil die Klägerin nur dadurch in die Lage ver-

---

[893] BGH NJW 1981, 630.

[894] BGH NJW 1981, 630 (631).

[895] *Regenbogen*, Ärztliche Aufklärung und Beratung in der prädikativen genetischen Diagnostik, S. 197.

[896] OLG Düsseldorf MedR 1994, 405 zur Hinweispflicht auf die nicht völlig auszuschließende Gefahr einer weiteren Schwangerschaft nach Tubenresektion des linken Eileiters und Verzicht des Operateurs auf eine Tubenresektion des rechten Eileiters wegen dort vorhandener starker Verwachsungen.

[897] Vgl. auch *Kern/Laufs*, Die ärztliche Aufklärungspflicht, S. 197.

setzt wurde zu beurteilen, ob sie diese Methode anderen vorziehen wollte, die vielleicht belastender, dafür aber erfolgssicherer waren.[898]

Beratung wird auch in der Literatur verschiedentlich als Teil der Sicherungsaufklärung angesehen. *Giesen*[899] behandelt etwa im Rahmen der therapeutischer Aufklärung Prüfungs-, Konsultations- und Belehrungspflichten. *Glatz*[900] plädiert dafür, die übliche Bezeichnung als Sicherungsaufklärung durch den Begriff der therapeutischen Beratung zu ersetzen, um deutlich zu machen, dass bei der therapeutischen Beratung der Gedanke der Sorgfaltspflicht im Vordergrund steht. *Francke*[901] ist der Auffassung, dass der Arzt nicht zu einer allgemeinen Beratung verpflichtet ist, sondern nur diejenigen Pflichten gegenüber seinem Patienten hat, die er im Rahmen seiner Behandlung zu erfüllen hat, also die Pflicht zur therapeutischen Aufklärung. Das heißt, dass er im Rahmen der therapeutischen Aufklärung diejenigen Informations-, Orientierungs- und Motivationsmaßnahmen schuldet, die er nach Maßgabe der lex artis in Ergänzung der technischen Dimension seiner Behandlung zu erfüllen hat. *Hart*[902] hält dagegen auch die Beratung des Patienten durch seinen Arzt für eine permanent während der Dauer des Behandlungsverhältnisses geschuldete Pflicht. Beratung meint danach nicht nur Sicherheits- und Selbstbestimmungsaufklärung, sondern bezieht sich auf die komplexe Kommunikation zwischen Arzt und Patient, die mit den haftungsrechtlichen Begriffen nicht vollständig eingefangen wird. Beratung soll danach auch Lebenshilfe oder Hilfe zum Leben mit der Krankheit beinhalten. Auch *Ankermann*[903] benutzt den Begriff der therapeutischen Beratung und umschreibt damit die Gesprächsabläufe zwischen Arzt und Patient im Rahmen der Behandlung.[904]

Die inhaltlichen Elemente der ärztlichen Beratung werden in Literatur und Rechtsprechung überwiegend der Sicherungsaufklärung zugeordnet oder als ihr nahestehend betrachtet. Die ärztliche Beratung vereint indes, wie dargelegt, neben inhaltlichen Elementen der Sicherungsaufklärung auch inhaltliche Elemente der Selbstbestimmungsaufklärung. Insgesamt ist derzeit noch kein eigenständiger Rechtsgutsbezug auszumachen, Sicherungsaufklärung und Selbstbestim-

---

[898] BGH NJW 1981, 630 (631).

[899] *Giesen*, Arzthaftungsrecht, 62 ff.

[900] *Glatz*, Der Arzt zwischen Aufklärung und Beratung, S. 232.

[901] *Francke*, Ärztliche Berufsfreiheit und Patientenrechte, S.114.

[902] *Hart*, FS Heinrichs, Fußnote 16.

[903] *Ankermann*, FS Steffen, S. 1 (2)

[904] Ankermann fordert die Beratung des Patienten als Therapie im weitesten Sinne. Das gilt bei der Anamnese, bei dem Vorschlag für Diagnosemaßnahmen, dem Anraten bestimmter Therapien und führt bis zu Ratschlägen für den weiteren Umgang mit der Krankheit und die weitere Lebensführung.

mungsaufklärung werden durch den Gebrauch des Begriffes vielmehr derart miteinander vereint, dass die Fürsorge um das Wohl und die Gesundheit des Patienten mit der Achtung vor der Entscheidungsautonomie zusammenfließen.[905] Dennoch wird insgesamt gesehen der Kommunikationsaspekt in der Arzt-Patient-Beziehung gestärkt.

Die in der juristischen Rechtsprechung und Literatur angedeutete Akzentverschiebung von der Aufklärungspflicht des Arztes zur ärztlichen Beratungspflicht spiegelt die bereits genannten Veränderungen im Medizinverständnis und im Verständnis der Rollen von Arzt und Patient wider: Das vermehrte Auftreten chronischer Krankheiten macht ein Überdenken der bisherigen Behandlungsstrategien notwendig: „Der Arzt tritt nicht mehr so sehr als derjenige auf, der Patienten von ihren Krankheiten befreit, sondern eher als Vermittler, Berater und Hilfegebender bei der Behandlung und Bewältigung langfristiger gesundheitlicher Problemlagen."[906] Des Weiteren betont der Begriff der Beratung das Verständnis der Arzt-Patient-Beziehung als einer Behandlungs- und Entscheidungspartnerschaft, da die Beratung den Patienten stärker in den problemorientierten Kommunikations- und Entscheidungsprozess einbezieht, während der Begriff der Aufklärung das Über-/Unterordnungsverhältnis zwischen Arzt und Patient bekräftigt.[907] Wenn man die Arzt-Patient-Beziehung als (Behandlungs- und Entscheidungs-) Partnerschaft auffasst, darf nicht übersehen werden, dass sie trotz allem niemals eine vollständige Symmetrie erreichen kann, da sich nicht zwei Gleiche, sondern der Arzt mit seiner spezifischen Fachkompetenz, Sachlichkeit, Macht und Autorität und ein der Hilfe bedürftiger, existenziell betroffener, von ihm abhängiger Mensch gegenüberstehen.[908] Letztlich wurzelt das Verhältnis zwischen dem behandelnden Arzt und seinem Patienten in starkem Maße in der menschlichen Beziehung, in die der Arzt zu dem Kranken tritt.[909] Für ein gutes Arzt-Patient-Verhältnis ist daher immer auch ein konkretes persönliches Vertrauen des Patienten in seinen Arzt erforderlich. Einerseits ist zu einem nicht unerheblichen Teil offenbar bereits das schlichte Vertrauen in die ärztliche Behandlung die Grundlage von Heilungsprozessen des Patienten.[910] Andererseits gründet ärztliches Handeln generell unauflöslich auf einem Vertrauen des Patienten in den Arzt und auf der ethischen Zumutung an den Arzt, dem zu genü-

---

[905] *Regenbogen*, Ärztliche Aufklärung und Beratung in der prädikativen genetischen Diagnostik, S. 198.

[906] *Murrhardter Kreis*, Das Arztbild der Zukunft, S. 47.

[907] *Regenbogen*, Ärztliche Aufklärung und Beratung in der prädikativen genetischen Diagnostik, S. 194.

[908] Vgl. zu den asymmetrischen Strukturunterschieden in der Arzt-Patient-Beziehung bereits ausführlich 3.1.1.

[909] BGHZ 29, 46 (53).

[910] *Francke*, Ärztliche Berufsfreiheit und Patientenrechte, S. 29.

gen.[911] Nur auf dieser Basis gegenseitigen Vertrauens können die Kompetenzunterschiede zwischen dem Arzt und seinem Patienten überwunden und damit die Abhängigkeit des Kranken sowie die Entscheidungsmacht des Arztes anerkannt werden.[912] „Als akzeptierte Abhängigkeit ist Vertrauen ein notwendiges Korrelat zum Ethos der mitmenschlichen Gegenseitigkeit."[913] Man sollte daher von der Arzt-Patient-Beziehung als einer institutionalisierten sozialen Beziehung für die Erfüllung von medizinischen Dienstleistungen am Patienten auf der Grundlage eines auf Vertrauen, Freiwilligkeit und Verantwortung gegründeten Arbeitsbündnisses zwischen Arzt und Patient sprechen.[914] Diese Beziehung wird zu einem bedeutenden Teil über persönliche Kontakte aufgebaut, sie ergeben sich regelmäßig dann, wenn der Arzt mit dem Patienten über dessen Krankheit spricht.[915] So geht es im Gespräch des Arztes mit dem Patienten nicht nur um die Ermittlung von relevanten Daten über die Krankheit und die Vermittlung von Informationen über die Behandlung, sondern auch um die Herstellung eines guten zwischenmenschlichen Vertrauensverhältnisses. Wenn allerdings derartige Kontakte auf ein Minimum begrenzt werden, indem der Arzt bzgl. der aufklärungsbedürftigen Umstände lediglich auf die Gebrauchsinformation verweist, kann dies zu einer Störung des Vertrauensverhältnisses führen. Krankheit verunsichert den Patienten immer in den Tiefen der individuellen Existenz.[916] Diese Unsicherheit wird durch Sachinformation allein nicht verringert. Zwar können objektive, neutrale Sachinformationen manches an Unsicherheit und Ängsten nehmen, diese Informationen müssen indes eingebettet sein in ein persönliches Gespräch, da sich dadurch ein größtmögliches Maß an Respekt, Vertrauen und Kooperation im Behandlungsverhältnis schaffen lässt.[917] Gefordert ist eine psychisch-soziale zwischenmenschliche Interaktion. Der Begriff der Beratung stellt daher den Prozess der Informationsvermittlung in den Vordergrund der ärztlichen Pflichtenstellung und symbolisiert eine besondere Form der psychischsozialen Interaktion, d.h. ein quantitativ und qualitativ hohes Maß an Kommunikation: Beratung meint allgemein ein Handeln, das auf die Änderung eines Zustandes der Hilfsbedürftigkeit, auf eine Krise gerichtet ist.[918] Hilfesuchende sollen dabei an der Beseitigung des Notstandes beteiligt werden.[919] Die Beratung zielt also auf ein gemeinsames Überlegen und Besprechen des Helfers und des

---

[911] *Koslowski*, Ärztliches Engagement und rationale Entscheidungsregeln, S. 74 (75).

[912] *Katzenmeier*, Arzthaftung, S. 9.

[913] *Buchborn*, MedR 1984, 126 (128).

[914] Vgl. *Schaefer/Goos/Goeppert*, Online-Lehrbuch Medizinische Psychologie, Stichwort Arzt-Patient-Beziehung.

[915] *Jacob*, Jura 1982, 529 (530).

[916] *Tanner*, Akzeptierte Abhängigkeit, S. 1.

[917] *Tanner*, Akzeptierte Abhängigkeit, S.1.

[918] *Thiersch*, Sozialpädagogische Beratung, S. 101 f.

[919] *Brockhaus*, Enzyklopädie, Stichwort: Beratung.

Hilfesuchenden ab.[920] Der Berater soll „durch Rat unterstützen".[921] Aufklärung bezweckt dagegen, Klarheit in etwas zu bringen, d.h. jemandem über etwas Konkretes klare Vorstellungen zu vermitteln bzw. über etwas zu unterrichten.[922] Im Ergebnis bildet der Begriff der ärztlichen Beratung den Lebenssachverhalt der Arzt-Patient-Kommunikation als einheitlichen Lebensvorgang während der Dauer des Behandlungsverhältnisses ab, der Vertrauen aufbauen und den Patienten unterstützen soll. Dieser Aufgabe kann die Packungsbeilage nicht gerecht werden. Sie kann zwar Informationssachverhalte darstellen, aber die Rat erteilende, wertende und unterstützende Tätigkeit des Arztes kann sie nicht ausfüllen. Diese basiert zu einem großen Teil auf dem Vertrauen, das der Patient der Person des Arztes entgegenbringt. Patienten wollen nicht Informationen per se, sie wünschen den individuellen Rat aus vertrauenswürdiger Quelle: „Man muss besser informiert werden, aber der Patient ist nicht bloß irgendein Kunde, sondern er soll beraten werden."[923]

5.5.4.6 Ergebnis

Bei der Frage nach dem erforderlichen Inhalt und Umfang sowie der angemessenen Art und Weise der ärztlichen Aufklärung in der Arzneimitteltherapie muss der Wandel der Arzt-Patient-Beziehung und das Vorhandensein einer normierten Gebrauchsinformation auf der einen Seite, aber auch die unterschiedlichen Schutzzwecke von Aufklärung und Gebrauchsinformation und die sich daraus ergebenen Folgen auf der anderen Seite in die Abwägung einbezogen werden. Es ist dabei insbesondere zu berücksichtigen, dass der Patient nach den Grundsätzen der Aufklärungspflicht vor der Behandlungsmaßnahme verständlich und sachgerecht aufgeklärt werden muss. Die Normalität bleibt hier indes hinter der Normativität zurück, da eine informierte Einwilligung nach den tatsächlichen Gegebenheiten in den seltensten Fällen abgegeben werden kann. Auch ist die Abfassung einer allgemein verständlichen Packungsbeilage sehr problematisch und die Gefahr einer Übermaßaufklärung erheblich. Diese Problematiken wiegen derart schwer, zumal sie, wie dargestellt, auch nicht reduziert werden können, so dass die Packungsbeilage die ärztliche Aufklärung nicht ersetzen kann.[924] Die Abwägung muss auch deshalb zu diesem Ergebnis führen, weil es bei der Aufklärungspflicht nicht allein darum geht, auf Risiken hinzuweisen, sondern auch auf die Risiken einer Nichtanwendung, was die Packungs-

---

[920] *Duden,* Bedeutungswörterbuch, Stichwort Beratung.

[921] *Duden,* Stilwörterbuch, Stichwort beraten.

[922] *Duden,* Bedeutungswörterbuch, Stichwort Aufklärung.

[923] *Schmidt/Wang,* Schweizerische Ärztezeitung 2003, S. 2133 (2134).

[924] Ebenso *Deutsch/Spickhoff,* Medizinrecht, Rn. 235; *Madea,* Rechtliche Aspekte der Arzneimittelbehandlung, S. 28 (46); *Madea/Staak,* FS Steffen, S. 303 (313); *Schlund,* FS Deutsch, S. 757 (769).

beilage nicht leisten kann.[925] Es ist indes anzurechnen, dass dem verordneten Arzneimittel zum Zeitpunkt der Zulassung eine positive Nutzen-Risiko-Bilanz attestiert wurde. Zwar ersetzt dies nicht die ärztliche Aufklärung, weil die Anwendungssicherheit eine individuelle Risikoentscheidung für jede Arzneimitteltherapie verlangt, ist aber ein Grund, die ärztliche Aufklärungspflicht bei der Verschreibung von Arzneimitteln auf die Einzelsituation zu konzentrieren.[926] In diesem Rahmen hat die Aufklärung immer die Konkretisierung der allgemeinen Informationen über die Arzneimitteleigenschaften auf den individuellen Nutzer/Patienten zum Gegenstand.[927] Die Packungsbeilage stellt damit eine durch den Arzt im Rahmen des Aufklärungsgespräches zu ergänzende und individualisierende, schriftliche Informationsmöglichkeit dar, auf die der Patient während der Behandlungsmaßnahme jederzeit zurückgreifen kann. Im Ergebnis missversteht das LG Dortmund die Grundsätze der ärztlichen Aufklärungspflicht und den Zusammenhang zwischen Arzneimittel- und Arzthaftungsrecht daher, wenn es aus Gründen der Selbstverantwortung des Patienten eine Risikoaufklärung durch den Beipackzettel für angemessen erachtet.[928]

Am 15.03.2005 hat der Bundesgerichtshof zu dem vorgenannten Problemkomplex in einem Urteil[929] explizit Stellung genommen und die hier gefundenen Ergebnisse bestätigt.[930]

---

[925] *Kloesel/Cyran*, AMG, § 11 Tz. 10.

[926] *Kloesel/Cyran*, AMG, § 11 Tz. 10.

[927] *Hart*, MedR 2003, 603.

[928] Dieses Ergebnis vertreten auch *Hart*, MedR 2003, 603; *ders.* Arzneimitteltherapie und ärztliche Verantwortung, S. 133; *Kloesel/Cyran*, AMG, § 11 Anm. 10.

[929] BGH NJW 2005, 1716

[930] Die beklagte Gynäkologin verordnete der damals 29 Jahre alten Klägerin, welche Raucherin war, was auch in der elektronischen Patientendatei vermerkt war, das Antikonzeptionsmittel "Cyclosa" zur Regulierung von Menstruationsbeschwerden.

Die Gebrauchsinformation enthielt unter dem Punkt „Nebenwirkungen" folgenden Hinweis:

Warnhinweis:

Bei Raucherinnen, die östrogen-gestagenhaltige Arzneimittel anwenden, besteht ein erhöhtes Risiko, an zum Teil schwerwiegenden Folgen von Gefäßveränderungen (z.B. Herzinfarkt, Schlaganfall) zu erkranken. Das Risiko nimmt mit zunehmendem Alter und steigendem Zigarettenkonsum zu. Frauen, die älter als 30 Jahre sind, sollen deshalb nicht rauchen, wenn sie östrogen-gestagen-haltige Arzneimittel einnehmen."

Wenige Monate nach Beginn der Einnahme erlitt die Klägerin einen Mediapatialinfarkt (Hirninfarkt, Schlaganfall), der durch die Wechselwirkung zwischen dem verordneten Arzneimittel und dem von der Klägerin während der Einnahme zugeführten Nikotin verursacht wurde.

5.5.5 *"Routinebehandlung"*

Ein anderer Weg zur Gestaltung einer angemessenen standardisierten Aufklärung des Patienten könnte in dem Gebrauch von Aufklärungsblättern nach dem Prinzip der sogenannten Stufenaufklärung liegen.

Die Anforderungen der Rechtsprechung an die Ärzteschaft bzgl. deren Aufklärungsverpflichtung gegenüber ihren Patienten sind seit dem Urteil des Reichsgerichts in Strafsachen aus dem Jahre 1894[931] kontinuierlich gestiegen, parallel nehmen die Klagen der Ärzte darüber zu, dass sie kaum in der Lage seien, die Tragweite der Aufklärungsrechtsprechung des Bundesgerichtshofes, d.h. das angemessene Ausmaß an Information im Einzelfall richtig abschätzen zu können.[932] Der Arzt trägt dabei haftungsrechtlich dafür die Verantwortung, dass er auf der Basis der von der Rechtsprechung aufgestellten Grundsätze die für den Patienten entscheidungserheblichen Fakten von den irrelevanten trennen kann und diesen darüber informiert. Die übliche und auch grundsätzlich angemessene Aufklärung des Patienten findet innerhalb eines Gespräches zwischen dem Arzt und seinem Patienten statt.[933] Diese Form der Aufklärung ist offenkundig die optimale Vorgehensweise, um zwischen dem Arzt und seinem Patienten ein Vertrauensverhältnis und damit eine Entscheidungspartnerschaft aufzubauen, die medizinischen und situationsbedingten, individuellen Bedingungen der Arzneimitteltherapie zu besprechen sowie dem Patienten seine Ängste vor der Be-

---

Das Landgericht hat die Klage abgewiesen. Die Berufung der Klägerin blieb ohne Erfolg. Auf die Revision der Klägerin wird das Berufungsurteil aufgehoben und die Sache zur neuen Verhandlung und Entscheidung an das Berufungsgericht zurückverwiesen.

Der BGH begründete seine Entscheidung damit, dass unter den dort gegebenen Umständen der Warnhinweis in der Packungsbeilage nicht ausreiche, vielmehr die Beklagte verpflichtet gewesen sei, die Klägerin über die mit der Einnahme des Medikaments verbundenen Nebenwirkungen und Risiken zu informieren. Nur dann hätte die Klägerin ihr Selbstbestimmungsrecht ausüben können, indem sie nämlich entweder das Medikament eingenommen und das Rauchen eingestellt, oder aber bei Fortsetzung des Rauchens auf die Einnahme des Medikaments verzichtet hätte.

[931] RGSt 25, 375.
[932] Siehe zur Entwicklung der Aufklärungspflicht 4.4.1.1.
[933] BVerfG NJW 1979, 1925; BGH VersR 1973, 244; BGH NJW 1985, 1399; OLG Düsseldorf AHRS 5350/111; OLG Oldenburg ArztR 2000, 75 (76); OLG Saarbrücken VersR 1994, 1427; *Deutsch/Spickhoff*, Medizinrecht, Rn. 235; *Francke/Hart*, Ärztliche Verantwortung und Patienteninformation, S. 30; *Lepa*, FS Geiß, S. 449 (453); *Muschner*, Die haftungsrechtliche Stellung ausländischer Patienten, S. 21; *RGRK/Nüßgens*, § 823 Anhang II, Rn.95; *Rehborn*, MDR 2000, 1101 (1106); vgl. zudem bereits 4.5.

handlungsmaßnahme zu nehmen.[934] Aus ärztlicher Seite bietet das Aufklärungsgespräch zudem diesem die Chance, zu überprüfen, ob der Patient die Aufklärung auch verstanden hat und weiß, worum es geht.[935] Tatsächlich kann der Ablauf eines Aufklärungsgesprächs indes häufig sowohl für den aufklärungspflichtigen Arzt als auch für den aufzuklärenden Patienten unbefriedigend sein. In vielen Fällen leidet die Kommunikation zwischen Arzt und Patient darunter, dass die Ärzte gegenüber ihren Patienten zu wenig Zeit zum Gespräch aufbringen (können).[936] Hierdurch fehlt u.a. die Zeit dafür, ein naturgemäß unterschiedliches Vorwissen von Arzt und Patient zu überbrücken.[937] So verlangt die Arzt-Patient-Kommunikation im Rahmen des Aufklärungsgespräches als komplexe Verständigung zwischen Arzt und Patient häufig auch, dass allgemeine Fragen viel Zeit in Anspruch nehmen, damit eine gemeinsame Sprach- und Wissensbasis gefunden wird. Für die individuellen Aspekte, die situationsbezogenen Gesichtspunkte fehlt dann oft die Zeit, so dass deren Besprechung unbeabsichtigt kurz ausfällt. Zum Teil erfordern gerade schwerwiegende und chronische Krankheiten psychologische Beratung, so dass die Aufklärungsinhalte insgesamt in den Hintergrund treten und nur flüchtig benannt werden. Daher eröffnet sich nicht jedem Patienten die Chance, durch ein Aufklärungsgespräch ausreichend informiert zu werden, der Arzt empfindet es wiederum als zeitaufwendig und ist sich unsicher, ob er den rechtlichen Ansprüchen genügt. Erforderlich wäre eine gewisse Standardisierung der Aufklärung, die einerseits den individuellen Bedürfnissen der Patienten und andererseits den Bedürfnissen des ärztlichen Alltages Rechnung trägt. Das Prinzip der Stufenaufklärung könnte hierzu einen Beitrag leisten als ein pragmatischer Kompromiss zwischen dem Aufklärungsbedürfnis des Patienten und dem Wunsch der Ärzte nach „realisierbarer Berechenbarkeit in Sachen Aufklärung"[938] sowie dem Patienten in Grenzen eine Mitverantwortung bei der Kooperation innerhalb des Arzt-Patient-Verhältnisses zumuten.

5.5.5.1 Prinzip der sogenannten „Stufenaufklärung"[939]

Das hier vorgestellte Konzept einer Stufenaufklärung beruht auf dem Prinzip von Weißauer und dessen Erläuterungen dazu.[940]

---

[934] Vgl. zu den Ängsten von Patienten vor einer Behandlungsmaßnahme und den Strategien, diese zu verringern, *Geisler*, Arzt und Patient – Begegnung im Gespräch Spezieller Teil, Kapitel Gespräche gegen die Angst.

[935] Vgl. *Lepa*, FS Geiß, S. 449 (453).

[936] Vgl. *Siegrist*, Medizinische Soziologie, S. 249; *Vollmach/Helmchen*, DMW 1997, 870; und bereits unter 3.1.4.1.

[937] Vgl. hierzu bereits 3.1.1.

[938] *Brüggemeier*, Deliktsrecht, Rn. 731.

[939] Vgl. hierzu bereits 4.5.2.2.

[940] *Weißauer* , Das Konzept einer Stufenaufklärung, S. 31.

5.5.5.1.1 Schriftliche Basisinformation und anschließendes Gespräch

Die Stufenaufklärung unterteilt die Aufklärung des Patienten in zwei Aufklärungsphasen. Auf der ersten Stufe soll der Patient eine allgemein gehaltene Basisinformation über den geplanten Eingriff und dessen Risiken, die nach ärztlicher Erfahrung für das jeweilige Krankheitsbild von Bedeutung sind, erhalten. In dem Merkblatt wird das jeweilige Krankheitsbild und die voraussichtliche Entwicklung der Erkrankung ohne Behandlung dargestellt sowie die einschlägigen Behandlungsmöglichkeiten benannt. Weiter umfasst es Hinweise auf die allgemeinen Gefahren des Eingriffs. Näher eingegangen wird auf die spezifischen Risiken des Eingriffs, die ihn unter dem Aspekt der Gefahrenlage prägen. Anschließend enthält das Merkblatt den Hinweis, dass es weitere seltene Risiken gibt, nach denen der Patient fragen solle, wenn sie ihn interessierten.

Die zweite Stufe der Aufklärung beinhaltet ein Aufklärungsgespräch zwischen Arzt und Patient. Dort wird der Patient über die besonderen, individuellen Aspekte des Falles und deren spezielle Risiken wie den Umfang der Erkrankung, die Bedeutung von Vor- und Begleiterkrankungen oder eines hohen Lebensalters aufgeklärt. Insbesondere soll dem Patienten die Möglichkeit eingeräumt werden, zusätzliche Fragen zu stellen, speziell nach den seltenen Risiken zu fragen, die nicht in dem Merkblatt dargestellt werden. Nach dem Aufklärungsgespräch bestätigt der Patient im Dokumentationsteil des Merkblattes dessen Lektüre und das Aufklärungsgespräch. Abschließend kann der Patient auf dem Merkblatt seine Einwilligung in die Behaandlungsmaßnahme erklären oder diese verweigern.

Die Vorteile dieser Methode gegenüber der Packungsbeilage liegen darin, dass zum einen die Reihenfolge der informierten Einwilligung eingehalten wird. Der Patient wird über die Arzneimitteltherapie und deren Risiken informiert, bevor er in die Behandlungsmaßnahme einwilligt und diese beginnt.

Merkblätter können sich, da im Unterschied zur Gebrauchsinformation weder ihr Gebrauch vorgeschrieben ist, noch ihr Aufbau und ihre Gestaltung gesetzlich normiert sind, in erheblich größerem Umfang an den Anforderungen der Rechtsprechung zur Aufklärung orientieren. Ihr vorrangiger Zweck ist es daher, der Anwendungssicherheit des Arzneimittels zu dienen, ihr Inhalt kann auf die jeweilige konkrete Erkrankung und Therapie des Patienten bezogen werden,[941] während die Inhalte der Packungsbeilage wegen ihres Produktbezuges zum Teil darüber hinausgehen, aber auch zum Teil dahinter zurückbleiben.[942] Des Weite-

---

[941] *Lepa*, FS Geiß, S. 449 (455).

[942] So kann in diesem Rahmen auch die Aufklärung über den Krankheits- und den Behandlungsverlauf, unterschiedliche Risiken und Verläufe von Behandlungsalternativen, die Mög-

ren bieten sie mit diesem Zweckbezug eine größere Chance zur Verständlichkeit. So werden gut gemachte Merkblätter gerade dafür gelobt, dass sie in „beeindruckend einfacher und klarer Sprache – häufig durch Zeichnungen verdeutlicht" medizinische Zusammenhänge schildern und damit gute Dienste leisten können.[943]

Auch wird hier nur ein Teil der Aufklärung, allein die erste Stufe in Form der Basisaufklärung mittels eines Aufklärungsblattes, standardisiert. Die Aufklärung ist nach wie vor in ein Gespräch, in welchem der Patient über die Einzelheiten der Behandlungsmaßnahme aufgeklärt wird und Fragen stellen kann, eingebunden. Durch das sich dem Merkblatt anschließende Aufklärungsgespräch ermöglicht die Stufenaufklärung trotz einer gewissen Standardisierung, dass die Aufklärung individuell auf die Behandlungssituation und auf den Patienten zugeschnitten wird. Zudem wird durch den mündlichen Austausch auf der zweiten Stufe dem Beratungsaspekt Rechnung getragen. Insgesamt sieht das Prinzip vor, dass die erste Stufe der Vorbereitung des Gespräches auf der zweiten Stufe dient[944] und die Information daher sehr allgemein bleiben und sich auf das Krankheitsbild beschränken kann, während auf der zweiten Stufe die Aufklärung personenbezogen präzisiert wird und sich an den individuellen Belangen des Patienten ausrichtet.[945] Damit steht im Unterschied zur Packungsbeilage ein Aufklärungssystem zur Verfügung, in welchem dem Problem in gewissem Rahmen Rechnung getragen wird, dass die für die Aufklärung relevanten Fakten starken Schwankungen ausgesetzt sind. Hierdurch kann die Gefahr einer Übermaßaufklärung zwar nicht gänzlich aufgehoben[946], aber dennoch erheblich reduziert werden. Allerdings ist es durchaus vorstellbar, dass die aufklärungsbedürftigen Tatsachen durch die zwangsläufig standardisierten Texte bei einigen Krankheitsbildern kaum eingefangen werden können, so dass sie auch durch stark generalisierende Redewendungen nicht mehr zutreffend beschrieben werden können.[947] Dies darf nicht zu einer Verharmlosung schwerwiegender Risiken in einem Aufklärungsblatt führen, da jene nicht dadurch ausgeglichen wird, dass dem Patienten anschließend die Möglichkeit eingeräumt wird, den Arzt zu befragen, wenn er etwas nicht verstanden habe oder Einzelheiten wissen möchte.[948] Zu beachten ist ferner, dass es zwar das erklärte Ziel der Stufenaufklärung ist,

---

lichkeit einer Spontanheilung sowie über mögliche Risiken und Folgen der Nichtbehandlung, gewährleistet werden.

[943] *Lepa*, FS Geiß, S. 449 (453); vgl auch BGH NJW 2000, 1784 (1787).

[944] *MK/Mertens*, § 823 Rn. 442.

[945] *Lepa*, FS Geiß, S. 449 (453); *MK/Mertens*, § 823 Rn. 442.

[946] Siehe zur Kritik an Merkblättern wegen dieser Gefahr *Deutsch/Spickhoff*, Medizinrecht, Rn. 235; *RGRK/Nüßgens*, § 823 Anh. II Rn. 99.

[947] *Jacob*, Jura 1982, 529 (533).

[948] BGH AHRS Kza 4510/104; OLG Köln, VersR 1992, 754; *Deutsch/Spickhoff*, Medizinrecht, Rn. 235; *Giesen*, Arzthaftungsrecht, Rn. 335; *RGRK/Nüßgens* § 823 Anh. II Rn. 96.

den Patienten durch die Vorinformationen in dem Merkblatt dazu zu befähigen, kritisch an der Information durch den Arzt teilzunehmen, diesem Fragen zu stellen und damit in den Dialog mit dem Arzt zu treten.[949] Der Arzt muss aber immer berücksichtigen, dass aus organisatorischen, soziokulturellen und psychologischen Momenten eine situationsbedingte Befangenheit des Patienten entstehen kann, so dass er Fragen, die für ihn von Interesse sein könnten, nicht stellt bzw. stellen kann.[950] So sind die Einflusschancen des Patienten in stark institutionalisierten Institutionen wie einem Krankenhaus gering, dort ist er vermehrt in seinem Handlungsspielraum eingeschränkt, woraus Hemmungen entstehen können, Fragen auch gegen arbeitsorganisatorische Zwänge zu stellen. Aus der grundsätzlich asymmetrischen Struktur der Arzt-Patient-Beziehung erwächst zum Teil aber auch eine unterschwellige Loyalität des Patienten sowie eine Suggestivkraft der Expertenautorität, die ihn davon abhalten können, Informationsbedürfnisse auszuprägen und zu artikulieren.[951] Schließlich können körperliche und psychische Gründe das Lesen und Verstehen von Aufklärungsblättern behindern.[952]

Im Ergebnis bedarf es eines verantwortungsvollen Umganges des Arztes mit dem Prinzip der Stufenaufklärung. Er darf es nicht als Schema begreifen, sondern muss im Vorfeld die Voraussetzungen für den Gebrauch von Merkblättern ausloten. Sofern keine körperlichen oder psychischen Gründe den Einsatz von Aufklärungsblättern verbieten, der konkrete Einzelfall durch das Merkblatt situationsbezogen und damit zwangsläufig generalisierend, aber dennoch das Aufklärungsgespräch vorbereitend, zutreffend eingefangen werden kann, erscheint es gerechtfertigt, diese als Vorbereitung des Aufklärungsgespräches im Sinne einer Stufenaufklärung einzusetzen. Auch hat es selbstverständlich zu sein, dass der Aufklärungsinhalt von Formular und Gespräch nicht divergieren darf, sei es, weil ein im Merkblatt klar genanntes Risiko zurückgenommen wurde, sei es, weil der Arzt es im Gespräch verharmlost hat.[953] Schließlich darf er im Gespräch nicht davon ausgehen, dass der Patient das Merkblatt auch gelesen und verstanden hat, sondern muss den Kenntnisstand erforschen und das Klima einer persönlichen und offenen Gesprächsführung schaffen, damit bestehende Unsicherheiten des Patienten abgebaut werden und Informationsbedürfnisse auch geäußert werden.

---

[949] *Giesen*, Arzthaftungsrecht, Rn. 335; *Kern*, Der Internist, M 128 (M 129); *Weißauer*, Stufenaufklärung, S. 30 (32).

[950] BGH NJW 1980, 633 (635); *Siegrist*, Medizinische Soziologie, S. 249; *Deutsch/Spickhoff*, Medizinrecht, Rn. 235.

[951] *Steffen*, MedR 1983, 88 (91); vgl. insgesamt zu den Gründen des Patienten, keine Fragen zu stellen *Siegrist*, Medizinische Soziologie, S. 249 ff.

[952] *Jacob*, Jura 1982, 529 (531); *Kern*, Der Internist, M 128 (M 129).

[953] BGH AHRS Kza 4510/104; *Lepa*, FS Geiß, S. 449 (457); vgl. auch *Giesen*, Arzthaftungsrecht, Rn. 261; *Katzenmeier*, Arzthaftung, S. 342; *MK/Mertens*, § 823 Rn. 442.

5.5.5.1.2 Fragelast des Patienten nach schriftlicher Basisinformation?

Klärungsbedürftig ist, ob der Inhalt von Aufklärungsblättern dem entspricht, was der Arzt dem Patienten von sich aus über eine Arzneimitteltherapie darzulegen hat und ob es nach der Aufklärung durch ein Aufklärungsmerkblatt anschließend in jedem Fall eines Aufklärungsgespräches bedarf oder ob von dem Patienten nicht nach rein schriftlicher Information unter bestimmten Umständen („Routinebehandlung") auch Fragen erwartet werden können.

Die Rechtsprechung verlangt, dass dem Patienten insgesamt ein zutreffendes Bild von dem Eingriff vermittelt wird. Der Arzt hat seinem Patienten von sich aus alle Umstände darzulegen, die sowohl für die Sicherung des Heilerfolges (Sicherungsaufklärung) als auch für dessen Entscheidungsfindung über die Einwilligung in eine Therapiemaßnahme (Selbstbestimmungsaufklärung) relevant sind. Der Patient muss aus der Aufklärung Wesen, Notwendigkeit und Dringlichkeit, Schweregrad der Arzneimitteltherapie, aber auch die zu erwartenden Belastungen und Folgen sowie die Risiken einer Arzneimitteltherapie erkennen können. Dabei muss der Arzt im Normalfall nicht explizit auf alle denkbaren Nebenwirkungen der Behandlung einzugehen, es genügt eine Aufklärung „im Großen und Ganzen",[954] d.h. dem Patienten muss ein allgemeines Bild von der Schwere und Richtung des konkreten Risikospektrums vermittelt werden.[955] Über sehr seltene Risiken ist der Arzt aufklärungspflichtig, wenn sie als typische Gefahren zu qualifizieren sind und darüber hinaus bei Verwirklichung die Lebensführung des Patienten schwer belasten.[956]

Der BGH hält es in besonders gelagerten Fällen für ausreichend, wenn dem Patienten als Basisaufklärung eine allgemeine Vorstellung von der Schwere des Eingriffs, von den Belastungen, denen er durch den Eingriff ausgesetzt wird, vermittelt wird.[957] Der Arzt kann sich daher zum Teil bei der Aufklärung darauf beschränken, dem Patienten Grundinformationen über den Eingriff an die Hand zu geben, d.h. ihn im großen und ganzen über die Natur eines notwendigen Eingriffs aufzuklären und ihm relativ generelle Hinweise auf mögliche Komplikationen mit erhöhtem Risiko an die Hand zu geben, ohne diese im einzelnen zu bezeichnen.[958] Dem Patienten wird in diesem Rahmen eine gewisse Fragelast

---

[954] BGHZ 90, 103 (105f.); BGH NJW 1985, 2192; 1986, 780; BGHZ 102, 17(23); BGH NJW 1988, 1514; NJW 1991, 2342; 1992, 2928; 1995, 2410; 1997, 1637; 2000, 1784 (1786).

[955] OLG Köln VersR 2000, 361; *Katzenmeier,* Arzthaftungsrecht, S. 327; *Steffen/Dressler,* Arzthaftungsrecht, Rn. 329.

[956] BGH NJW 1980, 633; NJW 2000, 1884 (1885); KG Berlin AHRS 5350/101; vgl. auch OLG Düsseldorf VersR 1994, 218.

[957] BGH JR 1985, 65 (67).

[958] *MK/Mertens,* § 823 Rn. 432.

auferlegt, indem er ein näheres Eingehen des Arztes auf die möglichen Zwischenfälle, in denen sich dieses erhöhte Risiko verwirklichen kann, von entsprechenden Fragen des Patienten abhängig machen will.[959] Es wird also im Rahmen der Aufklärung ein spezifisches Risiko der Behandlungsmaßnahme nicht genannt, sondern nur generell vorgetragen, dass für diesen konkreten Fall ein erhöhtes Risiko besteht.

So reichte es aus, wenn ein Patient, der sich einer Bauch- und Leistenoperation zur Beseitigung einer langjährigen und ausgedehnten Unterbauch- und Leistenphlegmone mit Abszessbildung nach einer Granatsplitterverletzung unterzog, über das Risiko eines Funktionsausfalles des großen Oberschenkelnervs durch einen Hinweis darauf informiert wurde, dass der Eingriff wegen der Lokalisation schwierig sei und wichtige Gebilde dem Operationsbereich benachbart sind.[960] Der Patient soll sich über die Behandlungsmaßnahme, eine Operation nach Rückgrat-Tbc, und deren Risiken, insbesondere über das Risiko eines Querschnittssyndroms, ein zutreffendes Bild machen können, wenn er über den Eingriff selbst unterrichtet und darauf hingewiesen wurde, dass Nichtbehandlung zur Querschnittslähmung führen kann.[961] Nach einem Urteil des BGH aus dem Jahre 1984[962] ist es notwendig, aber auch ausreichend, wenn ein Patient, der sich zur Behandlung von Lymphknotenvergrößerungen an beiden Halsseiten und im Brustraum aufgrund einer Lymphogranulomatose des Stadiums II A einer Bestrahlung der Lymphknoten der oberen Körperhälfte unterzieht, darüber aufgeklärt wird, dass die Therapie seinem Rückgrat notwendigerweise Strahlenbelastungen aussetzt, die möglicherweise zu Lähmungserscheinungen führen können, welche sich aber in fast allen Fällen zurückbilden. Das Risiko einer Querschnittslähmung musste dagegen nicht explizit genannt werden, da weitere Einzelheiten über Art und Größe des Lähmungsrisikos von dem Patienten, sofern er Wert darauf gelegt hätte, hätten erfragt werden können.

Diese Rechtsprechungslinie ist nicht unbedenklich.[963] Sie bedeutet nicht, dass der Arzt sich auf unspezifische Hinweise beschränken darf. Vielmehr verlangt sie ein insgesamt abgewogenes Bild von der Behandlungsmaßnahme, damit der Patient das Behandlungsrisiko einschätzen, die Folgen abwägen und eine individuelle Entscheidung treffen kann. Dem Arzt räumt sie aber in den Detailfragen des Aufklärungsumfanges ein gewisses Ermessen ein.[964] Sollten für den Patien-

---

[959] BGH NJW 1973, 244.

[960] BGH NJW 1973, 244.

[961] BGH NJW 1976, 365.

[962] BGH JR 1985, 65.

[963] Vgl. zur Kritik *Giesen*, Arzthaftungsrecht, Rn. 272; *Jacob*, Jura 1982, 529 (533 f.); *MK/Mertens*, § 823 Rn. 432; *RGRK/Nüßgens*, § 823 Anh. II Rn. 138.

[964] *MK/Mertens*, § 823 Rn. 432.

ten dann immer noch Fragen offen sein, etwa weil er etwas nicht verstanden hat oder ein besonderes Informationsbedürfnis hat, trifft ihn die Last, sich entsprechend zu äußern. Sofern er sich nicht artikuliert, kann der Arzt annehmen, dass das Aufklärungsbedürfnis des Patienten zufriedengestellt wurde und weiterer Informationsbedarf nicht besteht. Will man ihr zustimmen, so muss dem Patienten jedenfalls grundsätzlich vermittelt werden, dass die Behandlungsmaßnahme beträchtliche Folgen haben kann.[965] Auch ist zu bedenken, dass die Rechtsprechung insgesamt Nachsicht bei generell bekannten und berechenbaren Folgen der Behandlungsmaßnahme zeigt, dagegen Detailstrenge bei Risiken, mit denen ein Patient weder rechnet noch zu rechnen braucht.[966] Daher sind gegenüber einem Patienten, der auf diese Weise über das allgemeine Risiko aufgeklärt wurde, weitergehende spezielle Hinweise dann erforderlich, wenn Komplikationen anzunehmen sind, die für den Patienten überraschend sind oder sich erkennbar auf ihn und seine Lebensführung auswirken können.[967]

Wie kann dieser gefundene Ansatz indes auf die Stufenaufklärung bei einer Arzneimitteltherapie übertragen werden? Das Aufklärungsgespräch im Rahmen der Stufenaufklärung dient der Aufklärung über die individuellen Aspekte des Falles der Arzneimitteltherapie. Außerdem soll die Aufklärung durch die Beantwortung von Fragen innerhalb dieses Aufklärungsgespräches dem besonderen Informationsbedarf des Patienten angepasst werden.[968] Bei der Abwägung, ob der Patient nach Aushändigung eines Merkblattes auf Fragen verwiesen werden kann, ist zu berücksichtigen, dass bei Merkblättern im Unterschied zur Gebrauchsinformation zwar, aber auch nur eine Individualisierung bzgl. des Krankheitsbildes stattfindet. Der Arzt geht jedoch nach wie vor nicht auf die individuellen Aspekte des Patienten ein. Auch fehlt der Beratungsaspekt bei rein schriftlicher Aufklärung völlig. Der Arzt hat bei dieser Konstruktion auch nicht mehr die Pflicht, sich zu vergewissern, ob der Patient die Aufklärung auch gelesen und verstanden hat. Insgesamt können bei der Verwendung von Merkblättern mit anschließender Fragemöglichkeit die Probleme im Gegensatz zu den Problemen bei dem Gebrauch von Packungsbeilagen zwar minimiert, aber eben nicht völlig ausgeschaltet werden. Der BGH hat in seiner Routineimpfungsentscheidung[969] folgenden Lösungsweg angeboten: Nur bei Routineeingriffen, zu denen Impfmaßnahmen wie die Polioimpfung gehören, erscheint es gerechtfertigt, mit dem Patienten nach Aushändigung eines Merkblattes nicht ein Aufklärungsgespräch zu führen, sondern diesem nur die Möglichkeit zu einer gesprächsweisen weiteren Information anzubieten durch den Hinweis „Man könne

[965] So *Giesen*, Arzthaftungsrecht, Rn. 272.
[966] *Giesen,* Arzthaftungsrecht Rn. 337.
[967] *Giesen,* Arzthaftungsrecht Rn. 272.
[968] *Jacob,* Jura 1982, 529 (534).
[969] BGH NJW 2000, 1784.

jetzt die Impfung vornehmen.". Der Patient muss einen etwaigen Wunsch nach weiterer Aufklärung dann explizit zu erkennen geben, falls er (bzw. in diesem Fall das Kind) die Entscheidung über die Impfung von weiteren Fragen abhängig macht oder etwas nicht verstanden hat. Im folgenden wird der Versuch unternommen, festzustellen, ob ein derartiges Vorgehen gerechtfertigt erscheint und Kriterien dafür zu entwickeln, wann es für den Patienten zumutbar sein könnte.

5.5.5.2 Kriterien der Routinebehandlung

Wenn der BGH in seiner Routineimpfungsentscheidung davon spricht, dass bei einer Polioimpfung als „Routinemaßnahme" das Erfordernis der gesprächsweisen Aufklärung dahingehend eingeschränkt werden könne, dass diese nicht notwendig eine tatsächlich durchgeführte mündliche Erläuterung der Risiken voraussetze, sondern lediglich überhaupt die Möglichkeit zu einer gesprächsweisen weiteren Information angeboten werden müsse, so scheint mit dem Begriff der Routinemaßnahme eine gewisse Häufigkeit, eine gewisse Gepflogenheit und Erfahrung verbunden zu sein. Die Beurteilung dieses Begriffes kann indes nicht allein von der Häufigkeit der Vornahme einer Arzneimitteltherapie abhängen. Der Patient hat in den wenigsten Fällen „Routine" mit derartigen Behandlungsmaßnahmen, „Routine" im Sinne eines konditionierten Lernprozesses hat allein der Arzt. Je mechanistischer, je standardisierter sich dabei die Behandlungsmaßnahme darstellt, desto eher wird man eine gewisse Routine annehmen können. So werden, betrachtet man ein anderes ärztliches Fachgebiet, für den Herzspezialisten auch Operationen am offenen Herzen zur „Routine" zählen.[970] Besser spräche man von „Behandlungsroutine", wobei dieser Begriff nicht aus ärztlicher oder Perspektive des einzelnen Patienten, sondern aus der Sicht der Patientenschaft beurteilt werden soll. Folgende Kriterien müssen in Konsequenz der bisherigen Darstellung im Rahmen der Behandlungsmaßnahme erfüllt sein, will man von einer Routinebehandlung sprechen:

(1) Der Begriff meint einen Komplex von Behandlungsmaßnahmen, welche sowohl nach ihrem Verlauf als auch hinsichtlich der Schweregrade wegen ihrer Häufigkeit der Allgemeinheit in besonderem Maße vertraut sind.[971] (Häufigkeit der ärztlichen Maßnahme)
(2) Wegen der Schriftlichkeit der Aufklärung muss es sich um Risiken handeln, deren Risiken auch verständlich schriftlich mitgeteilt werden können, d.h. die keiner besonderen Beschreibungen bedürfen. (schriftliche Risikoverständlichkeit)

---

[970] *Terbille,* MDR 2000, 1012 (1013).
[971] Vgl. BGH NJW 1980, 633; BGH VersR 1976, 369 (370).

(3) Im Rahmen dieser Arzneimitteltherapien muss die Individualität des Menschen unerheblich sein, d.h. die mit der in Rede stehenden Arzneimitteltherapie verbundenen Risiken müssen alle gleich sein. (standardisierte Behandlungen)

Ob diese Bedingungen auf die Polioimpfung zutreffen, hat der BGH nach seinem Verständnis nicht prüfen müssen. Aber auch wenn man ein positives Ergebnis unterstellt, kann der Entscheidung aus einem entscheidenden Punkt nicht gefolgt werden. Je schwerwiegender oder überraschender der Eintritt der Risiken für die Lebensführung des Patienten ist, desto höher sind, wie bereits dargestellt, die inhaltlichen Anforderungen der Rechtsprechung sowohl an die Sicherungs- als auch an die Selbstbestimmungsaufklärung und ihre Belehrungsintensität. An die Kategorisierung einer Behandlung als Routinebehandlung können sich daher nur dann Folgen im Sinne einer Reduktion von Aufklärungserfordernissen durch die Anwendung eines Merkblattes ergeben, wenn es sich

(4) um die Behandlung leichterer Erkrankungen und Verletzungen,[972]
(5) um Arzneimitteltherapien mit geringen Risiken handelt,
(6) bei deren Verwirklichung nicht mit einem hohen Schadensumfang zu rechnen ist.

Das Risiko einer Kinderlähmung stellt indes ein seltenes, aber dennoch spezifisches Risiko der Polioimpfung dar und belastet bei seiner Verwirklichung die Lebensführung des Patienten erheblich. Dies nimmt auch der BGH an und fordert deshalb die explizite Erwähnung des Risikos im Merkblatt.[973] Angesichts der Bedeutung dieses Risikos für die Entscheidungsfindung des Patienten muss es ihm aber in einem anschließenden persönlichen Gespräch verdeutlicht werden, bzw. der Arzt muss sich aktiv davon überzeugen, dass der Patient sich des Risikos bewusst ist, er das Merkblatt also auch gelesen und verstanden hat.[974] Bei derartigen Risiken darf der Arzt aus einer fehlenden Frage nicht auf ein befriedigtes Informationsbedürfnis schließen.

---

[972] Diese Voraussetzungen nimmt auch *Lepa*, FS Geiß, S. 449 (453) an. Was unter „leichteren Erkrankungen" indes zu verstehen ist, ist nicht in vollem Umfang klärbar. In Betracht kommen grundsätzlich eher Impfungen oder die Behandlung akuter Infektionskrankheiten in der ambulanten Hausarztpraxis, also die singuläre Konsultation des Arztes, denn die Behandlung von chronischen Krankheiten.

[973] BGH NJW 2000, 1784 (1785 f.).

[974] Vgl. auch *Deutsch*, JZ 2000, 902: „Was der Arztrechtler vermisst, ist die allgemeine Forderung an den aufklärenden Arzt festzustellen, ob der Patient die Aufklärung in schriftlicher Form verstanden hat, also nicht nur zu fragen, ob er sie gelesen hat, sondern auch auszuloten, wie viel Aufklärung er vertragen kann und gerne hören möchte."

Die „Routinebehandlung" ist damit arzthaftungsrechtlich im Ergebnis kaum präzisierbar. Der Begriff stellt eher ein Stichwort für ein Problemfeld dar. Die Charakterisierung einer Arzneimitteltherapie als Routinebehandlung entscheidet nichts, sondern bietet lediglich Anlass zu einer genauen Prüfung der ärztlichen Aufklärungspflicht an verschiedenen Stellen. Dabei steht nicht das „ob" der Aufklärung in Frage, sondern das „wie",[975] nämlich ob der Patient über ein Merkblatt aufgeklärt werden kann und damit im Umfang möglicherweise Aufklärungsbeschränkungen vorgenommen werden dürfen.

5.6 Substitution von Arzneimitteln im Rahmen von aut idem

5.6.1 Problemdarstellung

Die Arzneimitteltherapie ist in die unterschiedlichsten Rechtsgebiete eingebettet, welche u.a. die Patientensicherheit, Persönlichkeitsrechte, die Arzneimittelsicherheit, die Arzneimittelanwendungssicherheit und eine wirtschaftliche Verordnungsweise sicherstellen sollen.[976] Der Arzt ist als Vertragsarzt im Rahmen der GKV an die Vorgaben des für die gesetzliche Krankenversicherung maßgeblichen SGB V gebunden ist. Daher beeinflussen sozialpolitische und sozialrechtliche Themen auch die Diskussion um die haftungsrechtlichen Pflichtenstellungen des Arztes. In der sozialpolitischen Diskussion steht zunehmend der Aspekt der Kostenbegrenzung medizinischer Leistungen im Vordergrund, da sich die Kosten im Gesundheitswesen bei gleichzeitigen Defiziten in der Kosteneinnahmesituation stetig steigern.[977] Das gesetzgeberische Handeln bezieht sich dabei vor allem auf die Rationalisierung medizinischer Leistungen durch Begrenzung des Leistungsanspruches des Versicherten unter dem Gesichtspunkt der Wirtschaftlichkeit und Maßnahmen der Qualitätssicherung.[978]

---

[975] Vgl. zu dieser prägnanten Unterscheidung zwischen der Frage, ob es überhaupt einer Aufklärung bedarf oder inwieweit der Patient aufzuklären ist, *Steffen*, MedR 1983, 88 im Rahmen der Diskussion um den verständigen Patienten.

[976] *Madea*, Rechtliche Aspekte der Arzneimittelbehandlung, S. 28.

[977] Als ausgabentreibende Faktoren werden u.a. eine kostenträchtige moderne und hochtechnisierte Medizin, das gewandelte Krankheitspanorama sowie eine stetig alternde Gesellschaft (demographiebedingte Ausgabensteigerung) gesehen, vgl. *Pimpertz*, Leitlinien zur Reform der gesetzlichen Krankenversicherung, S. 20 ff.; *Katzenmeier*, Arzthaftung, S. 285 f.; Die Gesamtausgaben für das Gesundheitswesen sind in den letzten Jahrzehnten stetig gestiegen. Während die Ausgaben für Gesundheitsdienstleistungen im Jahre 1992 noch 163,2 Mrd. € betrugen, wurden im Jahre 2001 bereits 225,9 Mrd. € im Gesundheitswesen umgesetzt, vgl. die Daten des *BPI*, Pharma-Daten 2003, S. 30. Die gesetzliche Krankenversicherung ist in der Bundesrepublik Deutschland mit mehr als der Hälfte der Gesundheitsausgaben der größte Ausgabenträger. Sie beliefen sich im Jahre 2002 auf 142, 61 Milliarden €. Einzelheiten zu den Gesundheitsausgaben finden sich im Statistischen Jahrbuch 2003.

[978] Die in diesem Zusammenhang in den letzten Jahren vorgenommenen Änderungen des SGB V sind unzählig und reichen bspw. vom Gesundheitsstrukturgesetz vom 21.12.1992

Verstärkt wird in der Literatur dem Problem nachgegangen, inwieweit das Haftungsrecht auf derartige sozialrechtliche Vorgaben reagiert.[979] Es spitzt sich auf die Frage zu, „ob die Pflichten des Arztes nach haftungsrechtlichen Maßstäben noch mit den Behandlungsmöglichkeiten nach sozialrechtlichen Vorgaben erfüllt werden können" oder ob nicht wirtschaftliche Gesichtspunkte, die im Sozialversicherungsrecht durch das Wirtschaftlichkeitsgebot bei der Frage nach dem Leistungsanspruch des Versicherten Berücksichtigung finden, sich auch im Haftungsrecht niederschlagen.[980]

Zuletzt wurden zur Reform der gesetzlichen Krankenversicherung mit dem Ziel der Ausgabensenkung u.a. am 15.02.2002 das Arzneimittelausgabenbegrenzungsgesetz (AABG) mit Wirkung zum 23.02.2002 (BGBl. I, S. 684) und am 14.11.2003 das Gesundheitsmodernisierungsgesetz (GMG) (BGBl. I, S. 2190) beschlossen. Die darin enthaltenen Regelungen sehen bedeutende Veränderungen im Rahmen der vertragsärztlichen Arzneimittelversorgung vor. Das AABG enthält u.a. die sog. „Aut-idem-Regelung". Aut idem (lat.) bedeutet „oder das gleiche" und meint den Austausch eines durch den Arzt verordneten Arzneimittels durch den Apotheker.[981] Das GMG hat Teile diese Regelung aus Vereinfachungsgründen modifiziert.[982]

Danach sollen künftig die Apotheker als Regelfall innerhalb der Arzneimittelversorgung in der gesetzlichen Krankenversicherung nicht zwangsläufig das verordnete Arzneimittel an den Patienten ausgeben, sondern zwischen verschiedenen wirkungs- und wirkstoffgleichen Arzneimitteln ein preisgünstiges Medikament auswählen, sofern der Arzt die Substitution nicht explizit auf dem Verordnungsblatt ausschließt.

Im Rahmen der vertragsärztlichen Verordnung ist also der Apotheker berechtigt, zwischen verschiedenen Arzneimitteln, die innerhalb des Indikationsbereiches konkurrieren, ein preisgünstiges auszusuchen, wobei die „Aut-idem-Regelung" wegen der Formulierung „innerhalb wirkungs- und wirkstoffgleicher Medika-

---

(BGBl. I S. 2266) über das 2. GKV-Neuordnungsgesetz vom 23.06.1997 (BGBl. I S. 1520) bis zum Gesetz zur Einführung des diagnose-orientierten Fallpauschalensystems für Krankenhäuser vom 23.04.2002 (BGBl. I S. 1412).

[979] Vgl. *Francke/Hart*, Charta der Patientenrechte, S. 186 ff.; *Hart*, Jura 2000, 64; *ders.* MedR 1999, 47 (49); *ders.* MedR 2002, 321; *Katzenmeier*, Arzthaftung, S. 290 ff.; *Steffen*, FS Geiß, S. 487 ff.; *Rumler-Detzel*, VersR 1998, 546; *Voß*, Kostendruck und Ressourcenknappheit im Arzthaftungsrecht; siehe auch den Tagungsbericht von *Sandbiller*, MedR 2002, 19 zur Tagung `Interdependenzen zwischen Arzthaftungs- und Krankenversicherungsrecht´ an der Deutschen Richterakademie 2001 in Trier.

[980] Vgl. *Sandbiller*, MedR 2002, 19.

[981] Der Austauschvorgang wird als Substitution bezeichnet.

[982] Vgl. *Orlowski/Wasem*, Gesundheitsreform 2004, S. 122.

mente" ausschließlich Generika betrifft. Generika sind Fertigarzneimittel mit patentfreien Wirkstoffen, die unter ihrem internationalen Freinamen vertrieben werden.[983]

Aut idem greift tief in die Aufgabenverteilung von Arzt und Apotheker ein. Eine vormals vom Arzt in alleiniger Verantwortung stehende Pflicht des Aussuchens und Verordnens eines konkreten Arzneimittels wird aufgeteilt auf den Arzt und Apotheker. Der Apotheker übernimmt damit einen Teil der Rolle des Arztes, indem die Präparateauswahl auf ihn verlagert wird. Für diese Auswahlentscheidung unter Berücksichtigung der Substitutionsvoraussetzungen nach dem SGB V trägt er die Verantwortung.[984] Die haftungsrechtlichen Anforderungen an die Entscheidung des Arztes, die Substitution durch den Apotheker zuzulassen oder auszuschließen, sollen hier anhand einer sachgerechte Einbeziehung der Substitution in die arzthaftungsrechtliche Dogmatik untersucht werden.

5.6.2 Der Inhalt der „Aut-idem – Regelung" nach Änderung des SGB V durch das AABG und GMG im einzelnen

5.6.2.1 Vorgaben für den Vertragsarzt - § 73 V SGB V

In der Bundesrepublik Deutschland wird die ambulante ärztliche Versorgung durch Vertragsärzte erbracht. Sie gliedert sich in die hausärztliche und die fachärztliche Versorgung (§ 73 I SGB V), wobei anerkannt ist, dass der Hausarzt für die Realisierung des Primärversorgungsprinzips die wichtigste Rolle spielt.[985] Nach § 73 II Nr. 7 SGB V umfasst die vertragsärztliche Versorgung insbesondere die Verordnung von Arzneimitteln. Bei der Verordnung hat der Vertragsarzt die Vorgaben des § 73 V SGB V zu beachten, welche der Durchsetzung des Wirtschaftlichkeitsgebots und damit auch der Beitragsstabilität dienen sollen.[986] Die ehemalige Fassung des § 73 V 1 SGB V sah vor, dass der Vertragsarzt ausdrücklich auf dem Verordnungsblatt kenntlich machen musste, wenn die Apotheke ein preisgünstigeres wirkstoffgleiches Arzneimittel anstelle des verordneten Mittels abgeben sollte und durfte: „Dabei handelte es sich aber auch in der Verordnungspraxis um eine seltene Ausnahme von der Regel einer den Apotheker bindenden Verschreibung eines Fertigarzneimittels."[987] Nach Änderung des § 73 V SGB V durch Art. 1 Ziff. 1 AABG kann der Vertragsarzt nunmehr auf dem Verordnungsblatt nur noch ausschließen, dass die Apotheken ein preisgünstigeres wirkstoffgleiches Arzneimittel anstelle des verordneten Mittels abgeben

---

[983] *Fülgraff/ Quiring*, Arzneitherapie, S. 41

[984] Vgl. *Francke*, VSSR 2002, 299 (316).

[985] Vgl. *Schwartz/Klein-Lange*, Ärztliche Versorgung, S. 277 (279).

[986] *Peters/Hencke*, § 73 SGB V, Rn. 3b.

[987] *Kassler Kommentar Sozialversicherungsrecht – Hess*, § 73 SGB V, Rn. 38.

(§ 73 V 2 SGB V). Damit wird die Substitution durch den Apotheker zum Regelfall, der Ausschluss dagegen die Ausnahme, von der nur restriktiv Gebrauch gemacht werden soll.[988] „Aut idem" kehrt also insoweit die bisherige Rechtslage in der gesetzlichen Krankenversicherung um.[989]

5.6.2.2 Vorgaben für den Apotheker - § 129 SGB V

Innerhalb der gesetzlichen Krankenversicherung war der Apotheker bisher gemäß § 129 I Nr. 1 SGB V a.F. korrespondierend zu den für den Vertragsarzt getroffenen Regelungen nach § 75 V SGB V a.F. nur in den Fällen dazu berechtigt und verpflichtet, ein wirkstoffgleiches, preisgünstigeres Medikament abzugeben, in denen der Arzt die Substitution durch den Apotheker ausdrücklich zugelassen hat. Gleiches galt nach § 129 I Nr. 1 SGB V a.f., wenn die Verordnung des Arzneimittels nur unter der Wirkstoffbezeichnung erfolgt ist. Gemäß § 129 II SGB V a.F. regelte der dort angesprochene Rahmenvertrag zwischen den Spitzenverbänden der Krankenkassen und dem Deutschen Apothekerverband „das Nähere" zur Abgabe von preisgünstigen Arzneimitteln.[990]
Nunmehr müssen gemäß § 129 I Nr. 1 SGB V die Apotheken bei der Abgabe verordneter Arzneimittel an Versicherte ein preisgünstiges Arzneimittel abgeben, wenn ein Arzneimittel nur unter seiner Wirkstoffbezeichnung verordnet

---

[988] *Peters/Hencke*, § 73 SGB V, Rn. 34.

[989] *Broglie*, Der Internist 2001, M 290; *Hoffmann/Nickel*, SGb 2002, 425; Kassler Kommentar Sozialversicherungsrecht- Hess, § 73 V SGB V Rn. 38; *LPK-SGB V/Murawski*, § 129 SGB V Rn. 3; *Wigge*, PharmaR 2002, 1.

[990] § 3 Rahmenvertrag in der Fassung der Entscheidung der Schiedsstelle nach § 129 VIII SGB V vom 06.08.2001 bestimmte für die Auswahl preisgünstiger Arzneimittel:

„(1) Hat der Vertragsarzt ein Fertigarzneimittel nur unter seiner Wirkstoffbezeichnung verordnet oder die Ersetzung eines unter seinem Produktnamen verordneten Fertigarzneimittels durch ein wirkstoffgleiches Arzneimittel zugelassen, ist der Apotheker verpflichtet, unter den in der Großen Deutschen Spezialitätentaxe (Lauer-Taxe) geführten Fertigarzneimitteln ein preisgünstiges auszuwählen, abzugeben und zu berechnen. Dabei hat das ausgewählte mit dem zu ersetzenden Arzneimittel in Wirkstoffstärke und Packungsgröße identisch sowie in der Darreichungsform therapeutisch vergleichbar zu sein. Bei zu ersetzenden Fertigarzneimitteln muss zudem die arzneimittelgesetzlich zugelassene Indikation übereinstimmen.

(2) Das ausgewählte Fertigarzneimittel gilt als preisgünstig im Sinne des Absatzes I Satz 1, wenn sein Apothekenabgabepreis den für das zu ersetzende Fertigarzneimittel geltenden Festbetrag nach § 35 III SGB V nicht übersteigt oder, soweit kein Festbetrag festgesetzt ist, nicht das untere Drittel des Preisspektrums übersteigt, das von dem jeweils niedrigsten und höchsten Apothekenabgabepreis gemäß der Großen Deutschen Spezialitätentaxe (Lauer-Taxe) der nach Absatz 1 zur Auswahl bestimmten Fertigarzneimittel gebildet wird. Soweit das untere Preisdrittel nicht mindestens drei Fertigarzneimittel umfasst, ist der Apotheker berechtigt, das zum unteren Preisdrittel nächst preisgünstigere Arzneimittel abzugeben."

wurde oder die Ersetzung des Arzneimittels durch ein wirkstoffgleiches Arzneimittel nicht ausgeschlossen ist.
Im Rahmen der Auswahlentscheidung hat der Apotheker zu beachten, dass das Arzneimittel in Wirkstärke und Packungsgröße identisch sowie für den gleichen Indikationsbereich zugelassen ist und ferner eine austauschbare Darreichungsform besitzt (§ 129 I 2 SGB V).

An den gemeinsamen Bundesausschuss hat der Gesetzgeber den Auftrag gerichtet, zur Frage der austauschbaren Darreichungsformen in den Arzneimittelrichtlinien nach § 92 I 2 Nr.6 SGB V Hinweise unter Berücksichtigung der therapeutischen Vergleichbarkeit der Arzneimittel zu geben, § 129 I a SGB V.

Durch das AABG wurden in § 129 I 3-5 SGB V Regelungen zur Bestimmung der Preisgünstigkeit eingeführt. Danach war ein Arzneimittel nur dann preisgünstig, wenn sein Preis das untere Drittel des Abstandes zwischen dem Durchschnitt der drei niedrigsten Preise und dem Durchschnitt der drei höchsten Preise wirkstoffgleicher Arzneimittel nicht überstiegen hat. Dies galt jedoch nur dann, wenn mindestens fünf Arzneimittel im unteren Preisdrittel zur Verfügung stehen; andernfalls war vom Apotheker eines der fünf preisgünstigsten Arzneimittel abzugeben. Die obere Preislinie sollte jeweils für das Quartal bestimmt und durch die Spitzenverbände der Krankenkassen bekannt gemacht werden. Diese Regelungen wurden aber bereits durch das GMG wieder aufgehoben. Künftig erfolgt die Arzneimittelsubstitution wieder nach Maßgabe des Rahmenvertrages, in dem die Spitzenverbände der Krankenkassen und die Spitzenorganisationen der Apotheker auf Bundesebene „das Nähere" über die Arzneimittelsubstitution zu vereinbaren haben, § 129 II SGB V.[991]

5.6.3 Aut idem und Arzthaftungsrecht

Sowohl haftungsrechtlich als auch vertragsarztrechtlich (§ 76 IV SGB V) ist der Vertragsarzt zu einer sorgfaltsgemäßen Behandlung verpflichtet.[992] In seiner Funktion als Vertragsarzt und haftungsrechtlich hat er darüber hinaus die Vorgaben des SGB V zu beachten, also im Rahmen der Arzneimitteltherapie bei seiner Verordnungsentscheidung zu berücksichtigen, dass die Verordnung eines bestimmten Arzneimittels ohne expliziten Ausschluss die Substitution dieses

---

[991] Nach § 4 I – III des Rahmenvertrages über die Arzneimittelversorgung in der Fassung der Schiedsentscheidung vom 05.04.2004 kann der Apotheker im Rahmen seiner Auswahlentscheidung nach § 129 I Nr. 1 SGB V zwischen den drei preisgünstigsten Arzneimitteln auswählen. Sofern der Arzt das Arzneimittel nicht nur unter seiner Wirkstoffbezeichnung, sondern unter seinem Produktnamen verordnet hat, steht **auch das verordnete Arzneimittel** zur Auswahl.

[992] Vgl. nur *Francke/Hart*, Charta der Patientenrechte, S. 21 ff. m.w.N.

Arzneimittels durch den Apotheker eröffnet. Diese Aut-idem-Regelung ist nicht unumstritten. Es wird befürchtet, dass sich innerhalb der Arzneimitteltherapie zusätzliche Gefährdungsbereiche für den Patienten ergeben und der Arzt einem verstärkten Haftungsrisiko ausgesetzt ist.[993] Zusammenfassend können sich nach den medizinischen und pharmakologischen Stellungnahmen Risiken durch unterschiedliche Hilfsstoffe und Bioverfügbarkeit sowie aus Erfordernissen der Compliance ergeben.

5.6.3.1 Folgen der Substitution für die Behandlungspflicht des Arztes

Der Arzt ist zu einer sorgfältigen Behandlung seines Patienten verpflichtet, d.h. er hat seinen Patienten während des gesamten Behandlungsprozesses nach dem medizinischen Standard zu behandeln. Aus seiner Verpflichtung, die Anwendungssicherheit des Arzneimittels zu garantieren, folgt seine Verantwortung dafür, ob und welches Mittel er verschreibt.[994]

5.6.3.1.1 Kontraindikationen durch Hilfs- bzw. Zusatzstoffe

Insbesondere bedarf es einer sorgfältigen Diagnostik, da sie die Grundlage für die weitere Therapie des Patienten bildet. Eine sorgfältige Diagnostik in der Arzneimitteltherapie setzt eine angemessene (Arzneimittel-)anamnese voraus, welche als Arzneimittelanamnese der Erkenntnis von Wechselwirkungen und Inkompatibilitäten bzw. als Anamnese der Abklärung von Arzneimittelunverträglichkeiten und Allergien dient:[995] „Die Anamneseerhebung gehört zu den elementaren und unverzichtbaren Grundregeln der Medizin und bildet neben der körperlichen Untersuchung gerade für den in der Primärversorgung tätigen Hausarzt die Basis jeglicher ärztlicher Tätigkeit."[996] Daher handelt ein Arzt grundsätzlich behandlungsfehlerhaft, wenn er ein Arzneimittel verordnet, gegen das bei dem zu behandelnden Patienten im Rahmen einer sorgfältigen Untersuchung und Anamnese erkennbare, zwingende medizinische Gründe sprechen.[997]

Im Rahmen der allergologischen Diagnostik hat sich gezeigt, dass Arzneimittel bei einzelnen Patienten z.T. Allergien hervorrufen, wobei der Auslöser dieser Allergien nicht unbedingt der in dem Arzneimittel enthaltene Wirkstoff, sondern auch die eingebrachten Hilfs- und Zusatzstoffe sein können. Da Generika zwar wirkstoffgleich sind, aber nicht immer eine Identität bzgl. ihrer Hilfs- und Zusatzstoffen aufweisen, hat der Arzt im Rahmen von aut idem keine Kenntnis von

---

[993] Vgl. *Broglie*, Der Internist 2001, M 290; *LPK-SGB V/Murawski*, § 129 SGB V Rn. 3

[994] OLG München NJW-RR 1992, 738.

[995] *Hart*, MedR 1991, 300 (304).

[996] OLG Düsseldorf VersR 1998, 1155 f.

[997] Vgl. bereits 5.2.

den in dem konkreten Fertigarzneimittel enthaltenen Hilfs- bzw. Zusatzstoffen und damit von deren allergiebedingten Risiken.[998] Seine Nutzen-Risiko-Analyse bezieht sich nur auf das verordnete Arzneimittel. Lässt er die Substitution zu, erweitert sich seine ärztliche Pflichtenstellung. Er muss sicherstellen, dass sich durch aut idem keine weiteren, für die Anwendungssicherheit unvertretbaren, durch Ausschluss der Substitution aber vermeidbaren Gefährdungspotentiale ergeben.[999] Hierzu bedarf es seiner Kenntnis von den Voraussetzungen und Grenzen der Auswahlbefugnis des Apothekers, d.h er muss über die für das verordnete Arzneimittel in Betracht kommende Substitutionsgruppe von in Wirkstärke und Packungsgröße identischen sowie für den gleichen Indikationsbereich zugelassenen Arzneimitteln mit einer austauschbaren Darreichungsform (§ 129 I 2 SGB V) informiert sein, um bewerten zu können, ob eine Therapie des Patienten mit einem dieser Arzneimittel ein der Therapie mit dem verordneten Präparat gleichwertiges Nutzen-Risiko-Profil aufweist. Kommt er auch nur bei einem Präparat aus der Substitutionsgruppe zu einer negativen Bewertung, wäre aut idem auszuschließen. Sofern derartige Vorerkrankungen nicht bekannt sind, stellen die sich aus den Hilfsstoffen ergebenen Risiken allerdings einen im Rahmen der Sicherungsaufklärung aufklärungspflichtigen Umstand dar, da die Sicherungsaufklärung zur Abwehr vermeidbarer Gesundheitsgefahren auch den Hinweis auf Risiken der medizinischen Behandlung wie vertretbare unerwünschte Wirkungen und die Darstellung ihrer Symptome umfasst, damit der Patient in den Stand versetzt wird, die typischerweise möglichen Grundsymptome von Nebenwirkungen zu erkennen und die zu ergreifenden Gegenmaßnahmen einleiten zu können.[1000]

5.6.3.1.2 Fragen der Bioäquivalenz

Bioverfügbarkeit ist das Maß für die Geschwindigkeit und das Ausmaß, mit dem der arzneilich wirksame Bestandteil eines Arzneimittels freigesetzt, resorbiert

---

[998] Des Weiteren sind einige Hilfsstoffe auch aus anderen Gründen bei bestimmten Vorerkrankungen kontraindiziert. So darf weder der Hilfsstoff Laktose bei Laktoseintoleranz noch Alkohol bei Alkoholabhängigen eingesetzt werden.

[999] Vgl. *Peters Hencke/*, § 129 Rn. 6 b: „Bestehen wegen spezieller medizinischer Gegebenheiten zwingende Gründe für den Ausschluss der aut-idem-Regelung (z.B. Arzneimittelunverträglichkeiten, Bioverfügbarkeit, Wechselwirkungen), so ist der Vertragsarzt nicht nur berechtigt, sondern im gesundheitlichen Interesse auch verpflichtet, die Ersetzung des von ihm nach bestem Wissen und Gewissen verordneten Medikaments durch den Apotheker auszuschließen."

[1000] *Ankermann*, FS Steffen, S. 1 (4 ff); *Bergmann*, Arzt und Krankenhaus 2001, S. 81; *Hart*, Arzneimitteltherapie und ärztliche Verantwortung, S. 120; *ders.* MedR 1991, 300 (306); *Giesen*, Arzthaftungsrecht, Rn. 264; *Laufs/Uhlenbruck*, Handbuch des Arztrechts, § 62, Rn.1; *RGRK/Nüßgens*, § 823 Anh. II, Rn. 47.

und am Wirkort verfügbar ist.[1001] Die therapeutische Wirkung eines Arzneimittels hängt fundamental von einer ausreichenden Bioverfügbarkeit ab.[1002] So können an sich hochwirksame Pharmaka therapeutisch wertlos sein, wenn sie nicht in angemessenem Maße freigesetzt werden können.[1003] Es kann dann zum therapeutischen Versagen oder zu unerwarteter Toxizität kommen.[1004] Daher werden im Rahmen der Zulassung von Arzneimitteln bei Arzneistoffen mit problematischer Bioverfügbarkeit Bioverfügbarkeitsstudien verlangt.[1005] Unterschiede in der Wahl der Hilfsstoffe können trotz gleicher Dosierung die Bioverfügbarkeit erheblich beeinflussen.[1006] Die Feststellung, dass zwei Präparate mit gleichem Wirkstoff, aber unterschiedlichen Hilfsstoffen, keine vergleichbare Bioverfügbarkeit (Bioäquivalenz) aufweisen, rechtfertigt allerdings nicht grundsätzlich die Annahme, dass sie therapeutisch inäquivalent sind.[1007] So werden bspw. Oralpenicilline wegen ihrer großen therapeutischen Breite immer mit einem Sicherheitsspielraum dosiert.[1008] Umgekehrt garantiert in der Regel Bioäquivalenz auch therapeutische Äquivalenz.[1009] Auf Fragen der Bioäquivalenz kommt es daher an bei Arzneimitteln mit enger therapeutischer Breite, also bei Wirkstoffen, die nur in einem sehr engen Konzentrationsbereich wirksam sind. Dort muss durch den Nachweis der Bioäquivalenz dafür gesorgt werden, dass „der therapeutische Bereich sicher 'angesteuert' wird."[1010] Auch Arznei-

---

[1001]Vgl. *Kuschinsky*, DÄBl. 1975, 2299; *Schwabe*, Der Internist 1988, 147 (149); *Pschyrembel*, Klinisches Wörterbuch; *Hart/Hilken/Merkel/Woggan*, Recht des Arzneimittelmarktes, S. 62.

[1002] *Schwabe*, Der Internist 1988, 147 (150).

[1003] *Schwabe*, Der Internist 1988, 147 (150).

[1004] *Schwabe*, Der Internist 1988, 147 (150).

1005 Das BfArM veröffentlicht und aktualisiert gem. § 26 III AMG eine Liste der Arzneimittel, für deren Zulassung Bioverfügbarkeitsuntersuchungen erforderlich sind. Mit der Bekanntmachung über die Zulassung nach § 21 des Arzneimittelgesetzes (Bioverfügbarkeit/Bioäquivalenz) vom 18.12.2002 (BAnz. vom 25.03.2003, S. 5296) werden die deutschen Anforderungen bzgl. der Pflicht zur Vorlage von Daten zur Bioverfügbarkeit/Bioäquivalenz an die 'Note for Guidance on the Investigation of Bioavailability and Bioequivalence' (CPMP/EWP/QWP/140/98) angepasst.

[1006] Vgl. zum Einfluss der Hilfsstoffe auf die Bioverfügbarkeit *Forth*, DÄBl. 1990, B 1514.

[1007] Therapeutisch äquivalente Arzneimittel sind solche, die pharmazeutisch äquivalent sind und den gleichen therapeutischen Effekt erzielen, vgl. *Schwabe*, Der Internist 1988, 147 (149).

[1008] *Schwabe*, Der Internist 1988, 147 (149 f.) mit dem Beispiel, dass eine 30 %ige Abnahme oder Zunahme der Bioverfügbarkeit eines Oralpenicillins kaum die Wirksamkeit bei der Behandlung eines Patienten mit einer Streptokokken-Angina beeinflusst; vgl. auch Kimbel, Hamburger Ärzteblatt 43, 314, der darauf hinweist, dass die meisten in der Praxis verordneten Arzneimittel eine größere therapeutische Breite haben.

[1009] Vgl. *Brenner*, Sgb 2002, 129 (134 f.); Deutsche Pharmazeutische Gesellschaft e.V., GSP Leitlinie.

[1010] Deutsche Pharmazeutische Gesellschaft e.V., GSP Leitlinie.

stoffe, die bei Indikationen eingesetzt werden, wo Veränderungen in der biologischen Verfügbarkeit eine erhebliche Gefahr des Patienten zur Folge haben können (ernsthafte Nebenwirkungen bei der Behandlung einer schweren Erkrankung) bedürfen einer Bewertung der Bioäquivalenz.[1011] Daher ist in bestimmten Fällen für die Zulassung eines Generikums der Nachweis der Bioäquivalenz, d.h. der Nachweis gleicher Bioverfügbarkeit des Generikums zum Originalpräparat zwingend erforderlich.[1012] Allerdings beschränkt sich der klinische Nachweis der Bioäquivalenz im Zulassungsrecht auf die Bioverfügbarkeit eines Generikums zu dem betreffenden Originalpräparat, es wird indes nicht die Bioäquivalenz verschiedener Generika untereinander geprüft.[1013] So kann im Falle von Isosorbiddinitrat sowohl ein Generikum mit einer relativen Bioverfügbarkeit von 108 % als auch eines mit 92 % das Kriterium der Bioäquivalenz zum Originalpräparat erfüllen, dies stellt aber keinen Beleg für die Austauschbarkeit bioäquivalenter Generika untereinander dar.[1014]

Dem Arzt obliegt es, wie bereits dargestellt, im Rahmen seiner Pflicht zur standardgemäßen Behandlung zu entscheiden, ob eine Substitution überhaupt pharmakologisch möglich ist. Bislang traten Fragen der Bioäquivalenz in der Regel nur dann auf, wenn ein Patient unter Therapie auf ein anderes Präparat mit identischem Wirkstoff umgestellt wurde, während der Ersteinsatz eines Generikums zu Beginn einer Arzneimitteltherapie eher unproblematisch ist. Zum einen sind Schwankungen in der Bioverfügbarkeit eines Präparats auch durch die individuellen Ernährungsgewohnheiten möglich. So können durch Veränderungen der Entleerungsgeschwindigkeit des Magens oder die Zusammensetzung des Nahrungsbreies im Magen-Darm-Trakt die Anflutung des Wirkstoffes erheblich verändert werden.[1015] Zudem wird in der Arzneimitteltherapie die Dosis häufig nach dem erstrebten Therapieeffekt eingestellt, d.h. die Therapie beginnt mit einer einschleichenden niedrigen Dosis, welche bei nicht ausreichender Wirkung

[1011] *Schwabe*, Der Internist 1988, 147 (151).

[1012] Vgl. zu den Einzelheiten die Bekanntmachung über die Zulassung nach § 21 des Arzneimittelgesetzes (Bioverfügbarkeit/Bioäquivalenz) vom 18.12.2002 (BAnz. vom 25.03.2003, S. 5296).

[1013] Siehe Bekanntmachung über die Zulassung nach § 21 des Arzneimittelgesetzes (Bioverfügbarkeit/Bioäquivalenz) vom 18.12.2002 (BAnz. vom 25.03.2003, S. 5296); *Brenner*, Sgb 2002, 129 (135); *Buchberger*, Generika/Bioäquivalenz und Bioverfügbarkeit am Beispiel : Isosorbiddinitrat,; *Forth*, DÄBl. 1990, B 1514.

[1014] *Buchberger*, Generika/Bioäquivalenz und Bioverfügbarkeit am Beispiel : Isosorbiddinitrat.

[1015] *Forth*, DÄBl. 1990, B 1514 (B 1515). Daneben spielen auch weitere physiologische Faktoren eine Rolle wie die pH-Verhältnisse im Margen-Darm-Trakt, vgl. *Schwabe*, Der Internist 1988, 147 (151).

erhöht wird.[1016] Der Arzt hat bei einem solchen Vorgehen den Beginn der Therapie engmaschig zu überwachen und den gewünschten Therapieerfolg fortlaufend zu kontrollieren.[1017] Die Substitution eines Arzneimittels durch ein wirkstoffgleiches Präparat führte in der medizinischen Praxis bisher nur in Einzelfällen zu einem Therapieversagen oder zu unerwünschten Wirkungen, da der Arzt selbst den Präparateaustausch veranlasst hatte. Er konnte mit dem Bewusstsein eines Austausches durch geeignete Maßnahmen den therapeutischen Effekt sichern, indem er nicht auf ein Generikum mit bekannter unterschiedlicher Bioverfügbarkeit beim Austausch zurückgriff, bzw. er das Dosierungsschema dem Generikum von Anfang an bzw. bei den ersten Anzeichen therapeutischen Versagens während der intensiven Betreuung in der Übergangsphase anpassen konnte und anzupassen hatte. Aut idem verändert die bisherige Situation. Der behandelnde Arzt trifft seine Entscheidung über den Einsatz eines Arzneimittels und den Modalitäten der Arzneimitteltherapie, insbesondere über die Dosis, d.h. die Einzeldosierungen, den Einnahmezeitpunkt, die –intervalle sowie der maximalen Gesamtdosierung, und die Dauer der Behandlung, auf der Grundlage des von ihm verordneten Arzneimittels. Die unreflektierte Substitutionseröffnung bei schwerwiegenden Erkrankungen und enger therapeutischer Breite des Arzneimittels könnte dazu führen, dass das eingenommene Präparat zu dem verschriebenen bioinäquivalent ist und diese Bioinäquivalenz zu einem therapeutischem Versagen der Behandlungsmaßnahme oder zu unerwünschten Wirkungen führt, da der Arzt die Therapie nicht von vornherein auf das angewandte Arzneimittel ausrichten, bzw. eine zeitnahe spätere Anpassung bei den ersten Anzeichen eines Therapieversagens nicht gewährleisten kann. In seine Verantwortung fällt daher der Substitutionsausschluss, wenn die Bioäquivalenz von Präparaten in der Substitutionsgruppe nicht gewährleistet ist, sofern es bei dem Arzneimittel respektive der Erkrankung auf eine bestimmte Bioverfügbarkeit ankommt und die Bioinäquivalenz des Substitutpräparats nicht durch Anpassung des Dosierungsschemas aufgefangen werden kann.

5.6.3.1.3 Compliance

Eine wichtige Aufgabe des Arztes innerhalb der Arzt-Patient-Beziehung besteht darin, die Compliance des Patienten herzustellen und während der Arzneimittel-

---

[1016] *Hart,* Arzneimitteltherapie und ärztliche Verantwortung, S. 109; *Schwabe,* Der Internist 1988, 149 (151).
[1017] Deutsche Pharmazeutische Gesellschaft e.V., GSP Leitlinie; *Hart,* Arzneimitteltherapie und ärztliche Verantwortung, S. 111; BGH AHRS 2705/2 - Osteomyelitis; OLG Bamberg AHRS 2705/3 – Myambutol-Behandlung; OLG Koblenz AHRS 2715/14 – Zentropilbehandlung; LG Köln AHRS 2715/4 – Kombinationsbehandlung mit Marcumar und Tanderil; *Haaskarl,* Haftung für Arzneimittelnebenwirkungen, in: Weber, Taschenbuch der unerwünschten Arzneiwirkungen, S. 24; Vgl. zu den medizinischen Inhalten einer Verlaufskontrolle und Erfolgsbeurteilung der Arzneimitteltherapie *Weber,* Verlaufskontrolle und Erfolgsbeurteilung der Arzneitherapie, S. 343.

therapie aufrechtzuerhalten. Nur compliantgerechtes Verhalten birgt die Chance einer erfolgversprechenden Arzneimitteltherapie, indem es Gesundheitsgefährdungen durch eine fehlerhafte Arzneimittelanwendung durch den Patienten zu vermeiden hilft. Die systembedingte Austauschbefugnis des Apothekers impliziert indes bereits die Möglichkeit, dass die Zuverlässigkeit der Medikamenteneinnahme negativ beeinflusst wird.

Bislang können sich auch wirkstoffgleiche Medikamente in Form, Farbe und Galenik unterscheiden. Da Generika z.T. eine andere Bioverfügbarkeit und andere Hilfs- und Zusatzstoffe als das Originalprodukt aufweisen, können sich von Präparat zu Präparat die Anwendungsvorschriften, insbesondere die Dosierungsangaben ändern. Dies erschwert vor allem die Behandlung von chronisch Kranken im nichtstationären Bereich, welche häufig nicht nur ein, sondern gleich mehrere Dauermedikamente über den Tag verteilt einnehmen. Gerade bei ihnen sind die äußeren Merkmale eines Arzneimittels wie die Form und die Farbe einer Tablette entscheidend für dessen Wiedererkennung und Unterscheidung. Die durch die Aut-idem-Regelung eröffnete Substitutionsmöglichkeit des Apothekers kann in der Praxis dazu führen, dass dem Patienten von Rezept zu Rezept ein anderes Arzneimittel ausgehändigt wird, die Kontinuität der Abgabe von Arzneimitteln bei einem Versicherten innerhalb der gesetzlichen Krankenversicherung also häufig nicht gegeben ist. Es besteht die Gefahr, dass sich insbesondere der ältere Patient aufgrund ständig wechselnder Präparate nicht mehr einprägen kann, wann er welche in welcher Dosierung einnehmen muss, zumal dessen Handlungssouveränität oftmals ohnehin eingeschränkt ist. Verwirrungen und Verwechslungen und damit Einnahmefehler des Patienten können die Folge der Substitutionspraxis sein. Es werden auch weitere Beeinträchtigungen der Compliance durch Substitution beschrieben. So ist auch die seelische Einstellung des Patienten zu einem bestimmten Präparat bedeutsam. Ein stetiger Präparateaustausch führt bei ängstlichen oder agitierten Patienten z.T. zu einer Einnahmeverweigerung Auch kann er Befürchtungen auslösen, dass sich ein Krankheitsbild verschlechtert.[1018] Der Glaube an die Wirkung bestimmter Medikamente darf insoweit nicht unterschätzt werden.[1019]

Auf diese durch die Substitution hervorgerufene Problemlagen muss sich der Arzt im Rahmen seiner Behandlungs- und Aufklärungspflicht einstellen, wobei sich haftungsrechtlich die Pflichtenstellungen des Arztes bei der Substitution aus den bekannten, rechtsprechungsgeprägten arzthaftungsrechtlichen Strukturen herleiten lassen. Insbesondere zwingt die Substitution zu einer verstärkten Beachtung der Grundsätze der Sicherungsaufklärung mit dem Ziel, durch Informa-

---

[1018] Deutsche Pharmazeutische Gesellschaft e.V., GSP Leitlinie.
[1019] OLG München NJW-RR 1992, 738.

tion und Kommunikation Gesundheitsrisiken durch voraussehbare Beeinträchtigungen der Compliance bei Substitution des Arzneimittels auszuschließen und vorzubeugen. Durch die verstärkte Beachtung, Anwendung und Information über Strategien der Herstellung von Compliance können sowohl die sich aus der Substitution ergebenen Einnahmefehler[1020] und die sich aus der Substitution potentiell ergebenen Beeinträchtigungen der Compliance durch Ängste verringert werden.[1021]

Ist allerdings trotz verstärkter Sicherungsaufklärung aus medizinischer Sicht vorhersehbar, dass der Patient ein compliantgerechtes Verhalten nicht zu leisten vermag (Nicht- oder Fehlanwendung des Arzneimittels), stellt es die Aufgabe des Arztes dar, den Ausschluss der Substitution zu gewährleisten. *Francke* formuliert prägnant: „Bei Beeinträchtigungen der Compliance durch Substitution und daraus folgenden Gesundheitsgefährdungen ist der Arzt verpflichtet, den Patienten in den Problemgehalt in angemessener, besonderer Weise aufzuklären (Sicherungsaufklärung). In besonderen Fallgestaltungen, in denen etwa der Fehlgebrauch vorhersehbar ist, wäre die Substitution auszuschließen."[1022]

5.6.3.2 Folgen der Substitution für die Selbstbestimmungsaufklärung

Das Arzthaftungsrecht ist insbesondere von der Maxime der Selbstbestimmung geprägt, welche vor allem das Prinzip der Einwilligung nach (Selbstbestimmungs-)aufklärung umfasst. Die Selbstbestimmungsaufklärung soll dem Patienten vor Beginn der Behandlungsmaßnahme die Möglichkeit zur selbstbestimmten Entscheidung über das „Tauschrisiko" zwischen Erkrankung und Behandlung verschaffen.[1023] Korrespondierend zu dem medizinischen Prinzip einer individuellen Therapie[1024] soll der behandelnde Arzt den Patienten konkret individuell über den Verlauf und die Risiken der in Rede stehenden Behandlung des Patienten in Kenntnis setzen. Die Risikoaufklärung bei der Arzneimitteltherapie betrifft die arzneimitteltypischen Risiken, also Kontraindikationen, Unverträg-

---

[1020] *Heuer/Heuer/Lennecke,* Compliance in der Arzneitherapie, S. 76 ff. beschreiben konkrete Möglichkeiten des Arztes, derartige Probleme zu bewältigen. Sie reichen von technischen Hilfen wie Tages- oder Wochendispenser, über Gedächtnishilfen bis zu Kontrollen der Compliance z.B. durch Arzneimittelanwendungsprofile.

[1021] Insbesondere wird eine angemessene, angstabbauende Gesprächsführung verlangt, vgl. Einzelheiten bei *Heuer/Heuer/Lennecke,* Compliance in der Arzneitherapie, S. 131 ff.

[1022] *Francke,* VSSR 2002, 299 (316).

[1023] *Hart,* Jura 2000, 64 (66).

[1024] Die medizinische Behandlung richtet sich grundsätzlich nach dem Prinzip der individuellen Therapie, d.h. der Arzt wählt unter den Therapiemöglichkeiten die auf die Konstitution des Patienten abgestimmte Therapie konkret aus.

lichkeiten, schädliche Nebenwirkungen und schädliche Wechselwirkungen des vom Patienten eingenommenen Präparats.[1025]

Sofern der Arzt dem Apotheker indes die Substitutionsmöglichkeit des verordneten Arzneimittels ermöglicht, kann der Arzt nur noch eine wirkstoffbezogene Therapieauswahl leisten, da er das konkret beim Patienten zur Anwendung kommende Arzneimittel nicht kennt. Dementsprechend bleibt ihm im Rahmen der Selbstbestimmungsaufklärung nur eine wirkstoffbezogene Aufklärung. Er kann den Patienten nur noch mit den typischen Verläufen der mit diesem Wirkstoff ausgestatteten Präparate aufklären und über die Risiken des Wirkstoffes informieren. Für die Entscheidung des Patienten relevante Risiken können sich aber auch aus den verwendeten Hilfsstoffen ergeben. Derartige Informationen kann der Arzt vor Einwilligung des Patienten in die Behandlung nicht leisten. Es besteht daher die Möglichkeit, dass er dem Patienten Informationen über Einzelheiten des konkreten Behandlungsverlaufes und einzelne Risiken vor dessen Einwilligung in die Behandlungsmaßnahme schuldig bleibt. Nach seiner Einwilligung kann sich der Patient unter den o.a. Vorbehalten darüber durch die Packungsbeilage informieren. Dass es überhaupt weitere Risiken gibt, darf der Arzt indes auch aus Selbstbestimmungsgründen nicht verschweigen. Er kann neben der wirkstoffbezogenen Aufklärung eine allgemein gehaltene Aufklärung leisten, dass es weitere relevante Risiken gibt und deren Rahmen grob umschreiben.

Legt man das in den vergangenen Kapiteln ausgearbeitete Konzept der Selbstbestimmungsaufklärung in der Arzneimitteltherapie zugrunde, folgt daraus, dass der Arzt bei aut idem neben einer wirkstoffspezifischen Aufklärung dazu verpflichtet ist, weitergehende für das Selbstbestimmungsrecht des Patienten relevante Risiken grob zu benennen, den Patienten wegen Einzelheiten dieser Risiken auf die Packungsbeilage des vom Apotheker ausgesuchten Arzneimittels zu verweisen und dem Patienten die Möglichkeit anzubieten, wegen dieser Risiken Rücksprache mit ihm nehmen zu können.

[1025] BGH NJW 1963, 393 (394); VersR 1980, 84; VersR 1982, 74 (75); VersR 1982, 147 (148); NJW 1989, 1533 (1534); OLG München VersR 1989, 198; *Francke/Hart*, Charta der Patientenrechte, S. 134; *Hart*, Arzneimitteltherapie und ärztliche Verantwortung, S. 128; *ders.* MedR 1991, 300 (306); *ders.* in: Rieger, Lexikon des Arztrechts, Stichwort 240 Arzneimittelbehandlung Rn. 14; *RGRK/Nüßgens*, § 823 Anh. II, Rn. 47.

6 Schlussbetrachtung

Die vorliegende Untersuchung hat ergeben, dass Arzneimittel gerade in der hausärztlichen Praxis eingesetzt werden, wobei die Tätigkeit des Hausarztes in der Behandlung häufig wiederkehrender Krankheiten besteht, die alle Patienten mehr oder weniger teils aus eigener oder der Erfahrung von Menschen aus seiner unmittelbaren Umgebung bekannt sind. Deshalb ist eine Arzneimitteltherapie in der hausärztlichen Praxis ebenfalls häufig auf stets wiederkehrende Krankheitsbilder ausgerichtet. Im Rahmen der ambulanten Arzneimitteltherapie besteht dabei grundsätzlich ein hoher Kommunikationsbedarf zwischen Arzt und Patient, da der Patient verstärkt in die Therapiedurchführung eingebunden ist. Aus diametralen Patientenerwartungen – einerseits ist das Arzneimittel Ausdruck eines naturwissenschaftlichen Behandlungskonzepts, das eine schnelle Heilung verspricht, andererseits besteht auch wegen der Risiken von Arzneimitteln eine gewisse Skepsis gegenüber der Anwendung von Arzneimitteln - entwickeln sich *Patientenerwartungen an eine verbesserte Arzt-Patient-Beziehung, die ihm auf der Grundlage einer veränderten Kommunikation mehr Therapiesicherheit durch Beratung, Information und Aufklärung bietet und ihn gleichzeitig auch an eine realistische Einschätzung der Arzneimitteltherapie heranführt.* Der Patient will vom Arzt nicht als zu behandelndes Objekt, sondern zuvorderst als eigenständiges Individuum, als Subjekt, gesehen werden, das für ein aufgetretenes gesundheitliches Problem den Fachmann als „Dienstleister" benötigt, weswegen sich die fachmedizinische Kompetenz des Arztes und eine psychischsoziale zwischenmenschliche Interaktion ergänzen müssen. Dies hat deutlich werden lassen, dass das *partnerschaftliche Modell einer Arzt-Patient-Beziehung eine angemessene Gestaltungsmöglichkeit* vor dem Hintergrund eines gewandelten Krankheitspanoramas sowie der Begrenztheit des medizinischen Wissens und des medizinischen Fortschritts ist. Dabei eröffnet die Packungsbeilage als außerhalb der Arzt-Patient-Beziehung bestehende Informationsmöglichkeit des Patienten keine optimale Bedingungen für eine angemessene Kommunikation, da sie für den Arzt und dessen kommunikative Aufgaben bzgl. der Kommunikation einzuspringen scheint.

Der medizinsoziologischen Forderung nach Information entsprechen rechtlich die patientenbezogenen Informationspflichten der ärztlichen Sicherungs- und Selbstbestimmungsaufklärung.

Diese Pflichten des Arztes sind seine Berufspflichten und zugleich Hauptpflichten des Behandlungsvertrages. Die Verletzung der Sicherungsaufklärung stellt dabei im Unterschied zur Selbstbestimmungsaufklärung keine Aufklärungspflichtverletzung, sondern einen Behandlungsfehler dar, da sie der ärztlichen Behandlung als ein therapeutischer Bestandteil zugeordnet wird. Behandlungsfehler und Aufklärungspflichtverletzung bedeuten zugleich die Pflichtwidrigkeit im Sinne des § 280 I 1 BGB und sind identisch mit dem Vertretenmüssen nach § 280 I 2 BGB. Die Beweislast für eine Aufklärungspflichtverletzung trägt der Arzt.

Zwar haben sich die Rechtssprechungsgrundsätze zur ärztlichen Aufklärung zu einem großen Teil aus anderen medizinischen Fachgebieten entwickelt, die entwickelten Grundsätze sind aber grundsätzlich auf alle Behandlungsarten anwendbar. So hat der behandelnde Arzt auch im Rahmen einer Arzneimitteltherapie den Patienten sowohl eine adäquate Sicherungs- als auch eine adäquate Selbstbestimmungsaufklärung zukommen zu lassen.

Die Sicherungsaufklärung dient dem gesundheitlichen Interesse des Patienten, indem sie ihn einerseits zu therapiegerechten Verhalten anhalten und andererseits vor bestehenden Gesundheitsrisiken warnen sowie Handlungsanweisungen für ihr Eintreten aufzeigen soll. Im Bereich der Arzneimitteltherapie hat die Sicherungsaufklärung die Aufgabe, die Bereitschaft des Patienten zum regelmäßigen und adäquaten Gebrauch des Arzneimittels zu fördern und gefahrenvorsorgend vor Risiken der Arzneimitteltherapie zu warnen sowie zugleich sicherzustellen, dass der Patient beim Auftreten von unerwünschten Wirkungen geeignete Gegenmaßnahmen einleiten kann. *Die Aufklärungsinhalte und deren Vermittlung sind dabei auf den Bedarf der Situation und den Patienten einzustellen, d.h. situativ und individuell festzulegen.*

Der zentrale Zweck der Selbstbestimmungsaufklärung ist der Schutz des Selbstbestimmungsrechts des Patienten, indem ihm eine verantwortliche Beteiligung im Rahmen der Behandlung ermöglicht wird. Für die Arzneimitteltherapie muss eine Aufklärung in diesem Sinne alle Nutzen-Risiko-Gesichtspunkte der Arzneimitteltherapie darlegen, die für seine Entscheidung wesentlich sind. Grundsätzlich und auch im Rahmen der Arzneimitteltherapie richtet sich der Aufklärungsumfang der Risikoaufklärung nach der Gefahrentypizität, der Indikationslage der Behandlung sowie der Größe des Behandlungsrisikos. Dabei bilden diese Gesichtspunkte nicht die Obergrenze der dem Patienten geschuldeten Aufklärung, da übergeordnet über den Kriterien, welche dem Arzt eine Orientierungshilfe bieten, das Informationsbedürfnis des Patienten steht. *Die Aufklärung ist konkret-individuell auf die Behandlungssituation und den zu behandelnden Patienten zuzuschneiden.*

Die Packungsbeilage stellt eine produktbezogene, generell-abstrakte Information für den Verbraucher dar, ihr Inhalt ist also im Gegensatz zur ärztlichen Aufklärung weder auf die konkrete medizinische Behandlung noch auf den individuellen Patienten abgestimmt. Deswegen, und, da man Aufklärung nicht als reine Informationsdarstellung, sondern als Informationsvermittlung im Rahmen von Arzt-Patient-Kommunikation begreifen muss, will man die Ziele von Sicherungs- und Selbstbestimmungsaufklärung ernst nehmen, *kann die Packungsbeilage nicht die ärztliche Aufklärung ersetzen*. Dem *Arzt* kommt im Rahmen der Arzneimitteltherapie im Zusammenspiel mit der Packungsbeilage eine *Individualisierungs-, Ergänzungs- und Informationsvermittlungsfunktion zu*.

Das Merkblatt ist im Gegensatz zur Packungsbeilage zwar auf eine konkrete Therapieform ausgerichtet, berücksichtigt aber wiederum nicht die Individualität des Patienten. Indes kann es standardisierte Behandlungen (Routinebehandlungen) im Rahmen einer Arzneimitteltherapie geben, die es gerechtfertigt erscheinen lassen, Merkblätter im Sinne einer schriftlichen Aufklärung mit einer anschließenden Fragelast des Patienten einzusetzen: Folgende Kriterien müssen hierfür erfüllt sein:

(1) Häufigkeit der ärztlichen Maßnahme
(2) Schriftliche Risikoverständlichkeit
(3) Unerheblichkeit der individuellen Patienteneigenschaften
(4) Behandlung leichterer Erkrankungen und Verletzungen
(5) Geringe Risiken der Arzneibehandlung
(6) Kein hoher Schadensumfang bei Verwirklichung der Risiken

Die „Routinebehandlung" ist dabei im Ergebnis arzthaftungsrechtlich kaum präzisierbar. Der Begriff stellt eher ein Stichwort für ein Problemfeld dar, das Anlass zu einer genauen Prüfung des Umfanges der ärztlichen Aufklärungspflicht und dessen Begrenzungsmöglichkeiten ist. Eine generell taugliche Definition bietet sich nicht an.

Auf die durch aut idem hervorgerufenen Problemlagen muss sich der Arzt im Rahmen seiner Behandlungs- und Aufklärungspflicht einstellen, wobei sich haftungsrechtlich die Pflichtenstellungen des Arztes bei der Substitution aus den bekannten, rechtsprechungsgeprägten arzthaftungsrechtlichen Strukturen herleiten lassen. Dem Arzt obliegt es im Rahmen seiner Pflicht zur standardgemäßen Behandlung zu entscheiden, ob eine Substitution überhaupt pharmakologisch möglich ist. Auch zwingt die Substitution zu einer verstärkten Beachtung der Grundsätze der Sicherungsaufklärung mit dem Ziel, durch Information und Kommunikation Gesundheitsrisiken durch voraussehbare Beeinträchtigungen der Compliance bei Substitution des Arzneimittels auszuschließen und vorzubeugen. Im Rahmen der Selbstbestimmungsaufklärung kann der Arzt nur eine wirkstoffbezogene Aufklärung leisten, also. den Patienten nur noch mit den typischen Verläufen der mit diesem Wirkstoff ausgestatteten Präparate aufklären und über die Risiken des Wirkstoffes informieren.

Literaturverzeichnis

Ackerknecht, Erwin	Geschichte der Medizin, 7. Auflage, Stuttgart 1992.
Ankermann, Ernst	Haftung für fehlerhaften oder fehlenden ärztlichen Rat, in: Deutsch/Klingmüller/Kullmann (Hrsg.), Festschrift für Erich Steffen zum 65. Geburtstag am 28. Mai 1995 - Der Schadensersatz und seine Deckung, Berlin/New York 1995, S. 1. (zit.: Ankermann, FS Steffen)
Anschütz, Felix	Geisteswissenschaftliche Grundlagen der modernen Medizin, in: Beckmann, Jan (Hrsg.), Fragen und Probleme einer medizinischen Ethik, Berlin/New York 1996, S. 45. (zit.: Anschütz, Geisteswissenschaftliche Grundlagen der modernen Medizin)
Arbeitskreis Medizinerausbildung der Robert-Bosch-Stiftung – Murrhardter Kreis	Das Arztbild der Zukunft, Analysen künftiger Anforderungen an den Arzt, Konsequenzen für die Ausbildung und Wege zu ihrer Reform, 3. Auflage, Gerlingen 1995. (zit.: Murrhardter Kreis, Das Arztbild der Zukunft)
Armbrüster, Christian	Der praktische Fall – Bürgerliches Recht: Der mißglückte Heileingriff, JuS 1997, 907.
Badura, Bernhard /Hart, Dieter /Schellschmidt, Henner	Bürgerorientierung des Gesundheitswesens, Baden-Baden 1999.
Badura, Bernhard /Schellschmidt, Henner	Sozialwissenschaftlicher Gutachtenteil, in: Badura, Bernhard/ Hart, Dieter/ Schellschmidt, Henner, Bürgerorientierung des Gesundheitswesens, Baden-Baden 1999, S. 39. (zit.: Badura/Schellschmidt, Bürgerorientierung des Gesundheitswesens, sozialwissenschaftlicher Gutachtenteil)
Baier, Horst:	Der Werte- und Strukturwandel im Gesundheitswesen, in: Becker/Schipperges (Hrsg.), Medizin im Wandel, Berlin/Heidelberg/New York, S. 41.
Bar, Christian von	Verkehrspflichten, Köln/Berlin/Bonn/München 1980.

Baumann, Ch. / Kimmel, A. / Pfeiffer, W.M.	Zur Analyse anästhesiologischer Aufklärungsgespräche, in: Lawin, Peter/Huth, Hanno, Grenzen der ärztlichen Aufklärungs- und Behandlungspflicht: interdisziplinäre Tagung in Münster, Stuttgart 1982, S. 43.
	(zit.: Baumann/Kimmel/Pfeiffer, Zur Analyse anästhesiologischer Aufklärungsgespräche)
Beie/Horn / Kraft-Krumm	Gesundheitsverhalten und Krankheitsgewinn. Zur Methodik einer Studie über Widerstand gegen Gesundheitsaufklärung, in: Bundeszentrale für gesundheitliche Aufklärung (Hrsg.), Europäische Monographien zur Forschung in Gesundheitserziehung 2, S. 63.
Bergmann, Karl-Otto	Die ärztliche Aufklärungspflicht in der aktuellen Rechtsprechung, Arzt und Krankenhaus 2001, 81.
Bergmann, Karl-Otto	Die Haftung des Arztes als Anwender von Arzneimitteln und Medizinprodukten für Behandlungsfehler, in: Arbeitsgemeinschaft Rechtsanwälte im Medizinrecht e.V. (Hrsg.), Arzneimittel und Medizinprodukte: Neue Risiken für Arzt, Hersteller und Versicherer, Berlin 1997, S. 105.
	(zit.: Bergmann, Die Haftung des Arztes als Anwender).
Bergmann, Karl-Otto	Die Arzthaftung, 2. Auflage, Berlin/Heidelberg 2004.
Besch, Volker	Produkthaftung für fehlerhafte Arzneimittel –Eine Untersuchung über die materiell- und verfahrens-, insbesondere beweisrechtlichen Probleme des Arzneimittelhaftungsrechts, Baden-Baden 1999.
	(zit. Besch, Produkthaftung für fehlerhafte Arzneimittel)
BGB-RGRK	Mitglieder des Bundesgerichtshofes (Hrsg.), Das Bürgerliche Gesetzbuch, Kommentar mit besonderer Berücksichtigung der Rechtsprechung des Reichsgerichts und des Bundesgerichtshofes, Band II, 5. Teil, 12. Auflage, Berlin/New York 1989.
	(zit.: RGRK/Bearbeiter)
Blasius, Helga/ Cranz, Hubertus	Arzneimittel und Recht in Europa, Stuttgart 1998.

Blasius, Helga/ Müller-Römer, Dietrich/ Fischer, J.	Arzneimittel und Recht in Deutschland, Stuttgart 1998.
Bodem, S. H.	Bedeutung der Placebowirkung in der praktischen Arzneitherapie, Pharm. Ztg. 139 (1994), 4493.
Bodenburg, Reinhard	Entzerrung der ärztlichen Aufklärungspflicht: Grundaufklärung und Einschätzungsprärogative, NJW 1981, 601.
Bohlken, Jens	Ärztliche Kommunikation, in: Schuller, Alexander/ Heim, Nikolaus/ Halusa, Günther (Hrsg.), Medizinsoziologie, Ein Studienbuch, Stuttgart/Berlin/Köln 1992, S. 108.
	(zit.: Bohlken, Ärztliche Kommunikation)
Bolsinger, Markus P.	Dogmatik der Arzthaftung, Baden-Baden 1999.
Bönsch, Manfred	Das Lehrer/in-Schüler/in-Verhältnis, in: Roth, Leo (Hrsg.), Pädagogik, Handbuch für Studium und Praxis, 2. Auflage, München 2001, S. 885.
	(zit.: Bönsch, Das Lehrer/in-Schüler/in-Verhältnis)
Braschos, 'Franz-Josef	Der Ersatz immaterieller Schäden im Vertragsrecht, Köln/Berlin/Bonn/München 1979.
Brenner, Michael	Verfassungsrechtliche Vorgaben der ärztlichen Therapiefreiheit und die Aufhebung des Substitutionsverbots, SGb 2002, 129.
Brockhaus	Enzyklopädie in 15 Bänden, 2. Auflage, Leipzig 2002.
Brockmeyer et al.	(2001), Testing of the radability of package inserts at a community pharmacy, Pharm. Ind. 63,2, S. 114.
Broglie, M.	Aut-idem-Regelung führt zu grotesker Haftungssituation, Der Internist 2001, M 290.
Brüggemeier, Gert	Deliktsrecht, Baden-Baden 1986.
Brüggemeier, Gert	Prinzipien des Haftungsrechts, Baden-Baden 1999.
Brüggemeier, Gert	Produkthaftung und Produktsicherheit, ZHR 152 (1988), S. 511.
Bruns, Wolfgang	Neue Gesetze im Arztrecht, ArztRecht 2002, 316.

Buchberger, Dietmar	Generika/Bioäquivalenz und Bioverfügbarkeit am Beispiel: Isosorbiddinitrat, abzurufen unter der Homepage des Deutschen Generikaverbandes: www.generika.de.
Buchborn, Eberhard	Zur Verrechtlichung der Medizin, MedR 1984, 126.
Bundesministerium für Gesundheit und soziale Sicherung/ Bundesministerium der Justiz (Hrsg.)	Patientenrechte in Deutschland, Leitfaden für Patienten und Ärzte, 2. Auflage, Bonn 2003. (zit.: Patientenrechte in Deutschland)
Bundesverband der Pharmazeutischen Industrie e.V. (Hrsg.)	Pharma-Daten 2001, 31. Auflage, Berlin 2001. Pharma-Daten 2002, 32. Auflage, Berlin 2002. Pharma-Daten 2003, 33. Auflage, Berlin 2003. (zit.: BPI, Pharmadaten Jahr)
Burnum, J.F.	(1976) Preventability of Adverse Drug Reactions, Annals of Internal Medicine 85, 80.
Canaris, Clau-Wilhelm	Schutzgesetze-Verkehrspflichten-Schutzpflichten, in: Canaris, Claus-Wilhelm/ Diederichsen, Uwe (Hrsg.), Festschrift für Karl Larenz zum 80. Geburtstag am 23. April 1983, München 1983, S. 27. (zit.: Canaris, 2. FS Larenz)
Carstensen, Gert	Vom Heilversuch zum medizinischen Standard, DÄBl. 1986, B-1736.
Coper, H./Schulze, G.	Arzneibehandlung im Alter, in: Dölle, W./ Müller-Oerlinghausen, B./Schwabe, U. (Hrsg.), Grundlagen der Arzneimitteltherapie, Mannheim/Wien/Zürich, 1986, S. 419. (zit.: Coper/Schulze, Arzneibehandlung im Alter)
Cranz,H. /Zalewski, T.	Die Rolle des Patienten bei der Arzneimittelverordnung, Deutsche Apothekerzeitung 126 (1986), 469.
Czechanowski, B. / Weber, E.	Pathogenese und Klassifikation der unerwünschten Arzneimittelwirkungen, in: Dölle, W./Müller-Oerlinghausen, B./Schwabe, U. (Hrsg.), Grundlagen der Arzneimitteltherapie, Mannheim/Wien/Zürich, 1986, S. 270. (zit.: Czechanowski/Weber, Pathogenese und Klassifikation der unerwünschten Arzneimittelwirkungen)

Damm, Reinhard   Risikosteuerung im Zivilrecht – Privatrecht und öffentliches Recht im Risikodiskurs, in: Hoffmann-Riem/Schmidt-Aßmann (Hrsg.), Öffentliches Recht und Privatrecht als wechselseitige Auffangordnungen, Baden-Baden 1995.

(zit.: Damm, Risikosteuerung im Zivilrecht)

Damm, Reinhard   Entwicklungstendenzen der Expertenhaftung, JZ 1991, 373.

Damm, Reinhard   Imperfekte Autonomie und Neopaternalismus, MedR 2002, 375.

Damm, Reinhard   Persönlichkeitsschutz und medizintechnische Entwicklung. Auf dem Weg in die persönlichkeitsrechtliche Moderne, JZ 1998, 926.

Däubler, Wolfgang   Die Reform des Schadensersatzrechts, JuS 2002, 625.

Deutsch, Erwin   Zu den Anforderungen an die ärztliche Aufklärung bei öffentlich empfohlenen Impfungen, JZ 2000, 902.

Deutsch, Erwin   Reform des Arztrechts. Ergänzende Regeln für das ärztliche Vertrags-(Standes-) und Haftungsrecht? NJW 1978, 1657.

Deutsch, Erwin   Der Zeitpunkt der ärztlichen Aufklärung und die antezipierte Einwilligung des Patienten, NJW 1979, 1905.

Deutsch, Erwin   Über die Zukunft des Schmerzensgeldes, ZRP 1998, 291.

Deutsch, Erwin   Schmerzensgeld für Vertragsverletzungen und bei Gefährdungshaftung, ZRP 2001, 351.

Deutsch, Erwin   Aufklärung und Einwilligung vor Impfungen, VersR 1998, 1053.

Deutsch, Erwin   Gesetzliche Voraussetzungen, in: Dölle, W./Müller-Oerlinghausen, B./Schwabe, U. (Hrsg.), Grundlagen der Arzneimitteltherapie, Mannheim/Wien/Zürich, 1986, S. 9.

(zit.: Deutsch, Gesetzliche Voraussetzungen)

Deutsch, Erwin   Die Medizinhaftung nach dem neuen Schuldrecht und dem neuen Schadensrecht, JZ 2002, 588.

Deutsch, Erwin	Zum Verhältnis von vertraglicher und deliktischer Haftung, in: Pawlowski, Hans-Martin/ Wieacker, Franz (Hrsg.), Festschrift für Karl Michaelis zum 70. Geburtstag am 21. Dezember 1970, Göttingen 1970, S. 26. (zit.: Deutsch, FS Michaelis)
Deutsch, Erwin	Theorie der Aufklärungspflicht des Arztes, VersR 1981, 293.
Deutsch, Erwin	Schutzbereich und Tatbestand des unerlaubten Heileingriffs im Zivilrecht, NJW 1965, 1985.
Deutsch, Erwin/ Geiger, Michael	Medizinischer Behandlungsvertrag. Empfiehlt sich eine besondere Regelung der zivilrechtlichen Beziehung zwischen dem Arzt und dem Patienten im BGB? in: Bundesminister der Justiz (Hrsg.), Gutachten und Vorschläge zur Überarbeitung des Schuldrechts, Bd. II, Köln 1981, S. 1049. (zit.: Deutsch/Geiger, Medizinischer Behandlungsvertrag)
Deutsch, Erwin/ Lippert, Hans-Dieter	Kommentar zum Arzneimittelgesetz (AMG), Berlin, Heidelberg, New York 2001. (zit.: Deutsch/Lippert, AMG)
Deutsch, Erwin/ Spickhoff, Andreas	Medizinrecht - Arztrecht, Arzneimittelrecht, Medizinprodukterecht und Transfusionsrecht, 5. Auflage, Berlin/Heidelberg/New York 2003. (zit.: Deutsch/Spickhoff, Medizinrecht)
Di Fabio, Udo	Risikoentscheidungen im Rechtsstaat: Zum Wandel der Dogmatik im öffentlichen Recht, insbesondere am Beispiel der Arzneimittelüberwachung, Tübingen 1994. (zit.: di Fabio, Risikoentscheidungen im Rechtsstaat)
Diederichsen, Uwe	Zur gesetzlichen Neuordnung des Schuldrechts, AcP 182 (1982), 101.
Diercksen, G.	Der „Beipackzettel" in medizinischen Präparatepackungen, Fortschritt oder Rückschritt in der Medizin? MedR 1984, 137.

Dierks, Marie-Luise /Bitzer, Eva-Maria / Lerch, Magnus /Martin, Sabine / Röseler, Sabine / Schienkiewitz, Anja / Siebeneick, Stafanie / Schwartz, Friedrich Wilhelm	Patientensouveränität, Der autonome Patient im Mittelpunkt. Arbeitsbericht Nr. 195 der Akademie für Technikfolgenabschätzung in Baden-Württemberg, Stuttgart, 2001. (zit.: Dierks et al., Patientensouveränität)
Dierks, Marie-Luise /Schwartz, Friedrich Wilhelm	Patienten, Versicherte, Bürger – die Nutzer des Gesundheitssystems, in: Schwartz, Friedrich Wilhelm (Hrsg.), Das Public Health Buch, 2. Auflage, München/Jena 2003, S. 314. (zit.: Dierks/Schwartz, Patienten, Versicherte, Bürger)
Dölle, W./Müller-Oerlinghausen, B./Schwabe, U. (Hrsg.)	Grundlagen der Arzneimitteltherapie, Mannheim/Wien/Zürich, 1986.
Dölle, W./Müller-Oerlinghausen, B./Schwabe, U. (Hrsg.)	Vorwort, in: Dölle, W./Müller-Oerlinghausen, B./Schwabe, U. (Hrsg.), Grundlagen der Arzneimitteltherapie, Mannheim/Wien/Zürich, 1986.
Drews, J.	Warum und wie entstehen neue Arzneimittel, in: Dölle, W./Müller-Oerlinghausen, B./Schwabe, U. (Hrsg.), Grundlagen der Arzneimitteltherapie, Mannheim/Wien/Zürich, 1986, S. 1. (zit.: Drews, Warum und wie entstehen neue Arzneimittel)
Duden	Fremdwörterbuch, 5. Auflage, Mannheim 2004.
Duden	Das Bedeutungswörterbuch, 3. Auflage, Mannheim 2002.
Duden	Stilwörterbuch, 8. Auflage, Mannheim 2001.
Dürr, Hermann/ Schubert, Reinhard	Schmerzensgeld bei Gefährdungshaftung, ZRP 1975, 225.

Düsing, Ra./ von der Heyden-Karas, A./ Düsing, Ro./ Vetter, H. Aufklärung aus internistischer Sicht, in: Madea, B./ Winter, U.J./ Schwonzen, M./ Radermacher, D. (Hrsg.), Innere Medizin und Recht, Konfrontation – Kommunikation – Kooperation, Berlin/Wien 1996, S. 22.

(zit.: Düsing/ von der Heyden-Karas/ Düsing/ Vetter, Aufklärung aus internistischer Sicht)

Eckart, Wolfgang U. Geschichte der Medizin, 4. Auflage, Berlin/Heidelberg/New York 2001.

Ehlers, Alexander Die ärztliche Aufklärung vor medizinischen Eingriffen, Köln/Berlin/Bonn/München 1987.

(zit.: Ehlers, Die ärztliche Aufklärung)

Eisner, Beat Die Aufklärungspflicht des Arztes: die Rechtslage in Deutschland, der Schweiz und den USA, Bern 1992.

(zit.: Eisner, Die Aufklärungspflicht des Arztes)

Erdwien, Birgitt Arzt-Patient-Kommunikation im Krankenhaus, Dissertation Bremen, im Erscheinen.

Ermann, Walter Handkommentar zum Bürgerlichen Gesetzbuch, Bd. I, 10. Auflage, Münster 2000.

(zit.: Ermann/Bearbeiter)

Eser, Albin Beobachtungen zum „Weg der Forschung" im Recht der Medizin, in: Eser (Hrsg.), Recht und Medizin, Darmstadt 1990, S. 1.

(zit.: Eser, Beobachtungen zum „Weg der Forschung" im Recht der Medizin)

Esser, Josef / Schmidt, Eike Schuldrecht Band I Allgemeiner Teil, Teilband 2 8. Auflage, Heidelberg 2000.

Estler, C.-J. Grundlagen der Arzneimittelnebenwirkungen – Allgemeine Ursachen und Klassifizierung von unerwünschten Arzneimittelwirkungen, in: Ammon, Hermann P.T. (Hrsg.), Arzneimittelneben- und –wechselwirkungen, Ein Handbuch und Tabellenwerk für Ärzte und Apotheker, 3. Auflage Stuttgart 1991, S. 3.

(zit.: Estler, Grundlagen der Arzneimittelwirkungen)

Farthmann, Eduard, H.   Abschied vom "statischen" Kunstfehlerbegriff, in: Jung/ Schreiber (Hrsg.), Arzt und Patient zwischen Therapie und Recht, Stuttgart 1981, S. 129.

(zit.: Farthmann, Abschied vom „statischen" Kunstfehlerbegriff)

Fischer, G.   Beweisführungslast hinsichtlich der sogenannten therapeutischen Aufklärungspflicht, JR 1981, 501.

Fischer, Gerfried/ Lilie, Hans   Ärztliche Verantwortung im europäischen Rechtsvergleich, Köln/Berlin 1999

Flatten, Jörg   Die Haftung nach dem Arzneimittelgesetz, MedR 1993, 463.

Forth, Wolfgang   Bioverfügbarkeit – abhängig von vielen Faktoren, DÄBl. 1990, B 1514.

Francke, Robert   Rechtliche Bewertung der neuen Steuerungsinstrumente am Beispiel der Arzneimittelversorgung und ihre Auswirkungen auf die Therapiefreiheit des Arztes, VSSR 2002, 299.

Francke, Robert   Ärztliche Berufsfreiheit und Patientenrechte - eine Untersuchung zu den verfassungsrechtlichen Grundlagen des ärztlichen Berufsrechts und des Patientenschutzes, Stuttgart 1994.

(zit.: Francke, Ärztliche Berufsfreiheit und Patientenrechte)

Francke, Robert / Hart, Dieter   Bürgerbeteiligung im Gesundheitswesen, Rechtsgutachten im Auftrage des Bundesministeriums für Gesundheit und des Ministeriums für Frauen, Jugend, Familie und Gesundheit des Landes Nordrhein-Westfalen, Band 1 Rechtsgutachten, Bremen 2000

Francke, Robert /Hart, Dieter   Rechtswissenschaftlicher Gutachtenteil, in: Badura, Bernhard/ Hart, Dieter/Schellschmidt, Henner, Bürgerorientierung des Gesundheitswesens, Baden-Baden 1999, S. 135.

(zit.: Francke/Hart, Bürgerorientierung des Gesundheitswesens – rechtswissenschaftlicher Gutachtenteil)

Francke, Robert/ Hart, Dieter   Off label use, SGb 2003, 653.

Francke, Robert/ Hart, Dieter	Ärztliche Verantwortung und Patienteninformation, Stuttgart 1987.
Francke, Robert/ Hart, Dieter	Charta der Patientenrechte, Baden-Baden 1999.
Francke, Robert/ Mühlenbruch, Sonja	Prävention – Ziele und Regulierbarkeit, FfG 2004, 115.
Franz, Karljosef/ Hansen, Karl-Justus	Aufklärung aus ärztlicher und juristischer Sicht, 2. Auflage, München 1998.
Franzki, Harald	Von der Verantwortung des Richters für die Medizin – Entwicklungen und Fehlentwicklungen der Rechtsprechung zur Arzthaftung, MedR 1994, 171.
Fuchs, Jörg/ Hippius, Marion/ Schaefer, Marion	So wünschen sich Patienten ihre Packungsbeilage, www.pharmazeutische-zeitung.de .
Fülgraff, G./ Quiring, K.	Arzneitherapie: was gibt es Neues? Stuttgart 1989 .
Fülgraff, Georges	Wie sicher sind Arzneimittel? Bundesgesundheitsblatt 1978, 177.
Fürstler, Gerhard/ Hausmann, Clemens	Psychologie und Sozialwissenschaft für Pflegeberufe 2: Klinische Psychologie – Behinderung – Soziologie, Wien 2000.
Gahl, Klaus	Beziehung zwischen Arzt und Patient, in: Kahlke, Winfried/ Reiter-Theil, Stella, Ethik in der Medizin, Stuttgart 1995, S. 23.
	(zit.: Gahl, Beziehung zwischen Arzt und Patient)
Gaisbauer, Georg	Ärztliche Aufklärungspflicht bei medikamentöser Heilbehandlung - Anmerkungen zu OGH 12.7.1990, 7 Ob 593/90, JBl. 1991, 756.
Gaisbauer, Georg	Anmerkung zum Urt. OLG Köln v. 11.12.1991, 27 U 84/91, VersR 1993, 1234.
Gehrlein, Markus	Neuere Rechtsprechung zur ärztlichen Berufshaftung, ZMGR 2003, 7.
Geigel, Reinhart / Schlegelmilch, Guenter	Der Haftpflichtprozess, 24. Auflage, München 2004.

Geisler, Linus	Arzt und Patient – Begegnung im Gespräch, 4. Auflage 2002.
Geisler, Linus	Arzt-Patient-Beziehung im Wandel, Beitrag im Schlussbericht der Enquete-Kommission „Recht und Ethik der modernen Medizin", Bt-Drs. 14/9020 S. 216.
Geiß, Karlmann/ Greiner, Hans-Peter	Arzthaftpflichtrecht, 4. Auflage, München 2001.
Gerhardt, Uta	Gesellschaft und Gesundheit: Begründung der Medizinsoziologie, Frankfurt a. M. 1991 S. 62.
Giebel, Gerald D./ Wienke, Albrecht/ Sauerborn, Jürgen/ Edelmann, Martin/ Menningen, Rudolf/ Dievenich, Anne	Das Aufklärungsgespräch zwischen Wollen, Können und Müssen, NJW 2001, 863.
Giesen, Dieter	Zwischen ärztlichem Paternalismus und Selbstbestimmungsrecht des Patienten – Ärztliche Tätigkeit im Lichte der Rechtsprechung in Deutschland, Österreich und der Schweiz, in: Festschrift für Jozef Skapski, Krakow 1994, S. 45. (zit.: Giesen, FS Skapski)
Giesen, Dieter	Anmerkung zu BGH, Urt. V.7.4.1992 – VI ZR 192/91, JZ 1993, 315.
Giesen, Dieter	Arzthaftungsrecht im Umbruch, JZ 1982, 391.
Giesen, Dieter	Wandlungen im Arzthaftungsrecht. Die Entwicklung der höchstrichterlichen Rechtsprechung auf dem Gebiet des Arzthaftungsrechts in den achtziger Jahrten, JZ 1990, 1053.
Giesen, Dieter	Arzthaftungsrecht, 4. Auflage, Tübingen 1995.
Glatz, Christian	Der Arzt zwischen Aufklärung und Beratung – Eine Untersuchung über ärztliche Hinweispflichten in Deutschland und den Vereinigten Staaten, Berlin 1998.
Göben, Jens	Das Mitverschulden des Patienten im Arzthaftungsrecht, Frankfurt a. M. 1998.

Groll, Erhard	Der Arzneimittelkompaß für Patienten, Stuttgart New York 1991.
Gundert-Remy, U. / *Moentmann, V. /* *Weber, E.*	Studien zur Regelmäßigkeit der Einnahme verordneter Medikamente bei stationären Patienten, 1. Methodik und Basisdaten, Innere Medizin, 5 (1978), 27.
Günther, Hans Helmut	Sorgfaltspflichten bei Neuentwicklung und Vertrieb pharmazeutischer Präparate, NJW 1972, 309.
Haaskarl, Horst	Haftung für Arzneimittelnebenwirkungen, in: Weber, Ellen (Hrsg.) Taschenbuch der unerwünschten Arzneiwirkungen, 2. Auflage, Stuttgart 1988, S. 24. (zit.: Haaskarl, Haftung für Arzneimittelnebenwirkungen)
Haaskarl, Horst	Sicherheit durch Information im Arzneimittelrecht, NJW 1988, 2265.
Halusa, Günter	Lebenserwartung und Medizin, in: Schuller, Alexander/ Heim, Nikolaus/Halusa, Günther (Hrsg.), Medizinsoziologie, Ein Studienbuch, Stuttgart/Berlin/Köln 1992, S. 138. (zit.: Halusa, Lebenserwartung und Medizin)
Hämmerli, U. P.	Grenzen der Selbstbestimmung, MMW 1980, 31.
Hanau, Peter	Arzt und Patient-Partner oder Gegner, in: Prütting, Hanns (Hrsg.), Festschrift für Gottfried Baumgärtel zum 70. Geburtstag, Köln/Berlin/Bonn/München 1990, S. 121. (zit.: Hanau, FS Baumgärtel)
Hart, Dieter	Zum Management von Arzneimittelrisiken durch Ärzte und Unternehmen, in: Preuß (Hrsg.), Risikoanalysen, Über den Umgang mit Gesundheits- und Umweltgefahren, Band 2, Heidelberg 1998, S. 165. (zit.: Hart, Zum Management von Arzneimittelrisiken)
Hart, Dieter	Stellungnahme für die öffentliche Anhörung in der gemeinsamen Sitzung des Rechts- und Gesundheitsausschusses des deutschen Bundestages am 27. Februar 2002 zum Gesetzentwurf der Bundesregierung; Entwurf eines 2. Gesetzes zur Änderung schadensersatzrechtlicher Vorschriften (Stand: 07.12.2001), abzurufen unter www.igmr.uni-bremen.de .

Hart, Dieter   Der mündige Patient – Patienten als kompetente Partner für die moderne Medizin, medgen 2003, 60.

Hart, Dieter   Arzneimittelinformation zwischen Sicherheits- und Haftungsrecht, MedR 2003, 603.

Hart, Dieter   Einbeziehung des Patienten in das Gesundheitssystem, in: Schwartz, Friedrich Wilhelm (Hrsg.), Das Public Health Buch, 2. Auflage, München/Jena 2003, S. 333.

(zit.: Hart, Einbeziehung des Patienten in das Gesundheitssystem)

Hart, Dieter   Zur Vereinbarkeit einer Reform des arzneimittelgesetzlichen Haftungsrechts mit europäischem Recht, in: Krämer/Micklitz/Tonner (Hrsg.), Recht und diffuse Interessen in der Europäischen Rechtsordnung, Liber amicorum Norbert Reich, Baden-Baden 1997, S. 701.

(zit.: Hart, Reform des arzneimittelgesetzlichen Haftungsrechts)

Hart, Dieter   Arzneimitteltherapie und ärztliche Verantwortung, Stuttgart 1990.

Hart, Dieter   Autonomiesicherung im Arzthaftungsrecht – Ein Beitrag zur Entkoppelung von ärztlicher Aufklärungspflicht und Körperverletzung, in: Heldrich, Andreas/ Schlechtriem, Peter/ Schmidt, Eike (Hrsg.), Recht im Spannungsfeld von Theorie und Praxis, Festschrift für Helmut Heinrichs zum 70. Geburtstag, München 1998, S. 291.

(zit.: Hart, FS Heinrichs)

Hart, Dieter   Ärztliche Leitlinien - Definitionen, Funktionen, rechtliche Bewertungen. Gleichzeitig ein Beitrag zum medizinischen und rechtlichen Standardbegriff, MedR 1998, 8.

Hart, Dieter   Grundlagen des Arzthaftungsrechts: Leistungs- und Haftungsschuldner, Jura 2000, 14.

Hart, Dieter   Grundlagen des Arzthaftungsrechts: Pflichtengefüge, Jura 2000, 64.

Hart, Dieter   „Organisationsaufklärung". Zum Verhältnis von Standardbehandlung, Organisationspflichten und ärztlicher Aufklärung, MedR 1999, 47.

Hart, Dieter	Die Reform des Arzneimittelhaftungsrechts, in: Arbeitsgemeinschaft Rechtsanwälte im Medizinrecht e.V. (Hrsg.), Arzneimittel und Medizinprodukte: Neue Risiken für Arzt, Hersteller und Versicherer, Berlin/Heidelberg 1997, S. 47.
	(zit.: Hart, Die Reform des Arzneimittelhaftungsrechts)
Hart, Dieter	Rechtsgutachten: Die Sicherheit von Blutarzneimitteln, Bt.-Drs. 12/8591, S. 510.
	(zit.: Hart, Rechtsgutachten, Bt.-Drs. 12/8591)
Hart, Dieter/ Reich, Norbert	Integration und Recht des Arzneimittelmarktes in der EG, Baden-Baden 1990.
Hart, Dieter/ Hilken, Arnold/ Merkel,Harald/ Woggan, Olaf	Das Recht des Arzneimittelmarktes, Baden-Baden 1988.
Hart, Dieter/ Francke, Robert	Patientenrechte und Bürgerbeteiligung, Bundesgesundheitsblatt 2002, 13.
Hasford, B. /Behrend, S. / Sangha C.	Vergleichende Analyse und Bewertung von Methoden zur Erfassung der Compliance, in: Petermann, Franz (Hrsg.), Compliance und Selbstmanagement, Göttingen 1998, S. 21.
	(zit.: Hasford/Behrend/Sangha, Vergleichende Analyse und Bewertung von Methoden zur Erfassung der Compliance)
Haynes, R. Briant /Taylor, D. Wayne / Sackett, David L. (Hrsg.)	Compliance-Handbuch, München 1982.
Hefner, Margarete/ Fritz, Wolfgang	Der alte Mensch und seine Informationsprobleme als Konsument rezeptfreier Medikamente, Göttingen 1980.
Heidelk, Stefanie	Gesundheitsverletzung und Gesundheitsschaden – Ärztliche Verantwortung im Kontext des § 280 I BGB, im Erscheinen.

Heim, Nikolaus	Arzt und Patient, in: Schuller, Alexander/ Heim, Niko-laus/ Halusa, Günther (Hrsg.), Medizinsoziologie, Ein Studienbuch, Stuttgart/Berlin/Köln 1992, S. 98.
	(zit.: Heim, Arzt und Patient)
Heitz, Simone	Arzneimittelsicherheit zwischen Zulassungsrecht und Haftungsrecht – Eine Untersuchung zum Verhältnis des Sicherheits- und Haftungsrechts am Beispiel von Zulassungsänderungen, Bd. 7 der Reihe „Gesundheits-recht und Gesundheitswissenschaften", Baden-Baden 2004
Henning, Klaus J.	Der Nachweis der Wirksamkeit von Arzneimitteln, NJW 1978, 1673.
Herder-Dorneich,P.	Arzneimittelmarkt, in: Dölle, W./ Müller-Oerling-hausen, B./Schwabe, U. (Hrsg.), Grundlagen der Arzneimitteltherapie, Mannheim/Wien/Zürich, 1986, S. 260.
	(zit.: Herder-Dornreich, Arzneimittelmarkt)
Herriger, Norbert	Empowerment in der sozialen Arbeit: eine Ein-führung, Stuttgart 2002 .
Heuer, Hubert/ Heuer, Sabine/ Lennecke, Kirsten	Compliance in der Arzneitherapie, Von der Non-Compliance zu pharmazeutischer und medizinischer Kooperation, Stuttgart 1999.
Hirte, Heribert	Berufshaftung, München 1996.
Hofmann, Hans-Peter/ Nickel, Lars Christoph	Zur Vereinbarkeit der Aut idem Regelung im Arznei-mittelausgaben-Begrenzungsgesetz mit Art. 12 des Grundgesetzes und zu deren Zustimmungs-bedürftigkeit, SGb 2002, 425.
Hohgräwe, Uwe	Implementation der Arzneimittelsicherheitspolitik durch das Bundesgesundheitsamt, Baden-Baden 1992.
	(zit.: Hohgräwe, Implementation der Arzneimittel-sicherheitspolitik)
Hohm, Karl-Heinz	Arzneimittelsicherheit und Nachmarktkontrolle. Eine arzneimittel-, verfassungs- und europarechtliche Un-tersuchung, Baden-Baden 1990.
	(zit.: Hohm, Arzneimittelsicherheit)

Hoigné, R/ Sollberger, J/ Zoppi, M.	(1984), Ergebnisse aus dem Komprehensiven Spital-Drug-Monitoring Bern, Schweiz Med Wochenschr 114, 1854.
Hollmann, Angela	Das ärztliche Gespräch mit dem Patienten, NJW 1973, 1393.
Holm, Andreas	Der zentrale Haftungsgrund der Pflichtverletzung im Leistungsstörungsrecht des Entwurfs für ein Schuldrechtsmodernisierungsgesetz, ZIP 2001, 184.
Hoppe, Jürgen F.	Der Zeitpunkt der Aufklärung des Patienten – Konsequenzen der neuen Rechtsprechung, NJW 1998, 782.
Huber, Ellis /Hungeling, Germanus	Medizinisch-ärztlicher Gutachtenteil, in: Badura, Bernhard/ Hart, Dieter/ Schellschmidt, Henner, Bürgerorientierung des Gesundheitswesens, Baden-Baden 1999, S. 103.
	(zit.: Huber/Hungeling, Bürgerorientierung des Gesundheitswesens, medizinisch-ärztlicher Gutachtenteil)
Huber, Ulrich	Empfiehlt sich die Einführung eines Leistungsstörungsrechts nach dem Vorbild des einheitlichen Kaufgesetzes? Welche Änderungen im Gesetzestext und welche praktischen Auswirkungen auf das Schuldrecht würden sich ergeben?, in: Bundesminister der Justiz (Hrsg.), Gutachten und Vorschläge zur Überarbeitung des Schuldrechts, Band I, Köln 1981, S. 647.
	(zit.: Huber, Empfiehlt sich die Einführung eines Leistungsstörungsrechts nach dem Vorbild des einheitlichen Kaufgesetzes?)
Hurrelmann, Klaus	Gesundheitssoziologie, 4. Auflage, München 2000.
Hurrelmann, Klaus /Leppin, Anja	Moderne Gesundheitskommunikation – eine Einführung, in: Hurrelmann, Klaus /Leppin, Anja (Hrsg.) Moderne Gesundheitskommunikation, Berlin/Göttingen, 2001, S. 9.
	(zit.: Hurrelmann/Leppin, Moderne Gesundheitskommunikation)
Illhardt, Franz Josef	Medizinische Ethik, Berlin/Heidelberg/New York 1985

Jacob, Werner	Standardisierte Patientenaufklärung bei ärztlichen Heileingriffen, Jura 1982, 529.
Jahnke, Jürgen	Auswirkungen des Schuldrechtsmodernisierungsgesetzes und des (geplanten) 2. Schadensrechtsänderungsgesetzes auf die Regulierung von Personenschadenansprüchen, ZfS 2002, 105.
Jick, H/ Miettinen, OS/ Shapiro, S/ Lewis, GP/ Siskind, V/ Slone, D	(1970), Comprehensive drug monitoring, JAMA 213: 1455.
Jungbecker, Rolf	Die formularmäßige Operationsaufklärung und –einwilligung, MedR 1990, 173.
Kaiser, Hans	Der Apothekerpraktikant, 8. Auflage, Stuttgart 1967.
Kampits, Peter	Das dialogische Prinzip in der Arzt-Patient-Beziehung, Passau 1996.
Karczewski, Christoph	Der Referentenentwurf eines Zweiten Gesetzes zur Änderung schadensersatzrechtlicher Vorschriften, VersR 2001, 1070.
Kasche, Maria	Verlust von Heilungschancen, Frankfurt a. M. 1999.
Kassler Kommentar Sozialversicherungsrecht	Band 1, München, Stand: 1.12.2003. (zit.: Kassler Kommentar Sozialversicherungsrecht – Bearbeiter)
Katzenmeier, Christian	Die Neuregelung des Anspruchs auf Schmerzensgeld, JZ 2002, 1029.
Katzenmeier, Christian	Schuldrechtsmodernisierung und Schadensrechtänderungsgesetz – Umbruch in der Arzthaftung, VersR 2002, 1066.
Katzenmeier, Christian	Arzthaftung, Tübingen 2002 .
Kehr, Hugo	Ärztliche Kunstfehler und missbräuchliche Heilbehandlung – Eine strafrechtliche Untersuchung zu Artikel 134 der Carolina, Marburg 1972.
Kern, Bernd-Rüdiger	Der Einsatz von Aufklärungsbögen, Kommt die schriftliche Aufklärung? Der Internist 2001, M 128.

Kern, Bernd-Rüdiger/ Die ärztliche Aufklärungspflicht – unter besonderer
Laufs, Adolf Berücksichtigung der richterlichen Spruchpraxis, Berlin/Heidelberg/New York 1983.

Kewitz, H Erhebungen über die Arzneitherapie in der Klinik, Verh Dtsch Ges Inn Med 83, 1487.

Kimbel, K.H. Information des Patienten über Arzneimittel, in: Dölle, W./ Müller-Oerlinghausen, B./Schwabe, U. (Hrsg.), Grundlagen der Arzneimitteltherapie, Mannheim/Wien/Zürich, 1986, S. 319.

(zit.: Kimbel, Information des Patienten über Arzneimittel)

Kloesel, Arno Das neue Arzneimittelrecht, NJW 1976, 1769.

Kloesel, Arno/ Cyran, Walter Arzneimittelrecht mit amtlichen Begründungen, weiteren Materialien und einschlägigen Rechtsvorschriften sowie einer Sammlung gerichtlicher Entscheidungen, Kommentar, Stuttgart, 1973.

(zit.: Kloesel/Cyran, AMG)

Kloppenburg, Josef Ärztliche Aufklärungspflicht beim alten Menschen, MedR 1986, 18.

Knoche, Joachim Nebenwirkungen überzogener Anforderungen an die ärztliche Aufklärungspflicht – Eine Analyse der juristisch-medizinischen Wechselbeziehung, NJW 1989, 757.

Knopf, H./ Melchert, H.-U. Subjektive Angaben zur täglichen Anwendung ausgewählter Arzneimittelgruppen – Erste Ergebnisse des Bundes-Gesundheitssurveys 1998, Das Gesundheitswesen 61 (1999) Sonderheft 2, S. 151.

Köndgen, Johannes Haftpflichtfunktionen und Immaterialschaden am Beispiel von Schmerzensgeld bei Gefährdungshaftung, Berlin 1976.

(zit.: Köndgen, Haftpflichtfunktionen)

Koslowski, Leo Maximen in der Medizin, in: Koslowski, Leo (Hrsg.), Maximen in der Medizin, Stuttgart 1992, S. 1.

Koslowski, Peter Ärztliches Engagement und rationale Entscheidungsregeln, in: Koslowski, Leo (Hrsg.), Maximen in der Medizin, Stuttgart 1992, S. 74.

Köster, Hubert	Die Haftung des Arztes für das Verschreiben von Medikamenten, Köln 1975.
Kötz, Hein	Zur Reform der Schmerzensgeldhaftung, in: Ficker/ König/Kreuzer/Leser/Marschall von Bieberstein/ Schlechtriem (Hrsg.), Festschrift für Ernst v. Caemmerer zum 70. Geburtstag, Tübingen 1978, S. 389.
	(zit.: Kötz, FS v. Caemmerer)
Kretz, Franz-Josef /Reichenberger, Sebastian	Medikamentöse Therapie: Arzneimittellehre für Pflegeberufe, 5. Auflage, Stuttgart 1999.
Kruse, Jürgen/ Hanlein, Andreas	Gesetzliche Krankenversicherung, Lehr- und Praxiskommentar, Baden-Baden 2003.
	(zit.: LPK-SGB V/Bearbeiter)
Kruse, Wolfgang	Medikamente in der Geriatrie: Probleme bei der Arzneimittelanwendung und Lösungsmöglichkeiten: Expertise im Auftrag des Bundesministeriums für Familie und Senioren, Stuttgart 1994.
	(zit.: Kruse, Medikamente in der Geriatrie)
Kuhnert, Christian	Die vertragliche Aufklärungspflicht des Arztes: insbesondere bei der Anwendung und Verschreibung von Arzneimitteln, Bochum 1982.
	(zit.: Kuhnert, Die vertragliche Aufklärungspflicht des Arztes)
Kuschinsky, G.	Taschenbuch der modernen Arzneibehandlung, 8. Auflage Stuttgart 1980.
Kuschinsky, G.	Biologische Verfügbarkeit von Arzneimitteln bei verschiedenen Zufuhrwegen, DÄBl. 1975, 2299.
Lamprecht, F.	Das Arbeitsbündnis zwischen Arzt und Patient, in: Fassbender, C. F. (Hrsg.), Arzt, Patient, Zusammenarbeit: interdisziplinäre Diskussion zur Compliance, Mannheim 1981, S. 100 .
Lang, Nicola K.	Die Packungsbeilage als Haftungstatbestand für die pharmazeutische Industrie, Ärzte und Apotheker, Aachen 1998.

Lasek, Rainer / Küller-Oerlinghausen, Bruno	Therapieempfehlungen der Arzneimittelkommission der deutschen Ärzteschaft, Ein Instrument zur Qualitätssicherung in der Arzneimitteltherapie, abzurufen unter www.akdae.de .
Laufs, Adolf	Zur Frage, ob ein schwerer ärztlicher Behandlungsfehler vorliegt, wenn zwar nahe Angehörige, nicht jedoch der Patient selbst über einen bedrohlichen Zustand informiert und ihm die erforderliche ärztliche Beratung versagt wird, JZ 1989, 903 (904).
Laufs, Adolf	Arztrecht, 5. Auflage, München 1993. (zit.: Laufs, Arztrecht)
Laufs, Adolf	Der Arzt im Recht – historische Perspektiven und Zukunftsfragen: eine Skizze, in: Medicus, Dieter/ Mertens, Hans-Joachim/ Nörr, Knut Wolfgang/ Zöllner, Wolfgang, Festschrift für Hermann Lange zum 70. Geburtstag am 24. Januar 1992, Stuttgart/Berlin/Köln 1992, S. 163. (zit.: Laufs, FS Lange)
Laufs, Adolf	Arzt, Patient und Recht am Ende des Jahrhunderts, NJW 1999, 1758.
Laufs, Adolf/ Reiling, Emil	Anm. zu BGH LM § 823 (Aa) BGB Nr. 139.
Laufs, Adolf/ Eichener, Alexander	Ursprünge einer strafrechtlichen Arzthaftung. Untersuchungen zu Art. 134 der Constitutio Criminalis Carolina, in: Jayme, Erik/ Laufs, Adolf/ Misera, Karlheinz/ Reinhardt, Gert/ Serick, Rolf (Hrsg.), Festschrift für Hubert Niederländer zum 70. Geburtstag am 10. Februar 1991, Heidelberg 1991, S. 71. (zit.: Laufs/Eichener, FS Niederländer)
Laufs, Adolf/ Uhlenbruck, Wilhelm	Handbuch des Arztrechts, 3. Auflage, München 2002.
Lazarou, J/ Pomeranz, BH/ Corey, PN	(1998), Incidence of adverse drug reactions in hospitalized patients, JAMA 279: 1200.

Lepa, Manfred	Beweisprobleme beim Schadensersatzanspruch aus Verletzung der Verpflichtung des Arztes zur Risikoaufklärung, in: Brandner, Hans Erich u.a. (Hrsg.), Festschrift für Karlmann Geiß: Zum 65. Geburtstag, Köln/Berlin/Bonn/München 2000, S. 449.

(zit.: Lepa, FS Geiß)

Letzel, Heinz/ „Begründeter Verdacht" und „Jeweils gesicherter *Wartensleben, Herbert* Stand der wissenschaftlichen Erkenntnisse" – Zur Wissenschaftstheorie und –dynamik von zwei AMG-Begriffen, PharmaR 1989, 1.

Lewandowski, G. Sicherheitsurteile über Arzneimittel und ihre gesetzlichen Grundlagen, PharmaR 1983, 193.

Liedtke, Rainer Wörterbuch der Arzneimitteltherapie: Klinische Pharmakologie für Mediziner und Pharmazeuten, 2. Auflage, Stuttgart 1985.

Linden, M. Compliance, in: Dölle, W./Müller-Oerlinghausen, B./ Schwabe, U. (Hrsg.), Grundlagen der Arzneimitteltherapie, Mannheim/Wien/Zürich, 1986, S. 324.

(zit.: Linden, Compliance)

Lippert, Hans-Dieter Die Arzthaftung unter dem Schuldrechtsmodernisierungsgesetz und dem zweiten Gesetz zur Regelung schadensrechtlicher Vorschriften – am besten nichts Neues? GesR 2002, 41.

List, Paul Heinz Arzneiformenlehre, Ein Lehrbuch für Pharmazeuten, 3. Auflage 1982.

Lüth, Paul Sprechende und stumme Medizin: Über das Arzt-Patient-Verhältnis, Frankfurt a.M. 1974.

Madea, Burkhard Rechtliche Aspekte der Arzneimittelbehandlung – Aufklärung über Arzneimittel-Neben und-Wechselwirkungen, in: Madea, B./Winter, U.J./ Schwonzen, M./ Radermacher, D. (Hrsg.), Innere Medizin und Recht, Konfrontation – Kommunikation – Kooperation, Berlin/Wien 1996, S. 28.

(zit.: Madea, Rechtliche Aspekte der Arzneimittelbehandlung)

Madea, Burkhard/ Staak, Michael	Haftungsprobleme der Arzneimitteltherapie aus rechtsmedizinischer Sicht, in: Deutsch/ Klingmüller/ Kullmann (Hrsg.), Festschrift für Erich Steffen zum 65. Geburtstag am 28. Mai 1995 - Der Schadensersatz und seine Deckung, Berlin/New York 1995, S. 303. (zit.: Madea/Staak, FS Steffen)
Maiwald, Michael Peter	Möglichkeiten zur Aufklärung der Patienten vor bauchchirurgischen Operationen, 1983
Matthies, K.-H.	Zur Beweislast hinsichtlich der Kausalität unterlassener therapeutischer Beratung (Sicherungsaufklärung) des Arztes und spätere Schäden, JR 1990, 25.
Matthies, K.-H.	Schiedsinstanzen im Bereich der Arzthaftung: Soll und Haben, Berlin 1994. (zit.: Matthies, Schiedsinstanzen im Bereich der Arzthaftung)
Mayenburg, David von	Nur Bagatellen? – Einige Bemerkungen zur Einführung von Schmerzensgeld bei Gefährdungshaftung im Regierungsentwurf eines Zweiten Gesetzes zur Änderung schadensersatzrechtlicher Vorschriften, VersR 2002, 278.
Medicus, Dieter	Bürgerliches Recht: eine nach Anspruchsgrundlagen geordnete Darstellung zur Examensvorbereitung, 19. Auflage, Köln 2002.
Meichenbaum, Donald/ Turk, Dennis C.	Therapiemotivation des Patienten: ihre Förderung in Medizin und Psychotherapie: ein Handbuch, Bern 1994.
Meinecke, Boris	Haftung für Injektionsschäden, Aachen 1997.
Melchert, Hans-Ulrich / Görsch, Bernd / Hoffmeister, Hans	Nichtstationäre Arzneimittelanwendungen und subjektive Arzneimittelverträglichkeit in der bundesdeutschen Wohnbevölkerung der 25- bis 65jährigen: zur Epidemiologie des Arzneimittelkonsums und der unerwünschten Arzneimittelwirkungen; Ergebnisse des ersten Nationalen Untersuchungs-Surveys 1984-1986, München 1995. (zit.: Melchert/Görsch/Hoffmeister, Nichtstationäre Arzneimittelanwendungen)

Menter, Myriam	Die therapeutische Aufklärung als Ausgleich des Spannungsverhältnisses zwischen Heilpflichtprimat des Arztes und Selbstbestimmungsrecht des Patienten, Aachen 1994.
	(zit.: Menter, Die therapeutische Aufklärung)
Müller, Gerda	Arzthaftung und Sachverständigenbeweis, MedR 2001, 487.
Müller, Gerda	Zum Entwurf eines Zweiten Gesetzes zur Änderung schadensersatzrechtlicher Vorschriften, ZRP 1998, 258.
Müller, Gerda	Beweislast und Beweisführung im Arzthaftungsprozess, NJW 1997, 3049.
Müller, Gerda	Spielregeln für den Arzthaftungsprozeß, DRiZ 2000, 259.
Müller, Gerda	Unterhalt für ein Kind als Schaden, NJW 2003, 697.
Müller, Gerda	Aufklärungsfehler als Grundlage ärztlicher Haftung, in: Brandner, Hans Erich u.a. (Hrsg.), Festschrift für Karlmann Geiß: Zum 65. Geburtstag, Köln/Berlin/ Bonn/ München 2000, S. 461.
	(zit.: Müller, FS Geiß)
Müller-Mundt, Gabriele	Patientenedukation zur Unterstützung des Selbstmanagements, in: Hurrelmann, Klaus /Leppin, Anja (Hrsg.) Moderne Gesundheitskommunikation, Berlin/ Göttingen, 2001, S. 94.
	(zit.: Müller-Mundt, Patientenedukation zur stützung des Selbstmanagements)
Münchener Kommentar zum Bürgerlichen Gesetzbuch	Band 1, Allgemeiner Teil (§§ 1-240), 4. Auflage, München 2001.
	Band 2a, Schuldrecht, Allgemeiner Teil (§§ 241-432), 4. Auflage, München 2003.
	Band 5, Schuldrecht, Besonderer Teil III (§§ 705-853), 3. Auflage, München 1997.
	(zit.: MK/Bearbeiter)

Murswieck, Axel	Die staatliche Kontrolle der Arzneimittelsicherheit in der Bundesrepublik und den USA, Opladen 1983. (zit.: Murswieck, Die staatliche Kontrolle der Arzneimittelsicherheit)
Muschner, Jens	Die haftungsrechtliche Stellung ausländischer Patienten und Medizinalpersonen in Fällen sprachbedingter Mißverständnisse, Frankfurt a. M. 2002. (zit.: Muschner, Die haftungsrechtliche Stellung ausländischer Patienten)
Niebling, Jürgen	Ärztliche Formularaufklärung und AGB-Gesetz, MDR 1982, 193.
Nink, Katrin /Schröder, Helmut	Arzneimittelverordnungen nach Alter und Geschlecht, in: Schwabe, Ulrich/ Paffrath, Dieter (Hrsg.), Arzneiverordnungs-Report 2003, Aktuelle Daten, Kosten, Trends und Kommentare, Berlin/Heidelberg 2004, S. 959. (zit.: Nink/Schröder, Arzneimittelverordnungen nach Alter und Geschlecht)
Nink, Katrin /Schröder, Helmut	Arzneiverordnungen nach Arztgruppen, in: Schwabe, Ulrich/ Paffrath, Dieter (Hrsg.), Arzneiverordnungs-Report 2003, Aktuelle Daten, Kosten, Trends und Kommentare, Berlin/Heidelberg 2004, S. 972. (zit.: Nink/Schröder, Arzneiverordnungen nach Arztgruppen)
Odersky, Walter	Die Berufshaftung – ein zumutbares Berufsrisiko? Zum Dialog zwischen Rechtsprechung und Rechtswissenschaft, NJW 1989, 1.
Oehler, Klaus	Arzthaftpflichtverfahren mutieren zum Glaubensprozess, VersR 2000, 1078.
Oksaar, E.	Arzt-Patient-Begegnung. Alles Verhalten ist Kommunikation, Deutsches Ärzteblatt 1995, A-304.5
Orlowski, Ulrich/ Wasem, Jürgen	Gesundheitsreform 2004, GKV-Modernisierungsgesetz, Heidelberg 2003.
Palandt, Otto	Bürgerliches Gesetzbuch. Kommentar, 63. Auflage, München 2004 (zit.: Palandt/Bearbeiter).

Parr, Detlef	Individuelle und gesamtgesellschaftliche Aufgabe, FfG 2004, 88.
Parrot	(1994) Exploring family practitioners´ and patients´ information exchange about prescribed medications: Implications for practitioners´ interviewing and patients´ understanding, Health Communication, 6, S. 267.
Parsons, Talcott	Struktur und Funktionen der modernen Medizin, in: König, Rene /Tönnesmann, Margret (Hrsg.), Probleme der Medizin-Soziologie, 4. Auflage, Köln 1970, S. 10.
	(zit.: Parsons, Struktur)
Petermann, F./ Warschburger, P.	Asthma und Allergie: Belastungen, Krankheitsbewältigung und Compliance, in: Schwarzer, R. (Hrsg.), Gesundheitspsychologie: ein Lehrbuch, Göttingen 1997, S. 431.
	(zit.: Petermann/Warschburger, Asthma und Allergie: Belastungen, Krankheitsbewältigung und Compliance).
Petermann, Franz	Einführung in die Themenbereiche, in: Petermann, Franz (Hrsg.), Compliance und Selbstmanagement, Göttingen 1998, S. 9.
	(zit.: Petermann, Einführung in die Themenbereiche)
Peters, Horst (Hrsg.)	Handbuch der Krankenversicherung Teil II – SGB V, Band 3, 19. Auflage, Stuttgart, Stand: 1. Juli 2003.
	(zit.: Peters/Bearbeiter)
Philippsborn, Alexander	Anmerkung zu RG Urt. v. 19.5.1931; 202/30 III, JW 1932, 3329 (3330).
Pieck, Johannes	Arzt und Apotheker – Zur Abgrenzung ihrer Aufgabenbereiche, in: Hablitzel, Hans/Wollenschläger, Michael (Hrsg.), Recht und Staat, Festschrift für Günther Küchenhoff zum 65. Geburtstag am 21.8. 1972, Zweiter Halbband, Berlin 1972, S. 617.
	(zit.: Pieck, FS Küchenhoff)
Pimpertz, Jochen	Leitlinien zur Reform der gesetzlichen Krankenversicherung, Köln 2002.

Pitschas, Rainer	Recht der freien Berufe, in: Schmidt, Reiner, Öffentliches Wirtschaftsrecht, Bes. Teil, Band 2, Berlin/ Heidelberg 1996, S. 1. (zit.: Pitschas, Recht der freien Berufe)
Plagemann, Hermann	Das neue Arzneimittelrecht in der Bewährung, WRP 1978, 779.
Plagemann, Hermann	Der Wirksamkeitsnachweis nach dem Arzneimittelgesetz von 1976 – Funktionen und Folgen eines unbestimmten Rechtsbegriffes, Baden-Baden 1979. (zit.: Plagemann, Der Wirksamkeitsnachweis)
Pschyrembel	Klinisches Wörterbuch, 260. Auflage, Berlin/New York 2004.
Putzo, Hans	Die Arzthaftung, Grundlagen und Folgen, München 1979.
Räpple, Thilo	Das Verbot bedenklicher Arzneimittel – Eine Kommentierung zu § 5 AMG, Baden-Baden 1991. (zit.: Räpple, Das Verbot bedenklicher Arzneimittel)
Ratzel, Rudolf	Die Reformgesetze, AnwBl. 2002, 485.
Ratzel, Rudolf/ Lippert, Hans Dieter	Kommentar zur Musterberufsordnung der deutschen Ärzte (MBO), 3. Auflage, Berlin/Heidelberg 2002. (zit.: Ratzel, Lippert, MBO)
Raven, Uwe Franz	Stichwort Krankheit, in: Bauer, Rudolph (Hrsg.), Lexikon des Sozial- und Gesundheitswesens, München/Wien 1992, S. 1230. (zit.: Raven, Krankheit)
Regenbogen, Daniela	Ärztliche Aufklärung und Beratung in der prädikativen genetischen Diagnostik, Baden-Baden 2002.
Rehborn, Martin	Aktuelle Entwicklungen im Arzthaftungsrecht, MDR 2000, 1101.
Rehmann, Wofgang A.	Arzneimittelgesetz (AMG) mit Erläuterungen, München 1999. (zit.: Rehmann, AMG)
Rieger, Hans-Jürgen	Rieger, Lexikon des Arztrechts, Band I Beiträge A-K, 2. Auflage, Heidelberg 2001.

Röfer, Gabriele	Zur Berücksichtigung wirtschaftlicher Überlegungen bei der Festlegung arzthaftungsrechtlicher Sorgfaltsanforderungen, Aachen 2000.
Rosenbrock, Rolf	Kategorien und Klassifikationen, Zur begrifflichen Bestimmung von Prävention und Gesundheitsförderung, FfG 2004, 118.
Roßner, Hans-Jürgen	Begrenzung der Aufklärungspflicht des Arztes bei Kollision mit anderen ärztlichen Pflichten, Eine medizinrechtliche Studie mit vergleichenden Betrachtungen des nordamerikanischen Rechts, Frankfurt a.M./Berlin 1998.
Rumler-Detzel, Pia	Budgetierung – Rationalisierung – Rationierung, VersR 1998, 546.
Rummel, Walter	Geleitwort, in: Dölle, W./Müller-Oerlinghausen, B./ Schwabe, U. (Hrsg.), Grundlagen der Arzneimitteltherapie, Mannheim/Wien/Zürich, 1986.
	(zit.: Rummel, Geleitwort Dölle)
Sachverständigenrat für die Konzertierte Aktion im Gesundheitswesen	Jahresgutachten 2000/2001: Bedarfsgerechtigkeit und Wirtschaftlichkeit
	Band II: Qualitätsentwicklung in Medizin und Pflege.
	Band III Über-, Unter- und Fehlversorgung, III.1: Grundlagen, Übersichten, Versorgung chronisch Kranker.
	Baden-Baden 2002
	(zit.: SVRKAiG JG 2000/2001)
Sachverständigenrat für die Konzertierte Aktion im Gesundheitswesen	Sondergutachten 1997, Gesundheitswesen in Deutschland. Kostenfaktor und Zukunftsbranche, Band II: Fortschritt, Wachstumsmärkte, Finanzierung und Vergütung –Kurzfassung, www.svr-gesundheit.de
	(zit.: SVRKAiG JG 1997 –Kurzfassung)
Sachverständigenrat für die Konzertierte Aktion im Gesundheitswesen	Jahresgutachten 1992, Ausbau in Deutschland und Aufbruch nach Europa, Baden-Baden 1992.
	(zit.: SVRKAiG, JG 1992)

Sachverständigenrat für die Konzertierte Aktion im Gesundheitswesen — Finanzierung, Nutzerorientierung und Qualität, Band I: Finanzierung und Nutzerorientierung, Band II: Qualität und Versorgungsstrukturen, Baden-Baden 2003.

(zit.: SVRKAiG JG 2003)

Sachverständigenrat für die Konzertierte Aktion im Gesundheitswesen — Sondergutachten 1996 – Kurzfassung – Gesundheitswesen in Deutschland. Kostenfaktor und Zukunftsbranche, Bd. I: Demographie, Morbidität, Wirtschaftlichkeitsreserven und Beschäftigung, abzurufen unter: www.svr-gesundheit.de

(zit.: SVRKAiG SG 1996 – Kurzfassung)

Sandbiller, Eva — Interdependenzen zwischen Arzthaftungs- und Krankenversicherungsrecht, MedR 2002, 19.

Sander, Axel / Epp, Anja — Arzneimittelrecht, Kommentar für die juristische und pharmazeutische Praxis zum Arzneimittelgesetz mit Hinweisen zum Medizinprodukte- und Betäubungsmittelgesetz, Band 1, § 1 - § 46 AMG, Stuttgart 1977.

(zit.: Sander/Epp, AMG)

Schaefer, H. — Der Krankheitsbegriff, in: Blohmke, Maria (Hrsg.), Handbuch der Sozialmedizin, Band III: Sozialmedizin in der Praxis, Stuttgart 1976, S. 15.

(zit.: Schaefer, Krankheitsbegriff)

Schaefer, Ralph/ Goos, Matthias/ Goeppert, Sebastian — Online-Lehrbuch Medizinische Psychologie, Stichwort Arzt-Patient-Beziehung www.medpsychuni-freiburg.de

Schaffer, Wolfgang — Die Aufklärungspflichtdes Arztes bei invasiven medizinischen Maßnahmen, VersR 1993, 1458.

Schapp, Jan — Empfiehlt sich die „Pflichtverletzung"als Generaltatbestand des Leistungsstörungsrechts, JZ 2001, 583.

Schelling, Philip/ Erlinger, Rainer — Die Aufklärung über Behandlungsalternativen, MedR 2003, 331.

Schiffner, R./ Schiffner-Rohe, J./ Landthaler,M./ Stolz,W.: — Wie groß ist der Effektivitätsverlust eines Behandlungsverfahrens zwischen „Theorie" und „Praxis"? Hautarzt 2002, 22.

Schimmel, EM	(1964), The hazards of hospitalisation, Am Intern Med 60, 100.
Schipperges, Heinrich	Krankheit und Kranksein im Spiegel der Geschichte, Berlin/Heidelberg 1999.
Schlund, G. H.	Reflexionen eines Juristen zum „Beipackzettel" (Gebrauchsinformation im Sinne des AMG, in: Ahrens, Hans –Jürgen u.a. (Hrsg.), Festschrift für Erwin Deutsch: Zum 70. Geburtstag, Köln/Berlin/ Bonn/München 1999, S. 757.
	(zit.: Schlund, FS Deutsch)
Schlund, G. H.	Aufklärungs- und Dokumentationspflicht des Arztes, Der Internist 2001, M 124.
Schmädel, D.	Nichtbefolgung ärztlicher Anordnungen, Med. Klin. 71 (1976), S. 1460.
Schmidt, Eberhard	Der Arzt im Strafrecht, Leipzig, 1939.
Schmidt, Eike	Das Schuldverhältnis, Eine systematische Darstellung des Allgemeinen Schuldrechts, Heidelberg 2004
	(zit.: Schmidt, Das Schuldverhältnis)
Schmidt, Eike, Brüggemeier, Gert	Zivilrechtlicher Grundkurs, 6. Auflage, Neuwied 2002.
Schmidt, Lothar R.	Psychologische Aspekte der Information und Vorbereitung des Patienten, in: Jung/ Schreiber (Hrsg.), Arzt und Patient zwischen Therapie und Recht, Stuttgart 1981, S. 103.
	(zit. Schmidt, Psychologische Aspekte)
Schmidt, M./ Wang, J.	Der Patient der Zukunft: Das Arzt-Patienten-Verhältnis im Umbruch, Schweizerische Ärztezeitung 2003, S. 2133.
Schönhöfer, Peter	Risikoabschätzung bei Arzneimitterlsicherheitsentscheidungen aus medizinischer Sicht, in: Damm, Reinhard/ Hart, Dieter, Rechtliche Regulierung von sundheitsrisiken, Baden-Baden 1993, S. 95.
	(zit.: Schönhöfer, Risikoabschätzung)

Schönhöfer, Peter /
Legelmann, Monika /
v. Maxen, Andreas /
Wille, Hans

Häufigkeit von Arzneimittelrisiken und Risiko-kommunikation, in: Hart/Kemmnitz/Schnieders (Hrsg.), Arzneimittelrisiken: Kommunikation und Rechtsverfassung, Baden-Baden 1998, S. 109.

(zit.: Schönhöfer/Legelmann/v. Maxen/Wille, Häufigkeit von Arzneimittelrisiken und Risikokommunikation)

Schönhöfer, Peter/
Wessely-Stickel, B./
Schulte-Sass, H./
Werner, W.

Flächendeckende Erfassung schwerer, potentiell lebensbedrohlicher unerwünschter Arzneimittelwirkungen, in: Verhandlungen der Deutschen Gesellschaft für Innere Medizin, Bd. 95 (1989), S. 687.

(zit.: Schönhöfer/Wessely-Stickel/Schulte-Sass/ner, Flächendeckende Erfassung schwerer UAW)

Schönke, Adolf/
Schröder, Horst

Strafgesetzbuch: Kommentar, 26. Auflage, München 2001.

(zit.: Schönke-Schröder/Bearbeiter)

Schreiber, Hans
Wilhelm/ Rodegra,
Heinrich

Die Entwicklung der Medizin im Einflußbereich juristischer Kategorien, in: Jung/ Schreiber (Hrsg.), Arzt und Patient zwischen Therapie und Recht, Stuttgart 1981, S. 27.

(zit.: Schreiber/Rodegra, Die Entwicklung der Medizin im Einflußbereich juristischer Kategorien)

Schröder, Friedrich
Christian (Hrsg.)

Die Peinliche Gerichtsordnung Kaiser Karls V. und des Heiligen Römischen Reichs von 1532 (Carolina), Stuttgart 2000.

(zit.: Schröder, Die Peinliche Gerichtsordnung Kaiser Karls V.)

Schubert, Gernot

Zur Einführung: Arzneimittelrecht, Jus 1983, 748.

Schuller, Alexander /
Heim, Nikolaus/
Halusa, Günther
(Hrsg.)

Medizinsoziologie, Ein Studienbuch, Stuttgart/Berlin/ Köln 1992.

Schulz von Thun,
Friedemann

Miteinander Reden: 1, Störungen und Klärungen, Allgemeine Psychologie der Kommunikation, Sonderausgabe, Reinbek 2003.

(zit.: Schulz v. Thun, Miteinander Reden)

Schwabe, U.	Zur Frage der Bioäquivalenz von Generika, Der Internist 29 (1988), 147.
Schwabe, U.	Auswirkungen des Arzneimittelgesetzes auf die Information über Arzneimittel an Arzt und Patient, Der Internist 1980, 311.
Schwalm, Georg	Die strafrechtliche Bedeutung der ärztlichen Aufklärungspflicht, MDR 1960, 722 .
Schwartz, Friedrich Wilhelm/ Klein-Lange, Matthias	Ärztliche Versorgung, in: Schwartz, Friedrich Wilhelm (Hrsg.), Das Public Health Buch, 2. Auflage, München/Jena 2003, S. 277.
	(zit.: Schwartz/Klein-Lange, Ärztliche Versorgung)
Schwartz, Friedrich Wilhelm/ Siegrist, Johannes/ von Troschke, Jürgen/ Schlaud, Martin	Wer ist gesund? Wer ist krank? Wie gesund bzw. krank sind Bevölkerungen, in: Schwartz, Friedrich Wilhelm (Hrsg.), Das Public Health Buch, 2. Auflage, München/Jena 2003, S. 23.
	(zit.: Schwartz/Siegrist/von Troschke/Schlaud, Wer ist gesund?)
Seehafer, Wilfried	Der Arzthaftungsprozeß in der Praxis, Berlin/Heidelberg/New York 1991.
Seelbach, H.	Informationsmenge und Angst, ein Beitrag zur Problematik der Beipackzettel, Therapiewoche 1979, 4675.
Siegrist, Johannes	Der Wandel der Medizin und der Wandel der Arzt-Patient-Beziehung, in: Jung/ Schreiber (Hrsg.), Arzt und Patient zwischen Therapie und Recht, Stuttgart 1981, S. 54.
	(zit.: Siegrist, Der Wandel der Medizin)
Siegrist, Johannes	Medizinische Soziologie, 5. Auflage, München 1995.
Signitzer, Benno	Ansätze und Forschungsfelder der Health Communication, in: Hurrelmann, Klaus /Leppin, Anja (Hrsg.) Moderne Gesundheitskommunikation, Berlin/ Göttingen, 2001, S. 22.
	(zit.: Signitzer, Ansätze und Forschungsfelder der Health Communication)

Spann, W./ *Liebhardt, E./* *Penning, R.*	Übermaßaufklärung, in: Heberer/Opderbecke/Spann (Hrsg.), Ärztliches Handeln – Verrechtlichung eines Berufsstandes, Festschrift für Walther Weißauer zum 65. Geburtstag, Berlin/Heidelberg/New York 1986, S. 143. (zit.: Spann/Liebhardt/Penning, FS Weißauer)
Spickhoff, Andreas	Die Entwicklung des Arztrechts 2002/2003, NJW 2003, 1701.
Spickhoff, Andreas	Das System der Arzthaftung im reformierten Schuldrecht, NJW 2002, 2530.
Staak, M. / *Uhlenbruck, Wilhelm*	Die Rechtsbeziehungen zwischen Arzt und Patient. Vom Sonderrecht zum Dienstvertrag, in: Schütz, H. (Hrsg.), Medizinrecht – Psychopathologie – Rechtsmedizin: diesseits und jenseits der Grenzen von Recht und Medizin; Festschrift für Günter Schewe, Berlin/Heidelberg/New York 1991, S. 142. (zit.: Staak/Uhlenbruck, FS Schewe)
Steffen, Erich	ZRP-Rechtsgespräch: Die Balance zwischen „Tätern" und „Opfern" im Verkehrsrecht ist gefährdet, ZRP 1998, 147.
Steffen, Erich	Der „verständige Patient" aus der Sicht des Juristen, MedR 1983, 88.
Steffen, Erich	Die Arzthaftung im Spannungsfeld zu den Anspruchsbegrenzungen des Sozialrechts für den Kassenpatienten, in: Brandner, Hans Erich u.a. (Hrsg.), Festschrift für Karlmann Geiß: Zum 65. Geburtstag, Köln/Berlin/Bonn/München 2000, S. 487. (zit.: Steffen, FS Geiß)
Steffen, Erich	Empfiehlt es sich, im Interesse der Patienten und Ärzte ergänzende Regelungen für das ärztliche Vertrags-(Standes-) und Haftungsrecht einzuführen? Referat Abteilung Arztrecht, in: Ständige Deputation des Deutschen Juristentages (Hrsg.), Verhandlungen des 52. DJT, Band II, S. I 8, München 1978. (zit.: Steffen, Referat 52. DJT)
Steffen, Erich/ *Dressler, Wolf-Dieter*	Arzthaftungsrecht: Neue Entwicklungslinien der BGH-Rechtsprechung, 9. Auflage, Köln 2002.

232

Szolar, D.H. / *Zebedin, D. /* *Unger, B: /* *Pummer, K. /* *Ranner, G.*	Radiologisches Staging des Nierenzellkarzinoms, Der Radiologe 1999, 584.
Tag, Brigitte	Der Körperverletzungstatbestand im Spannungsfeld zwischen Patientenautonomie und Lex artis, Berlin/Heidelberg/New York 2000. (zit.: Tag, Der Körperverletzungstatbestand)
Tanner, K.	Akzeptierte Abhängigkeit, Zur Rolle des Vertrauens in der Arzt-Patient-Beziehung, Beitrag zur öffentlichen Dialogveranstaltung der Enquete-Kommission „Recht und Ethik der modernen Medizin" in Jena am 2. Juli 2001, www.bundestag.de
Taupitz, Jochen	Rechtliche Bindungen des Arztes: Erscheinungswesen, Funktionen, Sanktionen, NJW 1986, 2851.
Tempel, Otto	Inhalt, Grenzen und Durchführung der ärztlichen Aufklärungspflicht unter Zugrundelegung der höchstrichterlichen Rechtsprechung, NJW 1980, 609.
Terbille, Michael	Anmerkung zu BGH, Urt. V. 15.2.2000 VI ZR 48/99, MDR 2000, 1012.
Thiele, Axel	Zwischenfälle mit Arzneimitteln und Medizinprodukten in der Bundesrepublik – eine Bilanz, in: Arbeitsgemeinschaft Rechtsanwälte im Medizinrecht e.V. (Hrsg.), Arzneimittel und Medizinprodukte: Neue Risiken für Arzt, Hersteller und Versicherer, Berlin 1997, S. 19. (zit.: Thiele, Zwischenfälle mit Arzneimitteln und Medizinprodukten)
Thiersch, Hans	Sozialpädagogische Beratung, in: Thiersch, Hans (Hrsg.), Kritik und Handeln: interaktionistische Aspekte der Sozialpädagogik, Neuwied 1977, S. 101. (zit.: Thiersch, Sozialpädagogische Beratung)

Thompson, Theresa Beziehung zwischen Patienten und professionellen Dienstleistern, in: Hurrelmann, Klaus /Leppin, Anja (Hrsg.) Moderne Gesundheitskommunikation, Berlin/ Göttingen, 2001, S. 73.

(zit.: Thompson, Beziehung zwischen Patienten und professionellen Dienstleistern)

Thüsing, Gregor Schadensersatz für Nichtvermögensschäden bei Vertragsbruch, VersR 2001, 285.

Trojan, Alf Der Patient im Versorgungsgeschehen: Laienpotential und Gesundheitsselbsthilfe, in: Schwartz, Friedrich Willhelm (Hrsg.), Das Public Health Buch, 2. Auflage, München/Jena 2003, S. 321.

(zit.: Trojan, Der Patient im Versorgungsgeschehen)

Trojan, Alf Stichwort Prävention, in: Bauer, Rudolph (Hrsg.), Lexikon des Sozial- und Gesundheitswesens, München/ Wien 1992, S. 1230.

(zit.: Trojan, Prävention)

v. Uexküll, Thore/ Theorie der Humanmedizin: Grundlage ärztlichen
Wesiack, Wolfgang Denkens und Handelns, 3. Auflage, München 1998.

Velten, Wolfgang Der medizinische Standard im Arzthaftungsprozeß, Baden-Baden 2001.

Virchow, Rudolf Kunstfehler der Ärzte zu den Aktenstücken des Reichstages des Norddeutschen Bundes, in: Eser, Albin (Hrsg.), Recht und Medizin, Darmstadt 1990, S. 43.

Vogeler, Michael Die speziellen Haftungsvoraussetzungen des § 84 Satz 2 AMG, MedR 1984, 18.

Voll, Doris Einwilligung im Arztrecht: eine Untersuchung zu den straf-, zivil- und verfassungsrechtlichen Grundlagen, insbesondere bei Sterilisation und Transplantation unter Berücksichtigung des Betreuungsgesetzes, Frankfurt am Main 1995.

(zit.: Voll, Die Einwilligung im Arztrecht)

Vollmann, Jochen / Aufklärung und Einwilligung (Informed consent) in
Helmchen H. der klinischen Praxis, DMW 1997, 870.

Voß, Barbara	Kostendruck und Ressourcenknappheit im Arzthaftungsrecht, Berlin/Heidelberg/New York 1999.
Wachsmuth, W. / Schreiber, H.-L.	Die Stufenaufklärung – ein ärztlich und rechtlich verfehltes Modell, Der Chirurg 53 (1982), 594.
Wacker, A. / Holder, M. / Will, B.E. / Winkler, P.A. / Ilmberger, J.	Vergleich von Aachener Aphasie-Test, klinischer Untersuchung und Aachener Aphasie-Bedside-Test bei Hirntumorpatienten, Der Nervenarzt 2002, 765.
Wagner, Gerhard	Das zweite Schadensrechtsänderungsgesetz, NJW 2002, 2049.
Wandt, Manfred	Deutsche Arzneimittelhaftung und EG-Produkthaftung, VersR 1998, 1059.
Weber, E.	Verlaufskontrolle und Erfolgsbeurteilung der Arzneitherapie, in: Dölle, W./ Müller-Oerlinghausen, B./ Schwabe, U. (Hrsg.), Grundlagen der Arzneimitteltherapie, Mannheim/Wien/Zürich, 1986, S. 343.
	(zit. Weber, Verlaufskontrolle und Erfolgsbeurteilung der Arzneitherapie)
Weber-Steinhaus, Dietrich	Ärztliche Berufshaftung als Sonderdeliktsrecht, Stuttgart 1990.
Weißauer, W.	Das Konzept einer Stufenaufklärung, in: Hymmen, R./ Ritter, U. (Hrsg.), Behandlungsfehler – Haftung des operativ tätigen Arztes, Erlangen 1981, S. 30.
	(zit.: Weißauer, Das Konzept einer Stufenaufklärung)
Weißauer, W.	Ärztliche Aufklärungspflicht aus rechtlicher Sicht, in: Lawin, Peter / Huth, Hanno, Grenzen der ärztlichen Aufklärungs- und Behandlungspflicht, Interdisziplinäre Tagung in Münster, Stuttgart 1982, S. 14.
	(zit.: Weißauer, Ärztliche Aufklärungspflicht aus rechtlicher Sicht)

Weißauer, W.	Empfiehlt es sich, im Interesse der Patienten und Ärzte ergänzende Regelungen für das ärztliche Vertrags- (Standes-) und Haftungsrecht einzuführen? Referat Abteilung Arztrecht, in: Ständige Deputation des Deutschen Juristentages (Hrsg.), Verhandlungen des 52. DJT, Band II, S. I 29, München 1978. (zit.: Weißauer, 52. DJT)
Wendt, Gerlind	Die ärztliche Dokumentation, Eine beweisrechtliche Untersuchung zu ihrer Bedeutung für die Entscheidung der Sorgfaltsfrage bei der deliktischen Arzthaftung, Baden-Baden 2001.
Wertenbruch, Johannes	Der Zeitpunkt der ärztlichen Aufklärung, MedR 1995, 306.
Weyers, Hans-Leo	Empfiehlt es sich, im Interesse der Patienten und Ärzte ergänzende Regelungen für das ärztliche Vertrags- (Standes-) und Haftungsrecht einzuführen? Gutachten Abteilung Arztrecht, in: Ständige Deputation des Deutschen Juristentages (Hrsg.), Verhandlungen des 52. DJT, Band I, S. A 1, München 1978. (zit.: Weyers, Gutachten 52. DJT)
Weyers, Hans-Leo/ Mirtsching, Wolfram	Zum Stand des Arzthaftungsrechts, JuS 1980, 317 (319).
Wiegand, Wolfgang	Der Arztvertrag, insbesondere die Haftung des Arztes, in: Wiegand, Wolfgang, Arzt und Recht, Berner Tage für juristische Praxis 1984, Bern 1985, S. 81. (zit.: Wiegand, Der Arztvertrag)
Wieland, Wolfgang	Strukturwandel der Medizin und ärztlichen Ethik, Philosophische Überlegungen zu Grundfragen einer praktischen Wissenschaft, Heidelberg 1986. (zit.: Wieland, Strukturwandel der Medizin)
Wiethölter, Rudolf	Arzt und Patient als Rechtsgenossen. Ein zivilrechtlicher Beitrag zur ärztlichen Aufklärungspflicht, in: Stiftung zur Förderung der wissenschaftlichen Forschung über Wesen und Bedeutung der freien Berufe (Hrsg.), Die Aufklärungspflicht des Arztes, Köln/Berlin 1962, S. 71.

Wigge, Peter	Arzneimittelverordnung durch Arzt oder Apotheker, Rechtsfragen der Aut-idem-Regelung, PharmaR 2002, 2.
Wille, H./Schönhöfer, P.S.	Arzneimittelsicherheit und Nachmarktkontrolle, Der Internist 2002, 469.
Wilmowsky, Peter von	Pflichtverletzung im Schuldverhältnis, Die Anspruchs- und Rechtsgrundlagen des neuen Schuldrechts, JuS, Beilage zu Heft 1/2002
Wussow, Robert-Joachim	Umfang und Grenzen der ärztlichen Aufklärungspflicht, VersR 2002, 1337.
Zetkin, Maxim/ Schaldach, Herbert	Lexikon der Medizin, 16. Auflage 1998.
Zok, Klaus	Was erwarten die Versicherten von der Gesundheitsreform? Ausgewählte Ergebnisse des WidO-GKV-Monitors 2002, Wissenschaftliches Institut der AOK (WidO), Bonn, abzurufen unter www.wido.de .
Zuck, Rüdiger	Das Bei-Pack, NJW 1999, 1769.

Cornelia Faber

Ökonomische Analyse der ärztlichen Aufklärungspflicht

Frankfurt am Main, Berlin, Bern, Bruxelles, New York, Oxford, Wien, 2005.
XVIII, 238 S.
Europäische Hochschulschriften: Reihe 2, Rechtswissenschaft. Bd. 4206
ISBN 3-631-53899-5 · br. € 45.50*

Die ärztliche Aufklärungspflicht markiert nach wie vor sowohl zwischen Ärzten und Juristen als auch unter Juristen selbst einen Dauerstreitpunkt. Im Mittelpunkt steht dabei der Umfang der sogenannten Risikoaufklärung. Diese Arbeit untersucht die derzeit geltenden Grundsätze zur ärztlichen Aufklärungspflicht mit dem Instrumentarium der ökonomischen Analyse des Rechts. Überprüft wird, ob und in welchem Umfang die ärztliche Aufklärungspflicht aus ökonomischer Sicht gerechtfertigt ist. Die in der Arzt-Patient-Beziehung bestehenden Besonderheiten finden dabei die notwendige Berücksichtigung. Mit dieser Untersuchung wird dem Konflikt um die so umstrittene ärztliche Aufklärungspflicht eine neue und wichtige Perspektive hinzugefügt.

Aus dem Inhalt: Grundsätze von Rechtsprechung und Literatur zur ärztlichen Aufklärungspflicht: dogmatische und rechtliche Grundlagen, Umfang und Grenzen der ärztlichen Aufklärung, Rechtsfolgen bei der Verletzung der ärztlichen Aufklärungspflicht · Ökonomische Analyse der ärztlichen Aufklärungspflicht: Probleme bei der Anwendung der ökonomischen Analyse im Bereich der ärztlichen Aufklärung · Voraussetzungen für die Statuierung von Aufklärungspflichten aus ökonomischer Sicht · Verhältnis von Prävention und ärztlicher Aufklärungspflicht

Frankfurt am Main · Berlin · Bern · Bruxelles · New York · Oxford · Wien
Auslieferung: Verlag Peter Lang AG
Moosstr. 1, CH-2542 Pieterlen
Telefax 00 41 (0) 32 / 376 17 27

*inklusive der in Deutschland gültigen Mehrwertsteuer
Preisänderungen vorbehalten
Homepage http://www.peterlang.de

Peter Lang · Europäischer Verlag der Wissenschaften